Zerlett

**Die entschädigungspflichtigen
Berufskrankheiten**

Genese · Prävention · Therapie
Eine Einführung für Studium und Praxis

ecomed Umweltinformation

Das vorliegende Werk besteht aus umweltverträglichen und ressourcenschonenden Materialien. Da diese Begriffe im Zusammenhang mit den Qualitätsstandards zu sehen sind, die für den Gebrauch unserer Verlagsprodukte notwendig sind, wird im folgenden auf einzelne Details hingewiesen:

Einband/Ordner

Der innere Kern von Loseblatt-Ordnern und Hardcover-Einbänden besteht aus 100 % Recycling-Pappe. Neue Bezugsmaterialien und Softcover-Einbände bestehen alternativ aus langfaserigem Naturkarton oder aus Acetat-Taftgewebe.

Der Kartoneinband beruht auf Sulfat-Zellstoff-Basis, ist nicht absolut säurefrei und hat einen alkalisch eingestellten Pigmentstrich (Offsetstrich). Der AOX-Wert (Absorbierbare Organische Halogene) für das Abwasser der Fabrikation beträgt 1,7 kg/t Zellulose und 0,0113 kg/t Zellstoff. Der Einband wird mit oxidativ trocknenden Farben (Offsetfarben) und einem scheuerfesten Drucklack bedruckt, dessen Lösemittel Wasser ist.

Das Acetat-Gewebe wird aus Acetat-Cellulose hergestellt. Die Kaschiermaterialien Papier und Dispersionskleber sind frei von Lösemitteln (insbesondere chlorierte Kohlenwasserstoffe) sowie hautreizenden Stoffen. Die Fertigung geschieht ohne Formaldehyd, und die Produkte sind biologisch abbaubar.

Im Vergleich zu den früher verwendeten Kunststoff-Einbänden mit Siebdruck-Aufschriften besteht die Umweltfreundlichkeit und Ressourcenschonung in einer wesentlich umweltverträglicheren Entsorgung (Deponie und Verbrennung) sowie einer umweltverträglicheren Verfahrenstechnik bei der Herstellung der Grundmaterialien. Bei dem wesentlichen Grundbestandteil „Zellstoff" handelt es sich um nachwachsendes Rohmaterial, das einer industriellen Nutzung zugeführt wird.

Papier

Die in unseren Werken verwendeten Offsetpapiere werden zumeist aus Sulfit-Zellstoff, einem industriell verwerteten, nachwachsenden Rohstoff, hergestellt. Dieser wird chlorfrei (Verfahren mit Wasserstoffperoxid) gebleicht, wodurch die im früher angewendeten Sulfatprozeß übliche Abwasserbelastung durch Organochlorverbindungen, die potentielle Vorstufen für die sehr giftigen polychlorierten Dibenzodioxine (PCDD) und Dibenzofurane (PCDF) darstellen, vermieden wird.

Die Oberflächenverleimung geschieht mit enzymatisch abgebauter Kartoffelstärke. Bei gestrichenen Papieren dient Calciumcarbonat als Füllstoff.

Alle Papiere werden mit den derzeit üblichen Offsetfarben bedruckt.

Verpackung

Kartonagen bestehen zu 100 % aus Recycling-Pappe. Pergamin-Einschlagpapier entsteht aus ungebleichten Sulfit- und Sulfatzellstoffen.

Folienverschweißungen bestehen aus recyclingfähiger Polypropylenfolie.

Hinweis: Die ecomed-verlagsgesellschaft ist bemüht, die Umweltfreundlichkeit ihrer Produkte im Sinne wenig belastender Herstellverfahren der Ausgangsmaterialien sowie Verwendung ressourcenschonender Rohstoffe und einer umweltverträglichen Entsorgung ständig zu verbessern. Dabei ist der Verlag bestrebt, die Qualität beizubehalten oder zu verbessern.

Schreiben Sie uns, wenn Sie hierzu Anregungen oder Fragen haben.

Zerlett

Die entschädigungspflichtigen Berufskrankheiten
Genese · Prävention · Therapie
Einführung für Studium und Praxis

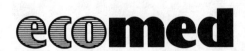

Hinweise für den Benutzer:
Die Wiedergabe von Gebrauchsnamen, Handelsnamen, Warenbezeichnungen usw. in diesem Werk berechtigt auch ohne besondere Kennzeichnung nicht zu der Annahme, daß solche Namen im Sinne der Warenzeichen- und Markenschutzgesetzgebung als frei zu betrachten wären und daher von jedermann benutzt werden dürfen.
In diesem Werk werden Rechtsgrundlagen, physikalisch-chemische Daten, Grenzwerte, Gefahrenhinweise, Sicherheitsratschläge und Therapiemöglichkeiten erwähnt. Der Leser darf darauf vertrauen, daß Autor und Verlag größte Mühe darauf verwandt haben, diese Angaben bei Fertigstellung des Werkes genau dem Wissensstand entsprechend zu bearbeiten; dennoch sind Fehler nicht vollständig auszuschließen.
Autor und Verlag haften nicht für Fehler, die trotz der aufgewendeten Sorgfalt möglich sind.

Mit freundlicher Empfehlung

Verfasser und Verlag

Die Deutsche Bibliothek – CIP-Einheitsaufnahme

Zerlett, Georg:
Die entschädigungspflichtigen Berufskrankheiten : Prävention, Genese, Therapie ; eine Einführung für Studium und Praxis / Georg Zerlett. – 1. Aufl. – Landsberg : ecomed, 1994
  ISBN 3-609-63400-6

Nachweis des Titelbildes:
Infrarot-Thermogramm mit sehr unterschiedlicher Hauttemperatur der verschiedenen Finger (Motorsägenführer) (Prof. Dr. H. Dupuis, Institut für Arbeits- und Sozialmedizin der Universität Mainz)

Zerlett
Die entschädigungspflichtigen Berufskrankheiten
Genese · Prävention · Therapie
Eine Einführung für Studium und Praxis
1. Auflage 1995
Sonderdruck aus Handbuch Betriebsärztlicher Dienst, ISBN 3-609-70150-1
© 1995 ecomed verlagsgesellschaft AG & Co.KG
Rudolf-Diesel-Str. 3, 86899 Landsberg/Lech
Telefon (0 81 91) 125-0, Telefax (0 81 91) 125-492

Alle Rechte, insbesondere das Recht der Vervielfältigung und Verbreitung sowie der Übersetzung, vorbehalten. Kein Teil des Werkes darf in irgendeiner Form (durch Photokopie, Mikrofilm oder ein anderes Verfahren) ohne schriftliche Genehmigung des Verlages reproduziert oder unter Verwendung elektronischer Systeme gespeichert, verarbeitet, vervielfältigt oder verbreitet werden.
Satz: Fotosatz H. Buck, Kumhausen
Druck: Druckerei Schirmer, 89079 Ulm
Printed in Germany 630400/1194105
ISBN 3-609-63400-6

I
Vorwort

Die vorliegende Schrift hat propädeutischen Charakter und soll insbesondere den weniger arbeitsmedizinisch Vertrauten in das Stoffgebiet und die Systematik der Berufskrankheitenlehre einführen, ihm eine kurzgefaßte Übersicht der entschädigungspflichtigen Berufskrankheiten vermitteln und ihn damit in die Lage versetzen, seine Kenntnisse durch das Studium der umfangreichen arbeitsmedizinischen Literatur zu vertiefen.

Nach § 5 der Berufskrankheiten-Verordnung (BeKV) besteht für jeden Arzt und Zahnarzt die Pflicht, den begründeten Verdacht, daß bei einem Versicherten eine Berufskrankheit bestehen könnte, dem Träger der gesetzlichen Unfallversicherung oder der für den medizinischen Arbeitsschutz zuständigen Stelle (Staatlicher Gewerbearzt) unverzüglich anzuzeigen.

Diese Einführung kann und will nicht an die Stelle der bewährten arbeitsmedizinischen Hand- und Lehrbücher treten, deren Studium unerläßlich bleibt.

Angesprochen sind insbesondere niedergelassene Ärzte, die oft mit arbeitsmedizinischen Problemen konfrontiert werden, Ärzte, die das Fachgebiet der Arbeitsmedizin oder Sozialmedizin und Umweltmedizin anstreben, Betriebsärzte, Unfallärzte und Ergonomen. Nicht zuletzt möchte die Schrift die Studenten der Humanmedizin erreichen; als Kompendium leistet sie wertvolle Hilfe bei der Vorbereitung zur mündlichen Prüfung im Rahmen des Zweiten Abschnitts der Ärztlichen Prüfung.

Köln, im November 1994   G. Zerlett

II
Einführung

Entschädigungspflichtige Berufskrankheiten sind die Krankheiten, welche die Bundesregierung durch Rechtsverordnung mit Zustimmung des Bundesrates bezeichnet.

Nach der Legaldefinition [§ 551 Abs. 1 Reichsversicherungsordnung (RVO)] sind Berufskrankheiten solche Krankheiten, die nach den Erkenntnissen der medizinischen Wissenschaft durch besondere Einwirkungen verursacht sind, denen bestimmte Personengruppen durch ihre Arbeit in erheblich höheren Grade als die übrige Bevölkerung ausgesetzt sind. Sie sind in der Anlage 1 der Berufskrankheiten-Verordnung (BeKV) aufgelistet.

Darüber hinaus können die Träger der gesetzlichen Unfallversicherung nach § 551 Abs. 2 RVO im Einzelfalle eine Krankheit, auch wenn sie nicht in der Berufskrankheiten-Verordnung bezeichnet ist oder die dort bestimmten Voraussetzungen nicht vorliegen, wie eine Berufskrankheit entschädigen, sofern nach neuen Erkenntnissen die übrigen Voraussetzungen erfüllt sind (sog. Öffnungs- bzw. Generalklausel).

Diese Möglichkeit wurde durch das Gesetz zur Neuregelung des Rechts der gesetzlichen Unfallversicherung (UVNG) vom 30. April 1963 ermöglicht. Damit wurde das ,,gemischte Berufskrankheitensystem'' (enumerative Aufzählung von Berufskrankheiten in einer Berufskrankheitenliste und die sog. Öffnungs- bzw. Generalklausel) in der Bundesrepublik Deutschland eingeführt.

Die Erste Berufskrankheiten-Verordnung (,,Verordnung über die Ausdehnung der Unfallversicherung auf gewerbliche Berufskrankheiten'') vom 12. Mai 1925 (RGBl. I S. 69) führte seinerzeit insgesamt elf ,,Gewerbliche Berufskrankheiten'' auf.

Die gegenwärtig verbindliche Berufskrankheiten-Verordnung in der Fassung der Zweiten Verordnung zur Änderung der Berufskrankheiten-Verordnung vom 18. Dezember 1992 (BGBl. I S. 2343) bezeichnet nunmehr 64 entschädigungspflichtige Berufskrankheiten, sog. Listenkrankheiten.

III
Inhalt

I	Vorwort	V
II	Einführung	VI
III	Inhalt	VII
IV	Berufskrankheiten-Verordnungen	XIII
V	Liste der Berufskrankheiten	XVII
VI	Berufskrankheiten	XXI

VI – 1 Liste der berufsgenossenschaftlichen Grundsätze für arbeitsmedizinische Vorsorgeuntersuchungen XXI

VI – 2 Die entschädigungspflichtigen Berufskrankheiten 1

1 Durch chemische Einwirkungen verursachte Krankheiten

11 Metalle und Metalloide

VI – 2.1101	Erkrankungen durch Blei oder seine Verbindungen	1
VI – 2.1102	Erkrankungen durch Quecksilber oder seine Verbindungen	5
VI – 2.1103	Erkrankungen durch Chrom oder seine Verbindungen	11
VI – 2.1104	Erkrankungen durch Cadmium oder seine Verbindungen	15
VI – 2.1105	Erkrankungen durch Mangan oder seine Verbindungen	21
VI – 2.1106	Erkrankungen durch Thallium oder seine Verbindungen	25
VI – 2.1107	Erkrankungen durch Vanadium oder seine Verbindungen	29
VI – 2.1108	Erkrankungen durch Arsen oder seine Verbindungen	33
VI – 2.1109	Erkrankungen durch Phosphor oder seine anorganischen Verbindungen	39
VI – 2.1110	Erkrankungen durch Beryllium oder seine Verbindungen	43

12 Erstickungsgase

VI – 2.1201	Erkrankungen durch Kohlenmonoxid	49
VI – 2.1202	Erkrankungen durch Schwefelwasserstoff	53

13 Lösemittel, Schädlingsbekämpfungsmittel (Pestizide) und sonstige chemische Stoffe

VI – 2.1301	Schleimhautveränderungen, Krebs oder andere Neubildungen der Harnwege durch aromatische Amine	57
VI – 2.1302	Erkrankungen durch Halogenkohlenwasserstoffe	61
VI – 2.1303	Erkrankungen durch Benzol, seine Homologe oder durch Styrol	65
VI – 2.1304	Erkrankungen durch Nitro- oder Aminoverbindungen des Benzols oder seiner Homologe oder ihrer Abkömmlinge	71
VI – 2.1305	Erkrankungen durch Schwefelkohlenstoff	75
VI – 2.1306	Erkrankungen durch Methylalkohol (Methanol)	79
VI – 2.1307	Erkrankungen durch organische Phosphorverbindungen	83
VI – 2.1308	Erkrankungen durch Fluor oder seine Verbindungen	87
VI – 2.1309	Erkrankungen durch Salpetersäureester	93
VI – 2.1310	Erkrankungen durch halogenierte Alkyl-, Aryl- oder Alkylaryloxide	97
VI – 2.1311	Erkrankungen durch halogenierte Alkyl-, Aryl- oder Alkylarylsulfide	101
VI – 2.1312	Erkrankungen der Zähne durch Säuren	103
VI – 2.1313	Hornhautschädigungen des Auges durch Benzochinon	107
VI – 2.1314	Erkrankungen durch para-tertiär-Butylphenol	109
VI – 2.1315	Erkrankungen durch Isocyanate, die zur Unterlassung aller Tätigkeiten gezwungen haben, die für die Entstehung, die Verschlimmerung oder das Wiederaufleben der Krankheit ursächlich waren oder sein können	111

2 Durch physikalische Einwirkungen verursachte Krankheiten

21 Mechanische Einwirkungen

IV – 2.2101	Erkrankungen der Sehnenscheiden oder des Sehnengleitgewerbes sowie der Sehnen- oder Muskelansätze, die zur Unterlassung aller Tätigkeiten gezwungen haben, die für die Entstehung, die Verschlimmerung oder das Wiederaufleben der Krankheit ursächlich waren oder sein können	117
IV – 2.2102	Meniskusschäden nach mehrjährigen andauernden oder häufig wiederkehrenden, die Kniegelenke überdurchschnittlich belastenden Tätigkeiten	121
IV – 2.2103	Erkrankungen durch Erschütterung bei Arbeit mit Druckluftwerkzeugen oder gleichartig wirkenden Werkzeugen oder Maschinen	125

Berufskrankheiten Inhalt

IV – 2.2104 Vibrationsbedingte Durchblutungsstörungen an den Händen, die zur Unterlassung aller Tätigkeiten gezwungen haben, die für die Entstehung, die Verschlimmerung oder das Wiederaufleben der Krankheit ursächlich waren oder sein können 129
IV – 2.2105 Chronische Erkrankungen der Schleimbeutel durch ständigen Druck 133
IV – 2.2106 Drucklähmung der Nerven 135
IV – 2.2107 Abrißbrüche der Wirbelfortsätze 139
IV – 2.2108 Bandscheibenbedingte Erkrankungen der Lendenwirbelsäule durch langjähriges Heben oder Tragen schwerer Lasten oder durch langjährige Tätigkeiten in extremer Rumpfbeugehaltung, die zur Unterlassung aller Tätigkeiten gezwungen haben, die für die Entstehung, die Verschlimmerung oder das Wiederaufleben der Krankheit ursächlich waren oder sein können 143
VI – 2.2109 Bandscheibenbedingte Erkrankungen der Halswirbelsäule durch langjähriges Tragen schwerer Lasten auf der Schulter, die zur Unterlassung aller Tätigkeiten gezwungen haben, die für die Entstehung, die Verschlimmerung oder das Wiederaufleben der Krankheit ursächlich waren oder sein können 147
VI – 2.2110 Bandscheibenbedingte Erkrankungen der Lendenwirbelsäule durch langjährige, vorwiegend vertikale Einwirkung von Ganzkörperschwingungen im Sitzen, die zur Unterlassung aller Tätigkeiten gezwungen haben, die für die Entstehung, die Verschlimmerung oder das Wiederaufleben der Krankheit ursächlich waren oder sein können 151
VI – 2.2111 Erhöhte Zahnabrasionen durch mehrjährige quarzstaubbelastende Tätigkeit 157

22 Druckluft

VI – 2.2201 Erkrankungen durch Arbeit in Druckluft 159

23 Lärm

VI – 2.2301 Lärmschwerhörigkeit 163

24 Strahlen

VI – 2.2401 Grauer Star durch Wärmestrahlung 169
VI – 2.2402 Erkrankungen durch ionisierende Strahlen 171

3 Durch Infektionserreger oder Parasiten verursachte Krankheiten sowie Tropenkrankheiten

VI – 2.3101 Infektionskrankheiten, wenn der Versicherte im Gesundheitsdienst, in der Wohlfahrtspflege oder in einem Laboratorium tätig oder durch eine andere Tätigkeit der Infektionsgefahr in ähnlichem Maße besonders ausgesetzt ist 175

VI – 2.3102 Von Tieren auf Menschen übertragbare Krankheiten 183

VI – 2.3103 Wurmkrankheit der Bergleute, verursacht durch Ankylostoma duodenale oder Strongyloides stercoralis 187

VI – 2.3104 Tropenkrankheiten, Fleckfieber 191

4 Erkrankungen der Atemwege und der Lungen, des Rippenfells und Bauchfells

41 Erkrankungen durch anorganische Stäube

IV – 2.4101 Quarzstaublungenerkrankung (Silikose) 195

IV – 2.4102 Quarzstaublungenerkrankung in Verbindung mit aktiver Lungentuberkulose (Siliko-Tuberkulose) 195

VI – 2.4103 Asbeststaublungenerkrankung (Asbestose) oder durch Asbeststaub verursachte Erkrankung der Pleura 201

VI – 2.4104 Lungenkrebs
– in Verbindung mit Asbeststaublungenerkrankung (Asbestose),
– in Verbindung mit durch Asbeststaub verursachter Erkrankung der Pleura oder
– bei Nachweis der Einwirkung einer kumulativen Asbestfaserstaub-Dosis am Arbeitsplatz von mindestens 25 Faserjahren [25 x 10^6 [(Fasern/m^3) x Jahre]] 201

VI – 2.4105 Durch Asbest verursachte Mesotheliom des Rippenfells, des Bauchfells oder des Pericards 207

VI – 2.4106 Erkrankungen der tieferen Atemwege und der Lungen durch Aluminium oder seine Verbindungen 211

VI – 2.4107 Erkrankungen an Lungenfibrose durch Metallstäube bei der Herstellung oder Verarbeitung von Hartmetallen 215

VI – 2.4108 Erkrankungen der tieferen Atemwege und der Lungen durch Thomasmehl (Thomasphosphat) 219

VI – 2.4109 Bösartige Neubildungen der Atemwege und der Lungen durch Nickel oder seine Verbindungen 221

VI – 2.4110 Bösartige Neubildungen der Atemwege und der Lungen durch Kokereirohgase 225

42 Erkrankungen durch organische Stäube

VI – 2.4201 Exogen-allergische Alveolitis 229
VI – 2.4202 Erkrankungen der tieferen Atemwege und der Lungen durch Rohbaumwoll-, Rohflachs- oder Rohhanfstaub (Byssinose) ... 233
VI – 2.4203 Adenokarzinome der Nasenhaupt- und Nasennebenhöhlen durch Stäube von Eichen- oder Buchenholz 237

43 Obstruktive Atemwegserkrankungen

VI – 2.4301 Durch allergisierende Stoffe verursachte obstruktive Atemwegserkrankungen (einschließlich Rhinopathie), die zur Unterlassung aller Tätigkeiten gezwungen haben, die für die Entstehung, die Verschlimmerung oder das Wiederaufleben der Krankheit ursächlich waren oder sein können 241
VI – 2.4302 Durch chemisch-irritativ oder toxisch wirkende Stoffe verursachte obstruktive Atemwegserkrankungen, die zur Unterlassung aller Tätigkeiten gezwungen haben, die für die Entstehung, die Verschlimmerung oder das Wiederaufleben der Krankheit ursächlich waren oder sein können 245

5 Hautkrankheiten

VI – 2.5101 Schwere oder wiederholt rückfällige Hauterkrankungen, die zur Unterlassung aller Tätigkeiten gezwungen haben, die für die Entstehung, die Verschlimmerung oder das Wiederaufleben der Krankheit ursächlich waren oder sein können 249
VI – 2.5102 Hautkrebs oder zur Krebsbildung neigende Hautveränderungen durch Ruß, Rohparaffin, Teer, Anthrazen, Pech oder ähnliche Stoffe 257

6 Krankheiten sonstiger Ursache

VI – 2.6101 Augenzittern der Bergleute 261

IV
Berufskrankheiten-Verordnungen

Verordnung über Ausdehnung der Unfallversicherung auf gewerbliche Berufskrankheiten vom 12. Mai 1925 (RGBl. I S. 69) (Erste Berufskrankheiten-Verordnung)

Auf Grund des § 547 der Reichsversicherungsordnung wird mit Zustimmung des Reichsrats folgendes verordnet:

§ 1
Die Unfallversicherung wird auf die in Spalte II der Anlage 1 bezeichneten gewerblichen Berufskrankheiten ausgedehnt.

§ 2
Für die Durchführung der Unfallversicherung bei gewerblichen Berufskrankheiten gelten die Vorschriften über die Gewerbe-Unfallversicherung entsprechend, soweit nicht die §§ 3 bis 12 anderes vorschreiben.

§ 3
Der Versicherung gegen eine gewerbliche Berufskrankheit unterliegen nur die neben der Krankheit in Spalte III der Anlage 1 aufgeführten Betriebe, sofern sie unter die Gewerbe-Unfallversicherung fallen.

§ 4
Eine Entschädigung wird gewährt, wenn die Krankheit durch berufliche Beschäftigung in einem der Versicherung gegen die Krankheit unterliegenden Betriebe verursacht ist.

§ 5
Bei Anwendung der Vorschriften der Reichsversicherungsordnung über die Gewerbe-Unfallversicherung tritt an die Stelle der Körperverletzung durch Unfall die Erkrankung an einer gewerblichen Berufskrankheit, an die Stelle der Tötung durch Unfall der Tod infolge einer gewerblichen Berufskrankheit.

Als Zeitpunkt des Unfalls gilt der Beginn der Krankheit im Sinne der Krankenversicherung. Bei Anwendung der §§ 1546, 1547 der Reichsversicherungsordnung gilt als Zeitpunkt des Unfalls das Ende der Beschäftigung des Versicherten in dem der Versicherung unterliegenden Betriebe.

§ 6
Ist zu befürchten, daß eine gewerbliche Berufskrankheit entstehen, wiederentstehen oder sich verschlimmern wird, wenn der Versicherte weiter in einem Betriebe beschäftigt wird, welcher der Versicherung gegen die Krankheit unterliegt, so kann ihm der Versicherungsträger eine Übergangsrente bis zur Hälfte der Vollrente so lange gewähren, als er die Beschäftigung in solchem Betrieb unterläßt.

Die Rente wegen Erwerbsunfähigkeit ist neben der Übergangsrente zu gewähren.

§ 7
Die Vorschriften über die Unfallanzeige und die Unfalluntersuchung (§§ 1552 bis 1567 der Reichsversicherungsordnung) gelten mit folgenden Abweichungen:

An die Stelle der Ortspolizeibehörde tritt das Versicherungsamt des Betriebssitzes.

Das Versicherungsamt läßt jeden Erkrankten durch einen geeigneten Arzt auf Kosten des Versicherungsträgers untersuchen. Es befindet darüber, wieweit im übrigen eine Untersuchung stattfindet; es kann sie selbst vornehmen oder die Ortspolizeibehörde um die Vornahme ersuchen.

§ 8
Ein Arzt, der einen Versicherten wegen einer gewerblichen Berufskrankheit behandelt, hat dem Versicherungsamte die Erkrankung unverzüglich anzuzeigen. Das Reichsversicherungsamt stellt das Muster für die Anzeige fest.

Das Versicherungsamt kann gegen den Arzt Ordnungsstrafe in Geld verhängen, wenn er die Anzeige nicht rechtzeitig erstattet. Auf Beschwerde gegen die Festsetzung der Strafe entscheidet das Oberversicherungsamt endgültig.

Der Arzt hat gegen die Versicherungsträger Anspruch auf eine Gebühr für die Anzeige. Für die Höhe der Gebühr gilt § 80 Abs. 2 der Reichsgewerbeordnung.

Das Versicherungsamt übersendet binnen 24 Stunden dem Versicherungsträger eine Abschrift der Anzeige und nimmt die Untersuchung nach § 7 vor.

§ 9

Das Versicherungsamt übersendet eine Abschrift der Anzeige über die Erkrankung (§§ 7, 8) oder einen Auszug daraus dem beamteten Arzte nach näherer Bestimmung der obersten Verwaltungsbehörde.

§ 10

Der Rekurs ist nicht ausgeschlossen in allen Fällen, in denen streitig ist, ob ein Krankheitszustand ganz oder teilweise Berufskrankheit im Sinne dieser Verordnung ist, oder in denen der Anspruch sonst dem Grunde nach streitig ist.

§ 11

Der Reichsarbeitsminister stellt Richtlinien darüber auf, welche Krankheitszustände unter den Begriff der gewerblichen Berufskrankheiten im Sinne der Spalte II der Anlage 1 fallen.

§ 12

Das Reichsversicherungsamt kann Bestimmungen zur Durchführung der Verordnung erlassen.

§ 13

Die Verordnung tritt am 1. Juli 1925 in Kraft.

Erkrankt ein Versicherter nach dem Inkrafttreten dieser Verordnung an einer unter die Verordnung fallenden Krankheit und ist er nach dem 31. März 1925 in einem der Versicherung gegen diese Krankheit unterliegenden Betriebe beschäftigt gewesen, so wird Entschädigung auch dann gewährt, wenn die Krankheit wesentlich durch eine Beschäftigung nach dem 31. Dez. 1924 in Betrieben verursacht ist, die in Spalte III der Anlage 1 neben der Krankheit bezeichnet sind. Dabei gilt als Zeitpunkt der Erkrankung der Beginn der Krankheit im Sinne der Krankenversicherung.

Anlage

Lfd. Nr.	Gewerbliche Berufskrankheit	Betriebe, welche der Versicherung gegen die in Spalte II bezeichneten Krankheiten unterliegen
I	II	III
1	Erkrankungen durch Blei oder seine Verbindungen	Zu lfd. Nr. 1 bis 7: Betriebe, in denen Versicherte regelmäßig der Einwirkung der in Spalte II bezeichneten Stoffe ausgesetzt sind
2	Erkrankungen durch Phosphor	
3	Erkrankungen durch Quecksilber oder seine Verbindungen	
4	Erkrankungen durch Arsen oder seine Verbindungen	
5	Erkrankungen durch Benzol oder seine Homologen Erkrankungen durch Nitro- und Amidoverbindungen der aromatischen Reihe	
6	Erkrankungen durch Schwefelkohlenstoff	
7	Erkrankungen an Hautkrebs durch Ruß, Paraffin, Teer, Anthrazen, Pech und verwandte Stoffe	
8	Grauer Star bei Glasmachern	Glashütten
9	Erkrankungen durch Röntgenstrahlen und andere strahlende Energie	Betriebe, in denen Versicherte der Einwirkung von Röntgenstrahlen oder anderer strahlender Energie ausgesetzt sind
10	Wurmkrankheit der Bergleute	Betriebe des Bergbaues
11	Schneeberger Lungenkrankheit	Betriebe des Erzbergbaues im Gebiete von Schneeberg (Freistaat Sachsen)

Siebente Berufskrankheiten-Verordnung vom 20. Juni 1968 (BGBl. I S. 721), zuletzt geändert durch die Zweite Verordnung zur Änderung der Berufskrankheiten-Verordnung vom 18. Dezember 1992 (BGBl. I S. 2343)

§ 1

Berufskrankheiten sind die in der Anlage 1 bezeichneten Krankheiten, die ein Versicherter bei einer der in den §§ 539, 540 und 543 bis 545 der Reichsversicherungsordnung genannten Tätigkeiten erleidet.

§ 2

In der See-Unfallversicherung erstreckt sich die Versicherung gegen Tropenkrankheiten und Fleckfieber auch auf die Zeit, in welcher der Versicherte in eigener Sache an Land beurlaubt ist.

§ 3

(1) Besteht für einen Versicherten die Gefahr, daß eine Berufskrankheit entsteht, wiederauflebt oder sich verschlimmert, so hat der Träger der Unfallversicherung mit allen geeigneten Mitteln dieser Gefahr entgegenzuwirken. Ist die Gefahr für den Versicherten nicht zu beseitigen, hat der Träger der Unfallversicherung ihn aufzufordern, die gefährdende Tätigkeit zu unterlassen. Der für den medizinischen Arbeitsschutz zuständigen Stelle ist Gelegenheit zur Äußerung zu geben.

(2) Stellt der Versicherte die Tätigkeit ein, weil die Gefahr für ihn nicht zu beseitigen ist, so hat ihm der Träger der Unfallversicherung zum Ausgleich hierdurch verursachter Minderung des Verdienstes oder sonstiger wirtschaftlicher Nachteile eine Übergangsleistung zu gewähren. Als Übergangsleistung wird ein einmaliger Betrag bis zur Höhe der Jahresvollrente oder eine monatlich wiederkehrende Zahlung bis zur Höhe der Vollrente, längstens für die Dauer von fünf Jahren, gewährt.

(3) Die Rente wegen Minderung der Erwerbsfähigkeit ist neben der Übergangsleistung zu gewähren.

§ 4

(1) Die Vorschriften über die Unfallanzeige gelten bei Berufskrankheiten entsprechend.

(2) Die Anzeige durch den Unternehmer ist auf Vordrucken nach dem Muster der Anlage 2 zu erstatten.

§ 5

(1) Hat ein Arzt oder Zahnarzt den begründeten Verdacht, daß bei einem Versicherten eine Berufskrankheit besteht, so hat er dies dem Träger der Unfallversicherung oder der für den medizinischen Arbeitsschutz zuständigen Stelle unverzüglich anzuzeigen. Für die Anzeige ist ein Vordruck (zweifach) nach dem Muster der Anlage 3 zu verwenden.

(2) Der Träger der Unfallversicherung zahlt dem Arzt oder Zahnarzt für die Anzeige ohne Rücksicht darauf, ob sie ihm oder der für den medizinischen Arbeitsschutz zuständigen Stelle zugegangen ist, eine Gebühr von acht Deutsche Mark. Die Verbände der Träger der Unfallversicherung und die Kassenärztlichen Bundesvereinigungen können Abweichendes vereinbaren.

§ 6

(1) Die Muster der Anlagen 2 und 3 sind nach Inhalt, Form und Farbe bindend. Die vorangestellten Erläuterungsblätter sind Bestandteile der Muster. Die für das Gewerbeaufsichtsamt oder das Bergamt bestimmte Ausfertigung der Anzeige nach Anlage 2 ist mit dem Aufdruck ,,Gewerbeaufsichtsamt/Bergamt" zu kennzeichnen.

(2) Legt ein Träger der Unfallversicherung die Vordrucke selbst auf, um sie seinen Mitgliedern zur Verfügung zu stellen, so sollen von dem Muster nach der Anlage 2 je fünf Anzeigen mit einem Erläuterungsblatt zu einem Satz zusammengefaßt werden; dabei kann an den dafür vorgesehenen Stellen die Anschrift des Trägers eingesetzt werden. Es können auch zusätzliche Felder für die Verschlüsselung von Angaben vorgesehen werden. Ferner können die Beispiele im Erläuterungsblatt durch andere ersetzt und weitere Beispiele aufgenommen werden.

(3) In der landwirtschaftlichen Unfallversicherung können im Vordruck nach dem Muster der Anlage 2 an Stelle der Worte ,,Gewerbeaufsichtsamt/Bergamt" die Worte ,,Betriebsgröße in ha" gesetzt werden.

§ 7

(1) Der Träger der Unfallversicherung übersendet der für den medizinischen Arbeitsschutz zuständigen Stelle unverzüglich je eine Ausfertigung der ihm von Unternehmern und Ärzten erstatteten Anzeigen. Ist die Anzeige des Arztes (§ 5 Abs. 1) der für den medizinischen Arbeitsschutz zuständigen

Stelle zugegangen, übersendet diese dem Träger der Unfallversicherung unverzüglich eine Ausfertigung der Anzeige.

(2) Die für den medizinischen Arbeitsschutz zuständige Stelle hat den Versicherten, wenn sie es für erforderlich hält, unverzüglich zu untersuchen oder für Rechnung des Trägers der Unfallversicherung durch einen Arzt untersuchen zu lassen und dem Träger der Unfallversicherung ein Gutachten zu erstatten. Sie kann dem Träger der Unfallversicherung ferner vorschlagen, bestimmte Beweise zu erheben. Diesen Vorschlägen muß der Träger der Unfallversicherung stattgeben, wenn er nicht schon selbst eine entsprechende Beweiserhebung eingeleitet hat.

(3) Sobald die für den medizinischen Arbeitsschutz zuständige Stelle nach Absatz 2 Satz 1 tätig wird, teilt sie das dem Träger der Unfallversicherung mit. Der Träger der Unfallversicherung gibt der für den medizinischen Arbeitsschutz zuständigen Stelle Kenntnis von der Einleitung und dem Ergebnis von Ermittlungen, die er zur Feststellung einer Berufskrankheit anstellt.

§ 8

(1) Die Träger der Unfallversicherung, mit Ausnahme des Bundes und der Länder, zahlen für die Ärzte, die in den für den medizinischen Arbeitsschutz zuständigen Stellen der Länder tätig sind, eine Gebühr. Für jeden Arzt sind monatlich 300,– Deutsche Mark zu zahlen.

(2) Der Hauptverband der gewerblichen Berufsgenossenschaften e.V. entrichtet die Gebühr. Die nach Landesrecht zuständigen Behörden teilen dem Hauptverband der gewerblichen Berufsgenossenschaften e.V. mit, an wen die Gebühr zu überweisen ist. Die nach Absatz 1 verpflichteten Träger der Unfallversicherung beteiligen sich an der Gebühr im Verhältnis der Zahl der bei ihnen angezeigten Berufskrankheiten.

§§ 9 – 11
Übergangs- und Schlußvorschriften

Zweite Verordnung zur Änderung der Berufskrankheiten-Verordnung vom 18. Dezember 1992 (BGBl. I S. 2343)

Artikel 1

Die Anlage 1 der Berufskrankheiten-Verordnung vom 20. Juni 1968 (BGBl. I S. 721), zuletzt geändert durch Verordnung vom 22. März 1988 (BGBl. I S. 400), wird wie folgt geändert:
(Anmerkung der Redaktion: Änderungen sind in die Liste der Berufskrankheiten, Kap. V, eingearbeitet!)

Artikel 2

(1) Diese Verordnung tritt am 1. Januar 1993 in Kraft.

(2) Leidet ein Versicherter beim Inkrafttreten dieser Verordnung an einer Krankheit, die erst auf Grund dieser Verordnung als Berufskrankheit im Sinne des § 551 Abs. 1 der Reichsversicherungsordnung anerkannt werden kann, ist eine Berufskrankheit auf Antrag anzuerkennen, wenn der Versicherungsfall nach dem 31. März 1988 eingetreten ist. Bindende Bescheide und rechtskräftige Entscheidungen stehen nicht entgegen. Eine Entschädigung wird rückwirkend längstens für einen Zeitraum bis zu vier Jahren erbracht; dabei ist der Zeitraum von vier Jahren vom Beginn des Jahres an zu rechnen, in dem der Antrag gestellt worden ist. § 1546 der Reichsversicherungsordnung gilt mit der Maßgabe, daß die Zweijahresfrist mit Inkrafttreten dieser Verordnung zu laufen beginnt.

Der Bundesrat hat zugestimmt.

Bonn, den 18. Dezember 1992

Der Bundeskanzler
Dr. Helmut Kohl

Der Bundesminister
für Arbeit und Sozialordnung
Norbert Blüm

V
Liste der Berufskrankheiten

(Anlage 1 der BeKV)
Anmerkung der Redaktion: Änderungen lt. Artikel 1 sind hier eingearbeitet!

Nr.	Krankheiten
1	**Durch chemische Einwirkungen verursachte Krankheiten**
11	**Metalle und Metalloide**
11 01	Erkrankungen durch Blei oder seine Verbindungen
11 02	Erkrankungen durch Qecksilber oder seine Verbindungen
11 03	Erkrankungen durch Chrom oder seine Verbindungen
11 04	Erkrankungen durch Cadmium oder seine Verbindungen
11 05	Erkrankungen durch Mangan oder seine Verbindungen
11 06	Erkrankungen durch Thallium oder seine Verbindungen
11 07	Erkrankungen durch Vanadium oder seine Verbindungen
11 08	Erkrankungen durch Arsen oder seine Verbindungen
11 09	Erkrankungen durch Phosphor oder seine anorganischen Verbindungen
11 10	Erkrankungen durch Beryllium oder seine Verbindungen
12	**Erstickungsgase**
12 01	Erkrankungen durch Kohlenmonoxid
12 02	Erkrankungen durch Schwefelwasserstoff
13	**Lösungsmittel, Schädlingsbekämpfungsmittel (Pestizide) und sonstige chemische Stoffe**
13 01	Schleimhautveränderungen, Krebs oder andere Neubildungen der Harnwege durch aromatische Amine
13 02	Erkrankungen durch Halogenkohlenwasserstoffe
13 03	Erkrankungen durch Benzol, seine Homologe oder durch Styrol.
13 04	Erkrankungen durch Nitro- oder Aminoverbindungen des Benzols oder seiner Homologe oder ihrer Abkömmlinge
13 05	Erkrankungen durch Schwefelkohlenstoff
13 06	Erkrankungen durch Methylalkohol (Methanol)
13 07	Erkrankungen durch organische Phosphorverbindungen
13 08	Erkrankungen durch Fluor oder seine Verbindungen
13 09	Erkrankungen durch Salpetersäureester
13 10	Erkrankungen durch halogenierte Alkyl-, Aryl- oder Alkylaryloxide
13 11	Erkrankungen durch halogenierte Alkyl-, Aryl- oder Alkylarylsulfide
13 12	Erkrankungen der Zähne durch Säuren
13 13	Hornhautschädigungen des Auges durch Benzochinon
13 14	Erkrankungen durch para-tertiär-Butylphenol

Zu den Nummern 11 01 bis 11 10, 12 01 und 12 02, 13 03 bis 13 09: ausgenommen sind Hauterkrankungen. Diese gelten als Krankheiten im Sinne dieser Anlage nur insoweit, als sie Erscheinungen einer Allgemeinerkrankung sind, die durch Aufnahme der schädigenden Stoffe in den Körper verursacht werden, oder gemäß Nummer 51 01 zu entschädigen sind.

| 13 15 | Erkrankungen durch Isocyanate, die zur Unterlassung aller Tätigkeiten gezwungen haben, die für die Entstehung, die Verschlimmerung oder das Wiederaufleben der Krankheit ursächlich waren oder sein können |

Zu den Nummern 11 01 bis 11 10, 12 01 und 12 02, 13 03 bis 13 15: ausgenommen sind Hauterkrankungen. Diese gelten als Krankheiten im Sinne dieser Anlage nur insoweit, als sie Erscheinungen einer Allgemeinerkrankung sind, die durch Aufnahme der schädigenden Stoffe in den Körper verursacht werden, oder gemäß Nummer 51 01 zu entschädigen sind.

Liste der Berufskrankheiten

2 Durch physikalische Einwirkungen verursachte Krankheiten

21 Mechanische Einwirkungen

- 21 01 Erkrankungen der Sehnenscheiden oder des Sehnengleitgewebes sowie der Sehnen- oder Muskelansätze, die zur Unterlassung aller Tätigkeiten gezwungen haben, die für die Entstehung, die Verschlimmerung oder das Wiederaufleben der Krankheit ursächlich waren oder sein können.
- 21 02 Meniskusschäden nach mehrjährigen andauernden oder häufig wiederkehrenden, die Kniegelenke überdurchschnittlich belastenden Tätigkeiten
- 21 03 Erkrankungen durch Erschütterung bei Arbeit mit Druckluftwerkzeugen oder gleichartig wirkenden Werkzeugen oder Maschinen
- 21 04 Vibrationsbedingte Durchblutungsstörungen an den Händen, die zur Unterlassung aller Tätigkeiten gezwungen haben, die für die Entstehung, die Verschlimmerung oder das Wiederaufleben der Krankheit ursächlich waren oder sein können.
- 21 05 Chronische Erkrankungen der Schleimbeutel durch ständigen Druck
- 21 06 Drucklähmungen der Nerven
- 21 07 Abrißbrüche der Wirbelfortsätze
- 21 08 Bandscheibenbedingte Erkrankungen der Lendenwirbelsäule durch langjähriges Heben oder Tragen schwerer Lasten oder durch langjährige Tätigkeiten in extremer Rumpfbeugehaltung, die zur Unterlassung aller Tätigkeiten gezwungen haben, die für die Entstehung, die Verschlimmerung oder das Wiederaufleben der Krankheit ursächlich waren oder sein können
- 21 09 Bandscheibenbedingte Erkrankungen der Halswirbelsäule durch langjähriges Tragen schwerer Lasten auf der Schulter, die zur Unterlassung aller Tätigkeiten gezwungen haben, die für die Entstehung, die Verschlimmerung oder das Wiederaufleben der Krankheit ursächlich waren oder sein können
- 21 10 Bandscheibenbedingte Erkrankungen der Lendenwirbelsäule durch langjährige, vorwiegend vertikale Einwirkung von Ganzkörperschwingungen im Sitzen, die zur Unterlassung aller Tätigkeiten gezwungen haben, die für die Entstehung, die Verschlimmerung oder das Wiederaufleben der Krankheit ursächlich waren oder sein können
- 21 11 Erhöhte Zahnabrasionen durch mehrjährige quarzstaubbelastende Tätigkeit

22 Druckluft

- 22 01 Erkrankungen durch Arbeit in Druckluft

23 Lärm

- 23 01 Lärmschwerhörigkeit

24 Strahlen

- 24 01 Grauer Star durch Wärmestrahlung
- 24 02 Erkrankungen durch ionisierende Strahlen

3 Durch Infektionserreger oder Parasiten verursachte Krankheiten sowie Tropenkrankheiten

- 31 01 Infektionskrankheiten, wenn der Versicherte im Gesundheitsamt, in der Wohlfahrtspflege oder in einem Laboratorium tätig oder durch eine andere Tätigkeit der Infektionsgefahr in ähnlichem Maße besonders ausgesetzt war
- 31 02 Von Tieren auf Menschen übertragbare Krankheiten
- 31 03 Wurmkrankheit der Bergleute, verursacht durch Ankylostoma duodenale oder Strongyloides stercoralis
- 31 04 Tropenkrankheiten, Fleckfieber

4 Erkrankungen der Atemwege und der Lungen, des Rippenfells und Bauchfells

41 Erkrankungen durch anorganische Stäube

- 41 01 Quarzstaublungenerkrankung (Silikose)
- 41 02 Quarzstaublungenerkrankung in Verbindung mit aktiver Lungentuberkulose (Siliko-Tuberkulose)
- 41 03 Asbeststaublungenerkrankung (Asbestose) oder durch Asbeststaub verursachte Erkrankung der Pleura
- 41 04 Lungenkrebs
  - in Verbindung mit Asbeststaublungenerkrankung (Asbestose),
  - in Verbindung mit durch Asbeststaub verursachter Erkrankung der Pleura oder
  - bei Nachweis der Einwirkung einer kumulativen Asbestfaserstaub-Dosis am Arbeitsplatz von mindestens 25 Faserjahren
  $[25 \cdot 10^6 \, [(\text{Fasern}/m^3) \cdot \text{Jahre}]]$
- 41 05 Durch Asbest verursachtes Mesotheliom des Rippenfells, des Bauchfells oder des Pericards

41 06	Erkrankungen der tieferen Atemwege und der Lungen durch Aluminium oder seine Verbindungen
41 07	Erkrankungen an Lungenfibrose durch Metallstäube bei der Herstellung oder Verarbeitung von Hartmetallen
41 08	Erkrankungen der tieferen Atemwege und der Lungen durch Thomasmehl (Thomasphosphat)
41 09	Bösartige Neubildungen der Atemwege und der Lungen durch Nickel oder seine Verbindungen
41 10	Bösartige Neubildungen der Atemwege und der Lungen durch Kokereirohgase
42	**Erkrankungen durch organische Stäube**
42 01	Exogen-allergische Alveolitis
42 02	Erkrankungen der tieferen Atemwege und der Lungen durch Rohbaumwoll-, Rohflachs- oder Rohhanfstaub (Byssinose)
42 03	Adenokarzinome der Nasenhaupt- und Nasennebenhöhlen durch Stäube von Eichen- oder Buchenholz
43	**Obstruktive Atemwegserkrankungen**
43 01	Durch allergisierende Stoffe verursachte obstruktive Atemwegserkrankungen (einschließlich Rhinophathie), die zur Unterlassung aller Tätigkeiten gezwungen haben, die für die Entstehung, die Verschlimmerung oder das Wiederaufleben der Krankheit ursächlich waren oder sein können
43 02	Durch chemisch-irritativ oder toxisch wirkende Stoffe verursachte obstruktive Atemwegserkrankungen, die zur Unterlassung aller Tätigkeiten gezwungen haben, die für die Entstehung, die Verschlimmerung oder das Wiederaufleben der Krankheit ursächlich waren oder sein können
5	**Hautkrankheiten**
51 01	Schwere oder wiederholt rückfällige Hauterkrankungen, die zur Unterlassung aller Tätigkeiten gezwungen haben, die für die Entstehung, die Verschlimmerung oder das Wiederaufleben der Krankheit ursächlich waren oder sein können.
51 02	Hautkrebs oder zur Krebsbildung neigende Hautveränderungen durch Ruß, Rohparaffin, Teer, Anthrazen, Pech oder ähnliche Stoffe
6	**Krankheiten sonstiger Ursache**
61 01	Augenzittern der Bergleute

VI
Berufskrankheiten

VI – 1
Liste der berufsgenossenschaftlichen Grundsätze für arbeitsmedizinische Vorsorgeuntersuchungen

Zur Vorbeugung beruflich bedingter Gesundheitsschäden, insbesondere der Berufskrankheiten gem. der Anlage 1 der Berufskrankheiten-Verordnung (BeKV), sind arbeitsmedizinische Vorsorgeuntersuchungen auf Grund staatlicher Rechtsvorschriften und Vorschriften der Berufsgenossenschaften zwingend.

Zu den staatlichen Rechtsvorschriften zählen u. a. die Berufskrankheiten-Verordnung (BeKV), Gefahrstoffverordnung (GefStoffV), Gesundheitsschutz-Bergverordnung (GesBergV), Röntgenverordnung (RöV), Strahlenschutzverordnung (StrlSchV) und das Jugendarbeitsschutzgesetz (JArbSchG).

Die Berufsgenossenschaften und die sonstigen Träger der gesetzlichen Unfallversicherung führen in der Unfallverhütungsvorschrift „Arbeitsmedizinische Vorsorge" (VBG 100 bzw. GUV 0.6) in einer Liste die Gefahrstoffe und gefährdenden Tätigkeiten auf, bei deren Exposition arbeitsmedizinische Vorsorgeuntersuchungen durchzuführen sind.

Die gewerblichen Berufsgenossenschaften haben „Berufsgenossenschaftliche Grundsätze für arbeitsmedizinische Vorsorgeuntersuchungen" erarbeitet, die einen einheitlichen Untersuchungsgang ermöglichen und die arbeitsmedizinische Beurteilung erleichtern.

Die arbeitsmedizinischen Vorsorgeuntersuchungen werden unterschieden in Erstuntersuchung, Nachuntersuchung und Nachgehende Untersuchung.

Die **Erstuntersuchung** wird vor Beginn einer Tätigkeit mit beruflicher Einwirkung (Überschreitung der Auslöseschwelle) durchgeführt und soll feststellen, ob gegen die vorgesehene Tätigkeit gesundheitliche Bedenken bestehen.

Nachuntersuchungen sind innerhalb festgesetzter Zeitspannen durchzuführen, die sich aus den Rechtsgrundlagen oder der Unfallverhütungsvorschrift „Arbeitsmedizinische Vorsorge" (VBG 100 bzw. GUV 0.6) ergeben.

Nachgehende Untersuchungen sind nach einer Tätigkeit mit Überschreitung der Auslöseschwelle für krebserzeugende Gefahrstoffe durchzuführen, sofern der beruflich

BG-Grundsätze   **Berufskrankheiten**
VI – 1

Exponierte diese Tätigkeit aufgegeben hat oder infolge von Erwerbsunfähigkeit, Berufsunfähigkeit oder Erreichen der Altersgrenze aus dem Erwerbsleben ausgeschieden ist.

Sie dienen der frühzeitigen Erkennung beruflich verursachter Krebserkrankungen, die oft erst nach langer Latenz manifest werden.
Folgende Beurteilungskriterien werden zugrunde gelegt:

- Dauernde gesundheitliche Bedenken
- Befristete gesundheitliche Bedenken
- Keine gesundheitlichen Bedenken unter bestimmten Voraussetzungen
- Keine gesundheitlichen Bedenken

Der Wortlaut der einzelnen „Grundsätze" ist der Schrift „Arbeitsmedizinische Vorsorge – Berufsgenossenschaftliche Grundsätze für arbeitsmedizinische Vorsorgeuntersuchungen", Gentner Verlag Stuttgart, zu entnehmen.

Liste der berufsgenossenschaftlichen Grundsätze für arbeitsmedizinische Vorsorgeuntersuchungen:

G 1.1   Gesundheitsgefährlicher Mineralischer Staub, Teil 1: Silikogener Staub
G 1.2   Gesundheitsgefährlicher Mineralischer Staub, Teil 2: Asbesthaltiger Staub
G 2   Blei oder seine Verbindungen (mit Ausnahme der Bleialkyle)
G 3   Bleialkyle
G 4   Arbeitsstoffe, die Hautkrebs oder zur Krebsbildung neigende Hautveränderungen hervorrufen
G 5   Nitroglycerin oder Nitroglykol
G 6   Schwefelkohlenstoff
G 7   Kohlenmonoxid
G 8   Benzol
G 9   Quecksilber und seine Verbindungen
G 10   Methanol
G 11   Schwefelwasserstoff
G 12   Phosphor (weißer)
G 13   Tetrachlormethan (Tetrachlorkohlenstoff)
G 14   Trichlorethylen
G 15   Chrom-VI-Verbindungen
G 16   Arsen oder seine Verbindungen (mit Ausnahme des Arsenwasserstoffs)
G 17   Tetrachlorethylen (Perchlorethylen)
G 18   Tetrachlorethan oder Pentachlorethan
G 19   Erläuterungen zum Wegfall des Grundsatzes G 19 „Laserstrahlung"
G 20   Lärm

G 21	Kältearbeiten
G 22	Säureschäden der Zähne
G 23	Obstruktive Atemwegserkrankungen
G 24	Hauterkrankungen (mit Ausnahme von Hautkrebs)
G 25	Fahr-, Steuer- und Überwachungstätigkeiten
G 26	Atemschutzgeräte
G 27	Isocyanate
G 28	Monochlormethan (Methylchlorid)
G 29	Benzolhomologe (Toluol, Xylole)
G 30	Hitzearbeiten
G 31	Überdruck
G 32	Cadmium oder seine Verbindungen
G 33	Aromatische Nitro- oder Aminoverbindungen
G 34	Fluor oder seine anorganischen Verbindungen
G 35	Arbeitsaufenthalt im Ausland unter besonderen klimatischen und gesundheitlichen Belastungen
G 36	Vinylchlorid
G 37	Bildschirm-Arbeitsplätze
G 38	Nickel oder seine Verbindungen
G 39	Schweißrauche
G 40	Krebserzeugende Gefahrstoffe − Allgemein
G 41	Arbeiten mit Absturzgefahr
G 42	Infektionskrankheiten (Teil 1 bis 3)
G 43	Biotechnologie
G 44	Buchen- und Eichenholzstäube

VI – 2
Die entschädigungspflichtigen Berufskrankheiten

VI – 2.1101
Erkrankungen durch Blei oder seine Verbindungen

Die Erkrankungen durch Blei (chem. Zeichen Pb) oder seine Verbindungen sind in den letzten zwei Jahrzehnten in der Bundesrepublik Deutschland dank verbesserter Arbeitsschutzmaßnahmen durch die gewerblichen Berufsgenossenschaften und der arbeitsmedizinischen Überwachung der bleiexponierten Arbeitnehmer, aber auch infolge geänderter Technologien z. B. im grafischen Gewerbe oder Verwendung bleifreier Werkstoffe, z. B. im Handwerk, zurückgegangen.
Die Zahl der angezeigten Berufskrankheiten ist weiterhin rückläufig; die geringe Zahl der entschädigungspflichtigen Neuerkrankungen darf jedoch nicht dazu verleiten, eine berufliche Bleieinwirkung zu unterschätzen.
Die Berufskrankheitenstatistik ist den Unfallverhütungsberichten der Bundesregierung zu entnehmen:

Jahr	Angezeigte Krankheiten	Erstmals entschädigte Fälle
1985	144	11
1986	141	5
1987	158	2
1988	116	10
1989	151	2
1990	174	9
1991	180	7
1992	186	8

Die chronische Bleivergiftung zählt zu den ältesten bekannten Berufskrankheiten. Die Möglichkeit einer beruflichen Einwirkung von metallischem Blei oder seiner Verbindungen (anorganische und organische) in der gewerblichen Wirtschaft sind sehr vielfältig. Dieser Gefahrstoff kann sowohl in Staub- als auch in Rauch- und Dampfform seine gesundheitsschädlichen Eigenschaften beim beruflich exponierten Arbeitnehmer entfalten.

Blei oder seine Verbindungen
VI – 2.1101
Berufskrankheiten

Eine die Gesundheit **gefährdende Blei-Einwirkung** ist u. a. bei der Gewinnung des Bleis und seiner Verhüttung und in der bleiverarbeitenden Industrie gegeben. Besonders exponiert sind Bleischmelzer, Bleilöter, Bleigießer und Beschäftigte in Akkumulatorenfabriken und Betrieben, in denen Bleirohre für sanitäre Einrichtungen hergestellt werden. Eine berufliche Bleiexposition ist auch dort anzunehmen, wo Bleiweiß und andere Bleifarben hergestellt bzw. wo diese Farben verarbeitet und verwendet werden. Betroffen sind hier vor allem Maler und Anstreicher, insbesondere in solchen Betrieben, die ausschließlich Rostschutzanstriche an Eisenkonstruktionen mit Bleimennige vornehmen. Derselbe Personenkreis ist bei der Entfernung dieser Rostschutzfarben durch Abbrennen oder Abbürsten ebenfalls betroffen, da eine Einwirkung bleihaltiger Farbstoffreste und -stäube vorliegt. Kunstglasmaler, die mit dem Auftragen von bleihaltigen Farben und Glasuren befaßt sind, sind oft doppelt belastet, da sie die einzelnen Glasteile von Kirchenfenstern oder ähnlichen Glasmalereien mit Bleiruten einfassen. Restauratoren von Glasmalereien in Museen und Kathedralen zählen auch zu den beruflich Bleiexponierten. Porzellanmaler verwenden wie die Arbeitnehmer in Steingut- und Kachelfabriken bleihaltige Glasuren. In der Kunststoffindustrie wird zum Teil Bleisulfat dem Kunststoff zugesetzt, die hier tätigen Kunststoffmischer sind in den Kreis der Personen mit Bleieinwirkung einzubeziehen.

Hingegen sind die Schriftgießer und Schriftsetzer sowie Buchdrucker weitgehend auf neue Technologien im graphischen Gewerbe (ohne Bleiexposition) ausgewichen.

Beim Umgang mit bleihaltigen Vergaserkraftstoffen sind insbesondere Tankstellenwärter, Kraftfahrzeughandwerker und Flugmotorenschlosser der Einwirkung von organischen Bleiverbindungen (Bleialkylen) ausgesetzt.

Die **Aufnahme** von metallischem Blei oder seinen anorganischen Verbindungen in den Organismus geschieht vorwiegend durch Inhalation der bleihaltigen beruflichen Gefahrstoffe. Organische Bleiverbindungen, z. B. Bleialkyle, die als Zusätze von Vergaserkraftstoffen Verwendung finden, können auch durch Hautresorption in den Körper gelangen. Arbeitsmedizinisch weniger bedeutsam ist die Aufnahme dieser gefährlichen Arbeitsstoffe über den Magen-Darm-Kanal durch Verschlucken, wie dies nur bei ungenügender Arbeitsplatzhygiene denkbar wäre.

Das Krankheitsbild der Bleivergiftung – die eigentliche Berufskrankheit – hängt im wesentlichen von der Menge des aufgenommenen Gefahrstoffes, dem Aufnahmetempo des gewerblichen Giftes, der Dauer seiner Einwirkung und der Art der Bleiverbindung ab.

Vergiftungen durch metallisches **Blei oder seine anorganischen Verbindungen** treten klinisch weniger akut in Erscheinung. Der Arbeitsmediziner begegnet meist chronischen Formen der Blei-Intoxikation.

Die **Blei-Intoxikation** weist drei unterschiedliche pathogene Angriffspunkte (KONIETZKO) auf, und zwar

Berufskrankheiten   **Blei oder seine Verbindungen**
VI – 2.1101

- an den Erythrozyten (Hemmung der Hämsynthese),
- an der glatten Muskulatur der Blutgefäße und des Darmes
- am motorischen Nervensystem (Enzymblockaden).

Entsprechend diesen drei Angriffspunkten ist die **Symptomatologie** der chronischen Bleivergiftung zu verstehen.

Zu Beginn der Erkrankung, die schleichend verläuft, sind uncharakteristische Allgemeinerscheinungen, wie Abgeschlagenheit, Kopfschmerz, Appetitmangel und eine Reizbarkeit feststellbar. In diesem Stadium ist bereits eine pathologische Erhöhung des Blutbleispiegels nachweisbar.

Im weiteren Verlauf treten Symptome auf, die durch die Schädigung der Erythrozyten bzw. Störung des Eiseneinbaus in das Protoporphyrin sowie der Hemmung der Delta-Aminolävulinsäure-Dehydratase verursacht ist. Klinisch steht im Vordergrund eine hypochrome Anämie, eine fahle, bräunliche Hautfarbe (Bleikolorit) und eine subikterische Verfärbung des Skleren. In Blut und Harn kommt es zu einem Anstieg der Delta-Aminolävulinsäure (Delta-ALA), die Erythrozyten können eine basophile Tüpfelung aufweisen. Das typische Krankheitszeichen einer chronischen Bleivergiftung ist die sog. Bleikolik, anfallsweise auftretende Darmkrämpfe, verbunden mit einer chronischen Obstipation. Diese ist eine Intoxikationswirkung auf die glatte Muskulatur des Darms. Andere Auswirkungen sind Schwindelanfälle und Kopfschmerzen sowie psychische Alterationen. Auch eine sog. Bleieklampsie (Krampfanfälle) kann auftreten. Ein weiteres typisches Symptom einer fortgeschrittenen chronischen Bleivergiftung stellt die Schädigung des peripheren Nervensystems (axonale Degeneration) mit Lähmungen motorischer Nerven – meist die Radialislähmung der Gebrauchshand, erkennbar an der charakteristischen „Fallhand". Diese Lähmung beruht auf einer Degeneration motorischer Neurone als Folge der chronischen Blei-Intoxikation. In seltenen Fällen kommt es zu einer Polyneuropathie, auch Optikusatrophien wurden beobachtet. Nicht selten kommt es am Zahnfleischrand zu einer schwarzblauen Verfärbung (Bleisaum).

Das klinische Bild einer **Vergiftung mit organischen Bleiverbindungen** zeigt eine vollständig andere Symptomatologie. Die Berufskrankheit tritt zunächst akut in Erscheinung und wird überwiegend durch Inhalation der Gefahrstoffe ausgelöst. Besonders gefährdete Organe sind das Gehirn, insbesondere der Hirnstamm, die Nebennieren und die Leber.

Der Erkrankte zeigt u. a. Störungen vegetativer Funktionen, einen Blutdruckabfall, Kopfschmerz, Schlafstörungen, Alpträume, eine Mattigkeit und psychische Auffälligkeiten. Diese Erscheinungen klingen in der Regel nach Wegfall der Einwirkung ab. Bei besonders schwerer Intoxikation sind Leberschäden möglich, sie können innerhalb kurzer Zeit zum Tode des Vergifteten führen.

Für die Diagnose dieser Berufskrankheit ist eine genaue Arbeitsanamnese besonders wichtig.

Blei oder seine Verbindungen   **Berufskrankheiten**
VI – 2.1101

Die äußere Belastung beruflich Exponierter ist am Arbeitsplatz durch Überwachung des Grenzwertes (MAK 1994: 0,1 mg/m^3) meßbar, die innere Belastung wird mit dem Biological Monitoring erfaßt. Folgende Biologische Arbeitsplatztoleranzwerte (BAT) sind in der TRGS 903 (Juni 1994) angegeben:

Blutblei: 700 µg/l (Frauen unter 45 Jahren 300 µg/l).
Delta-Aminolävulinsäure im Harn: 15 mg/l (Frauen unter 45 Jahren 6 mg/l).
Die bei der chronischen Bleivergiftung zur Beobachtung kommende Anämie sowie eine basophile Tüpfelung der roten Blutkörperchen sind zwar typisch, jedoch nicht spezifisch und daher als alleinige diagnostische Zeichen, insbesondere zur Früherkennung einer Bleivergiftung, weniger geeignet.

Die **Prävention** der Erkrankungen durch Blei oder seine Verbindungen muß ergonomisch gemäß der Arbeitsstättenverordnung (gesundheitlich zuträgliche Atemluft auf der Arbeitsstätte) in einer Verbesserung der technischen (Absaugung der Gefahrstoffe), organisatorischen und persönlichen Arbeitsschutzmaßnahmen erreicht werden.
Arbeitsmedizinisch sind Vorsorgeuntersuchungen nach der Gefahrstoffverordnung und der Unfallverhütungsvorschrift ,,Arbeitsmedizinische Vorsorge'' (VBG 100) vorgeschrieben. Der Untersuchungsumfang ist in den Berufsgenossenschaftlichen Grundsätzen für arbeitsmedizinische Vorsorgeuntersuchungen G2 ,,Blei oder seine Verbindungen'' und G3 ,,Bleialkyle'' festgelegt.

Bei der **Erstuntersuchung** vor Aufnahme einer Tätigkeit an Arbeitsplätzen mit Einwirkung von Blei oder seinen Verbindungen sind neben einer allgemeinen Diagnostik Blutuntersuchungen (Hämoglobin, Erythrozyten, Leukozyten) erforderlich.

Die **Nachuntersuchungen** müssen vorgenommen sein: erste Nachuntersuchung vor Ablauf von 2 Monaten, jede weitere Nachuntersuchung vor Ablauf von 12 Monaten. Der Bestimmung der Delta-Aminolävulinsäure-Ausscheidung im Urin kommt hier neben anderen labortechnischen Untersuchungen (Koproporphyrin, Hämoglobin und basophil getüpfelte Erythrozyten) besondere Bedeutung zu.
Für die Bestimmung des Bleis bei Belastung durch Bleialkyle ist der Nachweis im Blut zu führen.
Hauterkrankungen gelten als Berufskrankheit im Sinne der BK-Nr. 1101 nur insoweit, als sie Erscheinungen einer Allgemeinerkrankung sind, die durch die Aufnahme von Blei und seinen Verbindungen verursacht wurde. Ggf. kann Nr. 5101 der BeKV zutreffend sein.

Therapie: Bei oraler Aufnahme von Blei Magenspülung, Therapie mit Chelatbildnern.

Literatur:
SCHALLER, K. H., VALENTIN, H.: Biologische Arbeitsstoff-Toleranz-Werte: BAT-Werte für Blei und seine anorganischen Verbindungen; in: Arbeitsmed. Sozialmed. Präventivmed. 1988, S. 277–287
KONIETZKO, J., BROGHAMMER, W.: Blei und seine anorganischen Verbindungen, in: KONIETZKO/DUPUIS: Handbuch der Arbeitsmedizin, Ecomed-Verlag Landsberg, 1989

VI – 2.1102
Erkrankungen durch Quecksilber oder seine Verbindungen

Quecksilber, ein Schwermetall, seine anorganischen und organischen Verbindungen sowie die Legierungen (Amalgame) finden in der gewerblichen Wirtschaft, insbesondere in der chemischen und pharmazeutischen Industrie, aber auch in der Zahnmedizin und Landwirtschaft breite Verwendung.

Das flüssige silberglänzende chemische Element ist schon im Altertum bekannt gewesen und hat wegen der eigenartigen physikalischen Eigenschaften das Interesse auf sich gelenkt. Quecksilber (engl. quicksilver) ist die deutsche Übersetzung aus dem lateinischen argentum vivum. Die Griechen nannten es (hydrargyros = flüssiges Silber), in Frankreich wird es vif-argent bezeichnet. Von den Alchemisten wurde das Element dem Planeten Merkur zugeordnet, daher finden sich in vielen Sprachen auch die Namen für dieses Metall, die von Mercurius abgeleitet sind, z. B. engl. mercury, franz. mercure.
Die Quecksilber-I-Verbindungen wurden früher auch Mercuro- und die Quecksilber-II-Verbindungen Mercuri-Verbindungen genannt.
Das chemische Symbol Hg ist der griechischen Bezeichnung entnommen.
Bekannte anorganische Quecksilberverbindungen sind Quecksilber-2-Chlorid (Sublimat), Quecksilbercyanid, Quecksilbernitrat, Quecksilbersulfid (Zinnober), Quecksilber-1-Chlorid (Kalomel) und Quecksilberoxid; organische u. a. Knallquecksilber, Methyl- und Ethylquecksilber.

Bei einer Einwirkung von Quecksilber oder seinen Verbindungen kann es bei den Exponierten zu akuten, häufiger jedoch zu chronischen Krankheitserscheinungen kommen (Hydrargyrismus, Merkurialismus). Diese Berufskrankheit ist dank zahlreicher Verwendungsverbote für Quecksilber, quecksilberfreier Produktionsverfahren und ergonomischer Maßnahmen am Arbeitsplatz in der Bundesrepublik stark zurückgegangen und hat im Berufskrankheitengeschehen keine allzugroße Bedeutung mehr.
Meilensteine in der Prävention von Erkrankungen durch Quecksilber oder seiner Verbindungen in Deutschland waren die Einführung von quecksilberfreien Beizen anstelle von quecksilbernitrathaltigen Beizen, die bei der Bearbeitung von Tierhaaren in der Hutindustrie zur Herstellung des Hutfilzes Verwendung fanden (1930) und bereits früher der Ersatz des Quecksilbers durch Silber bei der Spiegelherstellung. E. W. Baader, ehemals Direktor des Universitätsinstituts für Berufskrankheiten in Berlin, später Honorarprofessor für Klinik und Pathologie der Berufskrankheiten an der Universität Münster, hat wesentlichen Anteil an der Erforschung der Merkurialkrankheit. So beschreibt er diese Berufskrankheit bei Arbeitern in der deutschen Hutindustrie, wo in den zwanziger Jahren noch zahlreiche Fälle dieser ernsten Er-

krankung aufgetreten sind. Die psychischen Veränderungen, die bei den Hutmachern offenbar in Unkenntnis des Zusammenhangs mit der chronischen Quecksilberintoxikation in England sprichwörtlich wurden (crazy like a hatter = verrückt wie ein Hutmacher), zeigen eindringlich, wie verbreitet der Merkurialismus in der Hutindustrie war. Ende des vergangenen Jahrhunderts betrug die Morbidität der chronischen Quecksilbervergiftung bei Spiegelbelegern über 84 Prozent (vgl. Baader, Handbuch der gesamten Arbeitsmedizin, 1961 – 1963).

Nach der Berufskrankheitenstatistik (Unfallverhütungsberichte der Bundesregierung) ist die Zahl der erstmals entschädigten Fälle sehr gering:

Jahr	Angezeigte Krankheiten	Erstmals entschädigte Fälle
1985	16	1
1986	38	1
1987	24	0
1988	46	0
1989	38	2
1990	78	3
1991	58	3
1992	85	3

Einwirkungsmöglichkeiten des metallischen Quecksilbers sind vorwiegend bei der Gewinnung und bei der Verarbeitung des Schwermetalls gegeben, wie bei der Herstellung, Wartung und Reparatur von quecksilberhaltigen Meß- und Regelgeräten (Barometer, Thermometer, Manometer), in der Hochvakuumtechnik (Quecksilberpumpen), bei der Verwendung des Quecksilbers in der Elektronik (Gleichrichter, Unterbrecher, Quecksilberdampflampen, Leuchtstoffröhren) oder bei der Anwendung als Katalysator (Aldehydherstellung) sowie beim Amalgamieren, bei der Elektrolyse mit Quecksilberkathoden (Chloralkali-Elektrolyse) und beim Umgang mit Sperrflüssigkeit in Gaslaboratorien. Der Grenzwert (TRGS 900 ,,Grenzwerte in der Luft am Arbeitsplatz'' 1994) für metallisches Quecksilber und seine anorganischen Verbindungen beträgt 0,1 mg/m³. Metallisches Quecksilber verdampft bereits bei Zimmertemperatur, der Schadstoff gelangt in dieser Form inhalativ in den Organismus. Einwirkungsmöglichkeiten der anorganischen und organischen Quecksilberverbindungen sind überall dort anzunehmen, wo anorganische und organische Quecksilberverbindungen hergestellt oder verarbeitet werden, z. B. in der chemischen Industrie bei der Erzeugung von Holzkonservierungsmitteln, Fungiziden, Saatgutbeizmitteln, in der pyrotechnischen und Explosionsstoff-Industrie und bei der Herstellung von Alkoholaten.

Der MAK-Wert (TRGS 900 ,,Grenzwerte in der Luft am Arbeitsplatz'', 1994) für organische Quecksilberverbindungen ist infolge der höheren Toxizität wesentlich niedriger als der für metallisches Quecksilber und seine anorganischen Verbindungen: 0,01 mg/m³.

Die Aufnahme der Quecksilberverbindungen in den Organismus geschieht durch die Inhalation dieser Schadstoffe als Staub; eine Resorption über die Haut ist in seltenen Fällen möglich.

Eine **Einwirkung von Quecksilber oder seiner Verbindungen** ist nicht anzunehmen, wenn auf Quecksilber-Arbeitsplätzen durch langjährige arbeitsmedizinische Erfahrungen nachgewiesen ist, daß bei den Exponierten keine Gesundheitsschäden durch Quecksilber oder seine Verbindungen aufgetreten sind und bei gleichbleibenden Arbeitsbedingungen auch nicht zu erwarten sind oder wenn die Quecksilberausscheidung bei einer **Exposition mit metallischem Quecksilber und anorganischen Quecksilberverbindungen** von 100 µg Hg/dl Urin bzw. pro g Kreatinin bei 95 % der betroffenen Exponierten bzw. bei einer Exposition mit organischen Quecksilberverbindungen ein Quecksilberspiegel im Blut von 5 µg Hg/dl bei 95 % der betroffenen Exponierten nicht überschritten wird.

Eine beruflich ausgelöste **akute Erkrankung** infolge Inhalation von Quecksilberdämpfen oder durch Verschlucken von anorganischen Quecksilberverbindungen ist nur ausnahmsweise, z. B. nach technischen Unfällen, möglich.

Sie weist das klinische Bild einer Vergiftung auf, wie es nach Einnahme von Sublimat, z. B. in suizidaler Absicht, beobachtet wird. Es treten vermehrte Speichelbildung, Brennen in der Speiseröhre, Erbrechen, vermehrte Harnausscheidung auf. Das Allgemeinbefinden ist gestört. Infolge der Ausscheidung von Quecksilber über die Schweiß- und Speicheldrüsen sind entzündliche Erscheinungen der Haut („**Dermatitis mercurialis**") und der Mundschleimhaut („**Stomatitis mercurialis**") nicht selten. In schweren Krankheitsformen sind blutige Durchfälle, Nekrosen in der Schleimhaut des Dünn- und Dickdarmes sowie schwerste Schädigungen der Nieren mit Nierenversagen und tödlichem Ausgang möglich.

Bei Inhalation größerer Konzentrationen ist mit einer Schädigung des Zentralnervensystems und einer Reizung der Atemwege zu rechnen.

Die **chronische Quecksilbervergiftung** dagegen ist fast ausschließlich eine arbeitsbedingte Erkrankung. Sie entsteht bei einer langdauernden Einwirkung kleinster Quecksilbermengen am Arbeitsplatz. Die Symptome lassen zu Beginn dieser Berufskrankheit nicht unbedingt auf eine Quecksilber-Intoxikation schließen, da es sich um allgemeine Krankheitszeichen wie Mattigkeit, Kopfschmerzen und Gliederschmerzen handelt.

Die in fortgeschrittenen Stadien der Berufskrankheit beobachteten Erscheinungen hingegen müssen den Verdacht einer chronischen Quecksilbervergiftung aufkommen lassen. Dies ist vor allem eine vermehrte Speichelbildung, Stomatitis mercurialis, Entzündungen des Zahnfleisches (Gingivitis), Zahnlockerung und -verlust, Rötung des Rachenringes (sog. **Quecksilberrachen**) und eine Mundtrockenheit. Das

Quecksilber oder seine Verbindungen   **Berufskrankheiten**
VI – 2.1102

Quecksilber kann sich in seltenen Fällen in den Schleimhäuten deponieren, so daß ein bläulich-violetter „**Quecksilbersaum**" an Zahnfleisch und Lippen sichtbar wird. Durchfälle, Leber- und Nierenschädigungen treten bei der chronischen Quecksilbervergiftung ebenfalls, wenn auch seltener, in Erscheinung.
Besonders typisch sind die Erscheinungen von seiten des Zentralnervensystems. Es handelt sich um einen Zustand mit ängstlicher Stimmungslage, Empfindlichkeit, Schreckhaftigkeit und Stimmungslabilität, der von einer starken Erregtheit, Störungen der Merkfähigkeit sowie einem unmotivierten psychischen Verhalten abgelöst werden kann. Diese Störung bezeichnet man als **Erethismus mercurialis.**
Später setzen Gedächtnisstörungen und ein allgemeiner Abbau der Persönlichkeit des Erkrankten ein.
Zum anderen ist es das Quecksilberzittern **(Tremor mercurialis)**, oft im Beginn nur durch ein leichtes Zittern der Finger zu erkennen, später in Schüttelbewegungen der Gliedmaßen und des Kopfes übergehend.
Die „Zitterschrift" des Quecksilbererkrankten kann diagnostisch mitverwertet werden. Die Sprache des Erkrankten wird stotternd, bei Zischlauten ist sie verwaschen **(Psellismus mercurialis).** Störungen der Sensibilität an Körper und Gliedmaßen weisen ebenfalls auf eine Schädigung des Zentralnervensystems hin. Bei einer beruflichen Belastung infolge akuter Einwirkung organischer, flüchtiger Quecksilberverbindungen sind zunächst die gleichen Erscheinungen wie bei der Intoxikation durch Quecksilber oder seiner anorganischen Verbindungen zu sehen, diese meist jedoch in leichterem Schweregrad.
Im weiteren Verlauf sind Störungen der Schmerzempfindlichkeit, motorische und sensible Lähmungen sowie Sprachstörungen Hinweise auf ernstliche Quecksilberschädigungen des Gehirns. Die chronische Einwirkung geringer Mengen organischer Quecksilberverbindungen kann ebenfalls zu Schäden des Zentralnervensystems führen.

Die **Diagnose** der Erkrankungen durch Quecksilber oder seiner Verbindungen ist mit Hilfe der klinischen Untersuchung unter Berücksichtigung der Arbeitsanamnese zu stellen.

Die **Prävention der Erkrankung** muß sowohl ergonomisch als auch arbeitsmedizinisch betrieben werden. Arbeitsplätze, an denen mit metallischem Quecksilber umgegangen wird, sind so zu gestalten, daß verschüttetes Quecksilber aufgefangen werden kann, z. B. durch Sammelrinnen auf den Arbeitstischen, die in ein Wasserbad münden. Die Fußböden der Räume dieser Arbeitsplätze müssen fugenlos gestaltet sein.
Beim Umgang mit Quecksilberverbindungen ist eine Staubentwicklung zu vermeiden. Peinlichste Sauberkeit der Arbeitnehmer bei der Arbeit, um Verunreinigungen vorzubeugen, ist eine arbeitshygienische Forderung. Ein Kleiderwechsel vor und nach der Arbeit ist zur Vermeidung einer Kontamination mit Quecksilber unerläßlich, des-

halb ist die Benutzung von sogenannten Schwarz-Weiß-Spinden notwendig, damit die Berufskleidung, die bei der Arbeit getragen wird, von der häuslichen Kleidung getrennt bleibt. Eventuell kommen klimatechnische Anlagen, Absaugvorrichtungen, wie sie die Arbeitsstättenverordnung fordert, in Betracht. Wo dies betriebstechnisch nicht möglich ist, muß der Schutz der beruflich Exponierten durch Atemschutzmasken gewährleistet sein.

Arbeitsmedizinisch muß entsprechend der Gefahrstoffverordnung und der Unfallverhütungsvorschrift „Arbeitsmedizinische Vorsorge" (VBG 100) nach den „Berufsgenossenschaftlichen Grundsätzen" für arbeitsmedizinische Vorsorgeuntersuchungen (G 9) „Quecksilber" vor Aufnahme einer Tätigkeit an Arbeitsplätzen mit Einwirkung von Quecksilber oder seiner Verbindungen eine **Erstuntersuchung** erfolgen. **Nachuntersuchungen** während dieser Tätigkeit sind erstmals nach 6–8 Wochen, dann alle 6–12 Monate durchzuführen. Quantitative Quecksilberbestimmungen im Harn sollten bei jeder Nachuntersuchung veranlaßt werden.

Mit Hilfe des Biological Monitoring kann die innere Belastung des Exponierten ermittelt werden. Der biologische Arbeitsplatztoleranzwert (BAT-Wert) für metallisches Quecksilber und seine anorganischen Verbindungen wird in der TRGS 903 („Biologische Arbeitsplatztoleranzwerte", 1994) mit 50 μg/l im Vollblut und 200 μg/l im Harn angegeben.

Hauterkrankungen gelten als Berufskrankheit im Sinne der BK-Nr. 1102 nur insoweit, als sie Erscheinungen einer Allgemeinerkrankung sind, die durch die Aufnahme von Quecksilber oder seinen Verbindungen verursacht wurde. Ggf. kann Nr. 5101 der BeKV zutreffend sein.

Therapie: Bei oraler Aufnahme von anorganischen Quecksilberverbindungen Magenspülungen mit Protein-, Thiosulfat- oder Bicarbonatlösungen; zusätzlich Chelatbildner (BAL oder Penicillamin), bei Anurie Dialyse.

Bei akuter Intoxikation nach Quecksilberdampf Lungenödemprophylaxe.

Literatur:

KONIETZKO, J.: Intoxikation durch Arbeitsstoffe. In: Neurologie in Praxis und Klinik, G. Thieme Verlag, Stuttgart 1992

VALENTIN et al.: Arbeitsmedizin, 3. Auflage, G. Thieme-Verlag, Stuttgart 1985

VI – 2.1103
Erkrankungen durch Chrom oder seine Verbindungen

Die Verbindungen des Chroms (chem. Zeichen Cr), eines sehr harten und widerstandsfähigen, weißlichgrauen Metalls, sind arbeitsmedizinisch vorwiegend bedeutsam als Chrom VI-Verbindungen. Chemische Verbindungen des sechswertigen Chroms (Chrom (VI) Verbindungen) z. B. des Chromsäureanhydrids, der sogenannten Chromsäure und deren Salze, die Chromate, besitzen die Eigenschaften von Gefahrstoffen im Sinne der Gefahrstoffverordnung. Beim Umgang bzw. bei der Verwendung dieser Gefahrstoffe kann es zu einer Vielzahl von Gesundheitsstörungen und ernstlichen Erkrankungen kommen; einige Chrom-VI-Verbindungen haben darüber hinaus eine krebserzeugende Wirkung. Metallisches Chrom und seine Legierungen können bei der Verhüttung nach langjähriger Einwirkung Lungenfibrosen, Chrom-III-Chromate Kontaktdermatitiden auslösen, sonst sind Gesundheitsschäden durch Chrommetall nicht bekannt.

Die Berufskrankheitenstatistik (Unfallverhütungsberichte der Bundesregierung) weist folgende Zahlen auf:

Jahr	Angezeigte Krankheiten	Erstmals entschädigte Fälle
1985	38	8
1986	51	11
1987	97	13
1988	69	10
1989	84	9
1990	77	10
1991	83	17

Chrom-VI-Verbindungen finden eine universelle Verwendung in der gewerblichen Wirtschaft. **Einwirkungsmöglichkeiten** sind daher nicht selten für beruflich exponierte Personen in verschiedenen Industriezweigen anzunehmen.

Sie werden u. a. für die galvanische Verchromung von Metallen, bei Anstricharbeiten mit chromhaltigen Korrosionsschutzmitteln in Spritzverfahren benutzt, können beim Brennschneiden, Schweißen und Schleifen von Blechen mit chromhaltigen Anstrichstoffen freiwerden und finden bei der Herstellung von Chrom-VI-Farbstoffen (z. B. Zink- oder Bleichromat) in der Lack-, Farben- und Kunststoffindustrie Verwendung. Ebenso sind sie verbreitet in der graphischen und photographischen Industrie, in der Textil- und Teppich- sowie in der Glas- und keramischen Industrie. Auch in der pyrotechnischen Industrie und bei der Herstellung von Zündhölzern

Chrom oder seine Verbindungen
VI – 2.1103

sind sie unentbehrlich. Ferner sind die Chrom-(VI)-Verbindungen in Bohr- und Schneidölen enthalten. Einwirkungsmöglichkeiten bestehen weiterhin bei der Holzimprägnierung, beim Gerben von Leder, beim Beizen und Reinigen von Metallen sowie beim Bleichen von Ölen, Fetten und Wachsen mit Chrom-(VI)-Verbindungen. Diese Chromverbindungen finden auch Verwendung als Oxidationsmittel und lassen sich in geringerem Maße im Zement und Bauxit nachweisen.

Die **Aufnahme dieser gewerblichen Gefahrstoffe** in den Organismus kann inhalativ, über die Haut und in geringerem Maße über den Magen-Darm-Trakt erfolgen. Bei Kontakt mit der Haut und den Schleimhäuten kommt es zu Reizungen oder Verätzungen. (Sofern isoliert auftretende Hauterkrankungen durch äußere Einwirkungen von Chrom oder seinen Verbindungen entstanden sind, gelten diese als Hauterkrankungen nach der Berufskrankheit Nr. 5101).

Nach einer Inhalation von Chrom-(VI)-Verbindungen treten Reizerscheinungen im Bereich der oberen Atemwege auf, die intakte Haut scheint weniger empfindlich für die Entstehung von Nekrosen. Bei Vorliegen von kleineren Hautverletzungen kann es allerdings zu schlecht heilenden Ulcera kommen. Als Ausdruck einer Sensibilisierung werden bei den Exponierten allergische Kontaktekzeme, die sogenannte Chromkrätze, beobachtet.

Reizerscheinungen machen sich auch an der Bindehaut der Augen und der Atemwege bemerkbar. Schleimhautgeschwüre in der Nase und die häufig zur Beobachtung kommende schmerzlose *Perforation der knorpeligen Nasenscheidewand* sind geradezu spezifische Krankheitserscheinungen, die eine berufliche Chromat-Belastung anzeigen. Gelangen wiederholt kleinere Mengen von Chromaten durch Verschlucken, z. B. infolge nicht strikter Einhaltung arbeitshygienischer Grundsätze (Eß-, Trink- und Rauchverbot am Arbeitsplatz!) in den Magen-Darm-Kanal, können hier Entzündungen und Geschwüre auftreten; größere Mengen führen zur Verätzung des Kehldeckels, zu brennenden Schmerzen in der Magengegend, Erbrechen, blutigen Durchfällen, Kreislaufkollaps, tubuläres Nierenversagen, Krämpfen, Bewußtlosigkeit, u. U. zum Tod im Koma.

Bei langjähriger Inhalation von Chromaten ist die Entstehung bösartiger Lungentumoren durch chronische Einwirkung auf die Bronchialschleimhaut möglich (Chromatlungenkrebs).

So sind Bleichromat, Calciumchromat, Chrom-III-Chromate („Chromic-Chromate"), Strontiumchromat und Zinkchromat in die Liste der krebserzeugenden Gefahrstoffe aufgenommen worden. Aus diesem Grunde fehlt in der Stoffliste der TRGS 900 „Grenzwerte" die Angabe von MAK-Werten.

An ihre Stelle sind TRK-Werte getreten*) (vgl. TRGS 900 „Grenzwerte in der Luft am Arbeitsplatz – MAK- und TRK-Werte – 1994"). Für Chrom-(VI)-Verbindungen, einschließlich Bleichromat, ist ein TRK-Wert von 0,2 mg/m^3 festgesetzt worden.

Das **Krankheitsbild des Chromatlungenkrebses** entspricht dem nicht beruflich ausgelösten Bronchialkrebs vollständig und zeigt die gleichen Symptome wie dieser. Die Erkrankten klagen über Hustenreiz, Katarrh der Atemwege, Auswurf, Erscheinungen, die fälschlicherweise einer „chronischen Bronchitis" zugeschrieben werden können.

Die **Diagnose** eines Chromatlungenkrebses kann bei Berücksichtigung der Arbeitsanamnese und einer Röntgengroßaufnahme des Thorax, die die typischen Veränderungen des Bronchialkrebses aufweist, gestellt werden.

Nach ausgedehnter Durchtränkung der Kleider mit Chromaten ist ebenfalls eine Giftaufnahme in den Körper möglich. Die Entstehung entzündlicher Prozesse der Nieren ist beschrieben worden.

Zur **Prävention** der Erkrankungen durch Chrom oder seine Verbindungen müssen ergonomische Maßnahmen im Vordergrund stehen. Gesundheitlich zuträgliche Atemluft am Arbeitsplatz, wie sie die Arbeitsstättenverordnung verlangt, ist durch Einrichtung von lüftungstechnischen Anlagen (Klimatisierung) in vielen Fällen zu erreichen. Wo dies nicht möglich ist, muß der passive Schutz, z. B. durch Tragen einer Atemschutzmaske, erzielt werden.

Arbeitsmedizinisch sind eine **Erstuntersuchung** vor Aufnahme einer Tätigkeit an Arbeitsplätzen mit Einwirkung durch Chrom-III-Chromat, Chrom (VI) Verbindungen sowie **Nachuntersuchungen** während dieser Tätigkeit aufgrund der Gefahrstoffverordnung und der Unfallverhütungsvorschrift „Arbeitsmedizinische Vorsorge" (VBG 100) entsprechend den „Berufsgenossenschaftlichen Grundsätzen für Arbeitsmedizinische Vorsorgeuntersuchungen" (G 15, „Chrom-(VI)-Verbindungen") vorgesehen. Bei der Erstuntersuchung sind u. a. eine Röntgenaufnahme der Lungen und eine Untersuchung der Nasenscheidewand zwingend.

Nachuntersuchungen sind je nach Einwirkungsgrad alle 6 bis 12 Monate erforderlich. Röntgenaufnahmen der Lungen müssen alle 6 bis 12 Monate, bei Exponierten in dichromatherstellenden Betrieben alle 4 bis 6 Monate, durchgeführt werden. **Nachgehende Untersuchungen** sind erwünscht.

Die Chrombestimmung im Urin ist alle 6 bis 12 Monate vorzunehmen, bei in dichromatherstellenden Betrieben beschäftigten Männern über 45 Jahren alle 4 bis 6 Monate, bei Männern zwischen 35 und 45 Jahren alle 2 bis 3 Monate (obere Normgrenze 10 $\mu g/l$, tolerierbarer Wert 10 bis 30 $\mu g/l$).

---

*) Unter der Technischen Richtkonzentration (TRK) eines gefährlichen Arbeitsstoffes versteht man diejenige Konzentration als Gas, Dampf oder Schwebstoff in der Luft, die als Anhalt für die zu treffenden Schutzmaßnahmen und die meßtechnische Überwachung am Arbeitsplatz heranzuziehen ist. Technische Richtkonzentrationen werden nur für solche gefährlichen Arbeitsstoffe benannt, für die z. Z. keine toxikologisch-arbeitsmedizinisch begründeten maximalen Arbeitsplatzkonzentrationen (MAK-Werte) aufgestellt werden können. Die Einhaltung der Technischen Richtkonzentration am Arbeitsplatz soll das Risiko einer Beeinträchtigung der Gesundheit vermindern, vermag dieses jedoch nicht vollständig auszuschließen.

Therapie: Nach Korallus gilt Ascorbinsäure als spezifisches Antidot bei einer Chrom-(VI)-Intoxikation. Vitamin C sollte frühzeitig und hochdosiert, möglichst intravenös, verabreicht werden. Initialdosen 1 – 2 g mit wiederholten Injektionen in den folgenden Stunden und Tagen.

Literatur:

DAHLKE, W.: Verlaufsbeobachtungen bei Arbeiten mit Nasenseptumperforation in einem galvanotechnischen Betrieb. Arbeitsmed. Sozialmed. Präventivmed. 1991 S. 146

KORALLUS, U.: ,,Chrom und seine Verbindungen", in: KONIETZKO/DUPUIS: Handbuch der Arbeitsmedizin, Ecomed-Verlag Landsberg 1989

VALENTIN et al.: Arbeitsmedizin, 3. Aufl. Thieme Verlag, Stuttgart 1985

Berufskrankheiten   **Cadmium oder seine Verbindungen**
                                              VI – 2.1104

VI – 2.1104
Erkrankungen durch Cadmium oder seine Verbindungen

Cadmium (chem. Zeichen Cd) ist ein silberweiß glänzendes, weiches, korrosionsfestes Schwermetall, das dem Zink sehr ähnelt und in Form seiner Dämpfe sowie Salze äußerst toxische Eigenschaften entfaltet, so daß beruflich und ökologisch erhebliche Risiken resultieren.
Es wird in der Natur als Cadmiumsulfid, -oxid und -carbonat nur vergesellschaftet mit den entsprechenden Zinkmineralien auf Zinkerzlagerstätten gefunden. Der Gehalt der Zinkblenden an Cadmium ist dabei sehr gering, im Durchschnitt um 0,2 Prozent. Cadmium wird bei der Verhüttung von Zinkerzen oder Blei-Zinkerzen durch Rösten und Sintern der Erze aus dem Flugstaub sowie elektrolytisch aus Zinksulfatlaugen gewonnen.
Die Berufskrankheitenstatistik (Unfallverhütungsbericht der Bundesregierung) zeigt das folgende Bild:

Jahr	Angezeigte Krankheiten	Erstmals entschädigte Fälle
1985	7	0
1986	11	2
1987	9	2
1988	34	10
1989	10	0
1990	9	0
1991	8	1
1992	15	1

Wegen seiner bemerkenswerten physikalischen Eigenschaften ist Cadmium für zahlreiche Produktionstechniken und Erzeugnisse ein vielbegehrter Rohstoff geworden. Das Element ist z. B. leicht schmelzbar, läßt sich gut be- und verarbeiten (Hämmern, Walzen und Ziehen), besitzt eine optimale elektrische Leitfähigkeit und hervorragende Qualitäten als Legierungsbestandteil. Es absorbiert stark thermische Neutronen.

So wird verständlich, daß Cadmium u. a. technische Verwendung findet
- als Legierungsmetall zur Verbesserung der Schmelzeigenschaften bei der Herstellung von Weich- und Hartloten, für Leicht- und Edelmetalle oder Cadmium-Amalgam
- in der Galvanotechnik
- in der Elektrotechnik bei der Herstellung von cadmiumhaltigen Elementen

Cadmium oder seine Verbindungen   **Berufskrankheiten**
VI – 2.1104

- bei der Fabrikation von Nickel-Cadmium-Akkumulatoren
- bei der Herstellung von Farben (Cadmiumrot und -gelb)
- bei der Düngemittelherstellung
- in der Glas- und Keramikindustrie (Herstellung gefärbter Gläser, Glasuren und Emails)
- als Rostschutzmittel in Form von Cadmiumüberzügen
- bei der Fabrikation von Fotozellen
- Stabilisatoren in der Kunststoffindustrie
- bei der Herstellung von Cadmiumstäben als Sicherungs- (Kontrollstäbe) für kerntechnische Anlagen.

Einwirkungsmöglichkeiten bestehen für beruflich exponierte Personen entsprechend der „Spezifischen Einwirkungsdefinitionen" des Hauptverbandes der gewerblichen Berufsgenossenschaften, Zentralstelle für Unfallverhütung und Arbeitsmedizin, ZH 1/600 überall dort, wo mit Cadmium oder seinen Verbindungen (auch in Form von Gemengen, Gemischen und Lösungen) gearbeitet wird und diese durch Einatmen aufgenommen werden, insbesondere für die folgenden Betriebsarten, Arbeitsplätze oder Tätigkeiten:

Verhütten von Zinkerzen und Herstellen von Cadmium oder seinen Legierungen auf thermischem Weg (Rösten, Schmelzen, Gießen, Glühen, Abschrecken).
Verarbeiten von Cadmium oder seinen Legierungen (Löten, Schweißen, Schneiden, Glühen, Bedampfen, Galvanisieren).
Herstellen von Nickel-Cadmium-Akkumulatoren, löslichen Cadmiumverbindungen (Cadmiumchlorid, -sulfat, -nitrat), Cadmiumpigmenten und cadmiumhaltigen Stabilisatoren.
Lötarbeiten, insbesondere mit dem stark cadmiumhaltigen „Hartloten".
Besonders zu beachten sind das Verarbeiten und Verbrennen von cadmiumhaltigen Abfall- und Altmaterialien, das Entfernen cadmiumhaltiger Anstriche (z. B. durch Abbrennen) sowie das Zerschneiden cadmiumhaltiger Metallteile mit dem Schneidbrenner.
Verhütten von Zinkerzen und Herstellen von Cadmium auf elektrolytischem Weg.
Verwenden cadmiumhaltiger Stabilisatoren in der Kunststoffindustrie.
Verwenden cadmiumhaltiger Pigmente zum Färben von Kunststoffen und Lacken.
Herstellen und Verarbeiten cadmiumhaltiger Emails, keramischer Farben und Glasuren.
Verwenden löslicher Cadmiumverbindungen in der Foto-, Glas-, Gummi- und Schmuckindustrie.
Mechanisches Bearbeiten cadmiumhaltiger Mineralien.

Bei den folgenden Tätigkeiten ist eine Einwirkung anzunehmen, wenn im Rahmen einer Heißbehandlung (Löten, Schweißen, Schneiden) Cadmiumoxidrauche entstehen können:

Berufskrankheiten **Cadmium oder seine Verbindungen**
VI – 2.1104

Verarbeiten cadmiumhaltiger Kunststoffe, Lacke, Emails und keramischer Farben in Form von Pasten.
Herstellen und Verarbeiten von cadmiumhaltigen Fotozellen.
Einsatz von cadmiumhaltigen Elementen und Bauteilen in der Fernseh-, Meß-, Regel- und Reaktortechnik sowie in der Kraftfahrzeug- und Luftfahrtindustrie.

Die **Aufnahme** der genannten Gefahrstoffe in den Organismus erfolgt bei beruflich Exponierten vorwiegend über die Inhalation von cadmiumhaltigem Rauch, Dampf und Staub, während bei der Allgemeinbevölkerung die inhalative Belastung aus Emissionen unbedeutend ist. Lediglich der Raucher inhaliert eine bestimmte Menge Cadmium als Staub.
Eine Aufnahme über den Magen-Darm-Trakt ist bei beruflicher Belastung ebenfalls möglich. (Bei der beruflich nicht exponierten Bevölkerung in cadmiumbelasteten Gebieten gelangt das Schwermetall oder seine Verbindungen ausschließlich mit der Nahrung durch Verzehr kontaminierter Lebensmittel und cadmiumverseuchten Wassers in den Körper.) Das besondere gesundheitliche Risiko beim Cadmiumexponierten liegt in der starken Kumulation der aufgenommenen Schadstoffe im menschlichen Organismus begründet.
Bei überwiegend inhalativer Belastung kommt es zur Schädigung der Lungen, bei oraler Aufnahme zu pathologischen Prozessen der Nieren.
Nach dem Einatmen relativ hoher Konzentrationen cadmiumhaltigen Staubes oder von Cadmiummetalldämpfen (Cadmiumoxidrauch) entwickelt sich das Krankheitsbild der **akuten inhalativen Vergiftung.** Nach einer Latenzzeit von Stunden treten zunächst Reizerscheinungen der Schleimhäute von Nase, Rachen, Kehlkopf und den oberen Atemwegen auf, später kommt es zur Tracheitis, Bronchitis oder Bronchopneumonie, bei schwerer akuter Vergiftung wird das Auftreten eines lebensbedrohlichen *toxischen Lungenödems* beobachtet. Die Erkrankten klagen über Luftnot, Kopfschmerzen, Schwindel, Angstgefühl, Benommenheit, Schwäche, Durst bei Trockenheit im Hals, Hustenreiz, Schluckbeschwerden und Brustschmerzen. Das Auftreten von erhöhten Temperaturen kann Ausdruck eines sog. Metalldampffiebers sein.
Die Symptomatologie der akuten oralen Vergiftung durch cadmiumhaltige Schadstoffe ist weitgehend auf den Magen-Darm-Trakt begrenzt, außerdem durch Allgemeinerscheinungen gekennzeichnet. Es kommt zur akuten Gastroenteritis, verbunden mit blutigem Erbrechen und Diarrhoen. Es besteht Übelkeit; Muskelkrämpfe sind oft Ausdruck von Störungen des Wasserhaushaltes. Akut einsetzendes Nierenversagen, Leberparenchymschädigungen, Kreislaufschock sowie kardiopulmonale Funktionsstörungen gehören ebenfalls zum klinischen Krankheitsbild der akuten – beruflichen Cadmium-Intoxikation. Die akuten Erkrankungen sind aufgrund arbeitsmedizinischer Präventivmaßnahmen selten geworden, sie stellen sog. Alles-oder-Nichts-Vergiftungen (Ohnesorge) dar, d. h. der Patient überlebt die akute Intoxikation innerhalb eines Zeitraumes von zwei Wochen ohne bleibende Gesundheits-

schäden oder er stirbt im akuten Stadium an den Folgen einer der oben aufgeführten Komplikationen.

Bei langzeitiger beruflicher Belastung infolge inhalativer und oraler Aufnahme kleiner Cadmiummengen kommt es zum Krankheitsbild der **chronischen Vergiftung,** der Berufskrankheit im eigentlichen Sinne. (Klinik und Pathologie unterscheiden sich nicht von der sog. ökologischen Intoxikation, z. B. der Itai-Itai-Krankheit.)

Diese zeigt sich u. a. in einer Müdigkeit, entzündlichen Reizzuständen im Bereich der oberen Luftwege, insbesondere einem chronischen Schnupfen, dem sog. Cadmium-Schnupfen verbunden mit einer Atrophie der Nasenschleimhäute und Verlust des Geruchssinns (Anosmie).

Eine Nierenschädigung zeigt sich klinisch in einer Proteinurie, Aminoazidurie, Glukosurie und tubulären Funktionsstörungen. In fortgeschrittenen Fällen treten eine Abmagerung und eine Anämie hinzu.

Typisch bei der chronischen Cadmium-Vergiftung ist eine renal bedingte *Osteomalazie,* die im fortgeschrittenen Stadium rheumaähnliche Schmerzen in den Gliedmaßen verursacht. Diese als Milkman-Syndrom bezeichnete Knochenschädigung ist weiterhin durch eine eigenartige Knochenspaltbildung (Fissur) an den Oberschenkeln und evtl. Tibiaverdickungen kompliziert und kann eine Gangstörung auslösen.

Spezifisch und diagnostisch bedeutsam ist eine schwefelgelbe Verfärbung der Zahnhälse (Cadmiumsaum), die Folge einer Ablagerung von Schwefelcadmium ist. Ein Lungenemphysem kann sich auch ohne vorausgegangene Bronchitis entwickeln. Leberzellschädigungen sind möglich. Die Blutsenkung ist häufig stark beschleunigt.

Tierexperimentelle Untersuchungen sprechen eindeutig für karzinogene Eigenschaften löslicher Cadmiumverbindungen im Bereich der Atemwege nach inhalativer Aufnahme; eine zweifelsfreie Einstufung als ,,Human-Karzinogene" ist jedoch nicht gerechtfertigt.

Entsprechend TRGS 905 ,,Verzeichnis krebserzeugender erbgutverändernder oder fortpflanzungsgefährdender Stoffe", 1994, zählen Cadmium und seine Verbindungen (in Form atembarer Stäube/Aerosole) zu den beruflichen Gefahrstoffen, die sich im Tierversuch als krebserzeugend erwiesen haben. Eine Exponierung des Menschen am Arbeitsplatz ist daher durch besondere Schutz- und Überwachungsmaßnahmen soweit wie möglich auszuschließen.

Bei der **Diagnose** dieser Berufskrankheit kommt neben der Arbeitsanamnese dem Nachweis von Cadmium im Urin und Blut besondere Bedeutung zu. Der Cadmiumspiegel im Urin ist ein gewisses Maß für die individuelle Cadmium-Beanspruchung der beruflich Exponierten, während der Cadmiumgehalt im Blut lediglich Ausdruck der inneren Cadmium-Belastung darstellt.

Die **Prävention** dieser Berufskrankheit muß ergonomisch und arbeitsmedizinisch betrieben werden.

Mit technischen Absauganlagen für Cadmium-Staub und -Dämpfe ist für ausrei-

Berufskrankheiten   **Cadmium oder seine Verbindungen**

chend gesundheitlich zuträgliche Atemluft gemäß der Arbeitsstättenverordnung auf exponierten Arbeitsplätzen zu sorgen.

Bei einer Cadmiumstaub- oder -raucheinwirkung sollten die Exponierten Atemschutzgeräte tragen.

Ist damit zu rechnen, daß Versicherte bei ihrer Tätigkeit der Einwirkung von Cadmium oder seinen Verbindungen die Auslöseschwelle überschritten wird, so sind entsprechend der Gefahrstoffverordnung und der Unfallverhütungsvorschrift „Arbeitsmedizinische Vorsorge" (VBG 100) nach den „Berufsgenossenschaftlichen Grundsätzen für arbeitsmedizinische Vorsorgeuntersuchungen" (G 32) „Cadmium oder seine Verbindungen" eine Erstuntersuchung vor Aufnahme einer Tätigkeit an Arbeitsplätzen mit Einwirkung von Cadmium oder seiner Verbindungen und eine erste Nachuntersuchung nach 12 – 18 Monaten nach der Erstuntersuchung sowie weitere Nachuntersuchungen je nach Exposition nach 12 – 24 Monaten durchzuführen.

Bei der **Erstuntersuchung** sind neben der allgemeinen Diagnostik folgende spezielle Untersuchungen notwendig:

Nasenspiegelung, Prüfung der Nasenatmung und des Geruchssinns, Inspektion der Zähne, Blutsenkungsreaktion, Hämoglobin, Erythrozyten, Transaminasen (SGOT, SGPT, Gamma-GT), Vitalkapazität, Atemstoßtest sowie eine Röntgenaufnahme des Thorax in Großformat.

Bei den **Nachuntersuchungen** sind die gleichen speziellen Untersuchungen gefordert. Erwünscht ist eine Bestimmung des Cadmiums im Urin.

Hauterkrankungen gelten als Berufskrankheit im Sinne der BK-Nr. 1104 nur insoweit, als sie Erscheinungen einer Allgemeinerkrankung sind, die durch die Aufnahme von Cadmium oder seinen Verbindungen verursacht wurde. Ggf. kann Nr. 5101 der BeKV zutreffend sein.

Therapie: Im Falle der Intoxikation Lungenödemprophylaxe mit Dexamethason als Dosier-Aerosol in 10minütigen Abständen. Klinikeinweisung! Bei bereits eingetretenem Lungenödem O_2-Überdruckbeatmung, Antibiotikaprophylaxe und Prednisolon (Anfangsdosis 1 000 mg, danach 1 Woche lang täglich 50 – 100 mg/l. Sofortige Behandlung mit Chelatbildnern: Vitripentat Heil i.v.; bei Inhalation von Cadmium-Dämpfen Sulfactin Homburg i.m.; sinnvoll nur in den ersten 3 Stunden.

Literatur:

KONIETZKO, J.: Cadmium und seine Verbindungen. In: KONIETZKO/DUPUIS: Handbuch der Arbeitsmedizin, ecomed-Verlag Landsberg 1989
SCHIELE, R.: Karzinogenität von Cadmium und seinen Verbindungen. Arbeitsmed. Sozialmed. Umweltmed. 29, 1994 S. 52
VALENTIN et al.: Arbeitsmedizin, 3. Aufl., Thieme-Verlag, Stuttgart 1985

VI – 2.1105
Erkrankungen durch Mangan oder seine Verbindungen

Diese Berufskrankheit tritt äußerst selten in Erscheinung und hat daher arbeitsmedizinisch nur geringe Bedeutung.
Nach der Berufskrankheitenstatistik (Unfallverhütungsberichte der Bundesregierung) werden jährlich durchschnittlich 2 – 3 Berufskrankheiten angezeigt:

Jahr	Angezeigte Krankheiten	Erstmals entschädigte Fälle
1985	1	0
1986	3	0
1987	3	0
1988	1	0
1989	2	0
1990	4	1
1991	3	0
1992	3	0

Die Erkrankung wird ursächlich auf die Einwirkung von Mangan (chem. Zeichen Mn) bzw. seiner Verbindungen zurückgeführt.

Mangan, ein sprödes Metall von mittlerer Härte, das in der Natur sehr verbreitet ist, wird aus deren Erzen, die vorwiegend als Manganoxid-Mineralien auftreten, im Tagebau und Untertagebau gewonnen. Neuerdings ist mit den Manganknollen, die am Boden der Tiefsee lagern, eine weitere Manganerzquelle erschlossen worden. Das wichtigste Manganerz ist der Braunstein, ein Gemenge von Manganoxiden.
Das metallische Element und seine Verbindungen haben u. a. in der metallurgischen, chemischen, pharmazeutischen, Stahl-, Farben- sowie Glas- und keramischen Industrie die größten Verbraucher gefunden.
Mangan und seine Verbindungen werden eingesetzt zur Herstellung von zahlreichen Metallegierungen, zur Sauerstoff- und Chlorerzeugung, Produktion pharmazeutischer Präparate, Veredelung von Eisen und Stahl, Lack- und Farbenfabrikation, Entfärbung von Glas bzw. zur Herstellung von Glas- und keramischen Farben, zur Gewinnung von Kunstdünger, zur Trockenbatteriefabrikation und vieles mehr.
Einwirkungsmöglichkeiten bestehen für die in der manganverarbeitenden und -gewinnenden Industrie tätigen Arbeitnehmer, wo die Gefahrstoffe in Form von Stäuben, Rauch oder Dämpfen eingeatmet werden können. Die berufliche Belastung ist in Braunsteinmühlen besonders hoch.

Entsprechend TRGS 900 „Grenzwerte in der Luft am Arbeitsplatz", 1994 beträgt der MAK-Wert für Mangan 5 mg/m^3.

Die **akute Einwirkung**, die sich u. a. durch Übelkeit, Erbrechen, Oberbauchschmerzen und Fieber mit Tachykardien äußert, kann zu örtlichen Reizerscheinungen in den oberen Atemwegen führen. Auffallend ist das gehäufte Auftreten von echten Pneumonien bei Manganarbeitern (sogenannte Manganpneumonie).

Eine **chronische Einwirkung** (als eigentliche Berufskrankheit) wird meist erst nach jahrelanger Inhalation von Stäuben und Dämpfen von Manganoxiden manifest und führt zu einem neurologischen Krankheitsbild.

Subjektiv klagen die Erkrankten zunächst über uncharakteristische Allgemeinerscheinungen wie Müdigkeit, Abgeschlagenheit, Schwindel, Schwäche und eine allgemeine Apathie. Die Symptome gehen der Berufskrankheit im engeren Sinne, dem **Manganismus**, voraus. Es kommt zu Muskelatrophien mit Gangstörungen (unsicherer, steifbeiniger Gang). Beim Gehen berühren nur noch die Zehen den Boden (Stepper-Gang), so daß der Erkrankte sich lediglich mit Gehhilfen fortbewegen kann. Mit Progredienz der Erkrankung stellen sich ein grobschlägiger Tremor von Kopf und Gliedmaßen sowie eine mimische Starre (Maskengesicht) ein. Ebenso kommt es zu Sprachstörungen (Stottern), Schluckstörungen und Speichelfluß.

Die Handschrift verändert sich geradezu in typischer Weise; sie wird klein und ist verzittert, wird dadurch unleserlich (Mikrographie), das sog. Schriftstottern ist Ausdruck des Zitterns der schreibenden Hand, die an einen Morbus Parkinson denken läßt.

Das psychische Verhalten der Erkrankten ist beim Manganismus nicht selten gestört: Unmotiviert tritt sog. Zwangsweinen und Zwangslachen auf, das von schrillen Lauten begleitet sein kann.

Als weitere Vergiftungsfolgen bei chronischer Mangan-Belastung beruflich exponierter Personen sind auch Leberparenchymschäden, z. B. Leberzirrhose, eine Hyperthyreose, der sog. Mangan-Basedow, und hämatologische Störungen zur Beobachtung gekommen. Hauterkrankungen gelten als Berufskrankheit im Sinne der BK-Nr. 1105 der BeKV nur insoweit, als sie Erscheinungen einer Allgemeinerkrankung sind, die durch die Aufnahme von Mangan oder seiner Verbindungen verursacht wurde. Ggf. kann Nr. 5101 der BeKV zutreffend sein.

Die Berufskrankheit zeigt auch nach Wegfall der Manganeinwirkung keine Tendenz der Besserung oder Heilung der Gesundheitsstörungen, sie führt in der Regel zu jahrelangem Siechtum.

Die **Prävention** dieser arbeitsbedingten Erkrankung muß in erster Linie ergonomisch betrieben werden. Gemäß der Arbeitsstättenverordnung ist auf Arbeitsplätzen mit einer Manganexposition für ausreichend gesundheitlich zuträgliche Atemluft zu sorgen, insbesondere muß die Manganstaub-Absaugung betrieben werden. Dies kann mit einwandfrei wirkenden Absauganlagen erreicht werden. Unter Umständen kommt die Installation lüftungstechnischer Einrichtungen oder einer Klimaanlage in Betracht.

Geschlossene Arbeitssysteme, die eine Manganstaub-Exposition unmöglich machen, sind weitere Möglichkeiten, eine chronische Mangan-Vergiftung zu verhindern. Darüber hinaus sind organisatorische Maßnahmen geeignet, um die Mangan-Exposition zu verringern, z. B. durch Verkürzung der tatsächlichen täglichen Expositionsdauer. Wo eine aktive Schutzmaßnahme betriebstechnisch nicht möglich ist, sind die exponierten Arbeitnehmer durch geeignete Schutzmittel, z. B. Atemschutzmasken, vor einer Mangan-Einwirkung zu bewahren.

Arbeitsmedizinisch sollten Manganarbeiter regelmäßig Vorsorgeuntersuchungen (**Erstuntersuchung** vor Beginn der Tätigkeit mit Einwirkung von Mangan oder seinen Verbindungen und regelmäßige **Nachuntersuchungen** während der einwirkenden Tätigkeit) unterzogen werden.

Therapie: L-Dopa in langsam steigender Dosierung, bis 12 g/die. Chelatbildner weisen nur in den ersten Tagen einer akuten Intoxikation eine therapeutische Wirksamkeit auf.

Literatur:

KONIETZKO, J.: Intoxikationen durch Arbeitsstoffe. In: Neurologie in Praxis und Klinik. G. Thieme-Verlag Stuttgart 1992

ZIMMERMANN-HOLZ, H. J.: ,,Mangan", in KONIETZKO/DUPUIS, Handbuch der Arbeitsmedizin, ecomed-Verlag Landsberg 1989

VI – 2.1106
Erkrankungen durch Thallium oder seine Verbindungen

Thallium (chem. Zeichen Tl), ein zu den Schwermetallen zählendes, seltenes Element, dem Blei in seinen physikalischen Eigenschaften sehr ähnlich, ist in geringer Konzentration u. a. in Schwefel- und Kupferkiesen sowie Zinkblenden anzutreffen. Es wird bei der Aufbereitung dieser Mineralien aus den Flugstäuben der Erzrückstände, aus Zinklauge und dem Bleikammerschlamm, der bei der Schwefelsäurefabrikation anfällt, gewonnen. **Verwendung** findet Thallium, vor allem die zumeist farb-, geruch- und geschmacklosen Thalliumsalze, in der Leuchtfarben- und pyrotechnischen Industrie, ebenso zu wissenschaftlichen Zwecken und als Rodentizide in Form von Paste, Körnern und wäßriger Lösung sowie als Insektizide. Thalliumhaltige Stäube werden als unerwünschte Emissionen in den Zementwerken frei, ebenso fällt es in der Glas- und Papier-Industrie sowie in Kohlekraftwerken an.

Einwirkungsmöglichkeiten für beruflich exponierte Personen sind bei der Gewinnung von Thallium und bei der Herstellung, Verarbeitung sowie Verwendung von Thallium-Verbindungen und thalliumhaltigen Präparaten gegeben, desgleichen in der Zement-, Glas- und Papierindustrie sowie in Kohlekraftwerken.
Arbeitsbedingte Intoxikationen treten im Gegensatz zu nichtgewerblichen Vergiftungen relativ selten auf.
Nach der Berufskrankheitenstatistik (Unfallverhütungsberichte der Bundesregierung) wurden von 1985 – 1992 lediglich 7 Berufskrankheiten angezeigt:

Jahr	Angezeigte Krankheiten	Erstmals entschädigte Fälle
1985	1	0
1986	1	0
1987	0	0
1988	1	0
1989	0	0
1990	1	0
1991	2	0
1992	1	0

Die **Aufnahme** dieser Gefahrstoffe in den Organismus erfolgt sowohl über den Magen-Darm-Kanal (z. B. durch Verunreinigung der Hände bei unsauberer Arbeit) als auch durch Inhalation von Staub dieser Gefahrstoffe.
Thallium und seine Verbindungen sind starke Zellgifte, die bestimmte Fermentprozesse blockieren und lebensgefährliche Vergiftungen hervorrufen können. Der MAK-Wert für lösliche Thalliumverbindungen beträgt 0,1 mg/m^3 (TRGS 900 „Grenzwerte in der Luft am Arbeitsplatz" 1994).

Thallium oder seine Verbindungen
VI – 2.1106

Nach einer **Thalliumeinwirkung** kommt es **akut** zu Übelkeit und Brechreiz, aber auch zu Brechdurchfall, Bauchkrämpfen und einer spastischen Obstipation. Der Gefahrstoff wird aber häufig ohne wesentliche Erscheinungen aufgenommen. Später treten Appetitlosigkeit, Stuhlverstopfung, starker Durst und Erbrechen auf. Auch eine Tachycardie und Blutdrucksteigerung sowie ein Retrosternalschmerz gehören zu den **Krankheitserscheinungen** ebenso wie Entzündungen der Bindehäute der Augen, der oberen Atemwege und der Gesichtshaut.*)

Häufig kommt es als Ausdruck einer Schädigung des peripheren Nervensystems zu Polyneuropathien mit Lähmungen der Gliedmaßen, die sich zunächst u. a. in einer extremen Hypersensibilität, Kribbeln und Sensibilitätsstörungen der Finger und Zehen sowie starken Schmerzen in den Füßen bemerkbar machen. Zentralmotorische Störungen (Bulbärparalyse) werden beschrieben. Auch Hirnnerven können betroffen sein, insbesondere der Sehnerv, so daß Sehstörungen auftreten.
Besonders typisches Zeichen einer Thallium-Vergiftung ist ein Haarausfall, der nach etwa 3 Wochen zum vollständigen Verlust der Haare führen kann. Allerdings setzt nach Wegfall der Exposition der Haarwuchs wieder ein. Andere Anhangsgebilde der Haut, z. B. die Nägel, zeigen Wachstumsstörungen, die sich nach einer gewissen Zeit in einer Streifenzeichnung äußern.
Auch psychische Veränderungen und Psychosen, die eine psychiatrische Behandlung notwendig machen sowie eine schwer zu beeinflussende Schlaflosigkeit gehören zum Krankheitsbild einer akuten Thallium-Vergiftung. In einzelnen Fällen treten Erscheinungen einer Schädigung der Nieren im Sinne einer Nephritis auf.

Die **chronische berufliche Thallium-Einwirkung** führt zu einer schleichend verlaufenden Vergiftung und ist durch Appetitlosigkeit, Gewichtsverlust und Schlaflosigkeit charakterisiert. Außerdem kommt es zu Sehstörungen und einer Schwäche in den Beinen, entzündlichen Veränderungen der Mundschleimhaut und Gastritiden. Der Haarausfall ist im Gegensatz zur akuten Form nicht so ausgeprägt. Andere Erscheinungen wie die Wachstumsstörungen der Finger- und Zehennägel sowie die Polyneuropathie sind weniger deutlich.
Bei den Laboruntersuchungen findet sich oft eine Ausscheidung von Eiweiß, Zylindern und roten Blutkörperchen im Harn. Thallium läßt sich im Urin, im Stuhl und in den Anhangsgebilden der Haut (Haare, Nägel) nachweisen. Die **Diagnose** dieser Berufskrankheit ist bei Berücksichtigung der Arbeitsanamnese und genauer Kenntnis der Arbeitsverfahren sowie unter Hinzuziehung der Laborbefunde zu stellen.
Die arbeitsmedizinische **Vorsorge** erstreckt sich im wesentlichen auf die Einhaltung der Grenzwerte (TRGS 900 ,,Grenzwerte in der Luft am Arbeitsplatz'') sowie die

---

*) Hauterkrankungen gelten als Berufskrankheit im Sinne der BK-Nr. 1106 nur insoweit, als diese Dermatose Erscheinungen einer Allgemeinkrankheit sind, die durch die Aufnahme von Thallium oder seinen Verbindungen verursacht wurden. Ggf. kann Nr. 5101 der BeKV zutreffend sein.

Berufskrankheiten Thallium oder seine Verbindungen
VI – 2.1106

Beachtung ergonomischer und arbeitshygienischer Grundsätze. Peinlichste Sauberkeit am Arbeitsplatz stellt die Prävention dar. Als wichtiger Indikator der beruflichen Thallium-Beanspruchung gilt der Nachweis des Schadstoffes im Harn und Stuhl.

Therapie: Im Akutfall nach oraler Aufnahme sofortige Magenspülung. Chelatbildner (Antidotum Thallii „Heyl") über 4 – 5 Wochen. Diuresemaßnahmen. Ggf. Hämodialyse.

Literatur:

KONIETZKO, J.: Intoxikationen durch Arbeitsstoffe. In: Neurologie in Praxis und Klinik. G. Thieme Verlag Stuttgart, 1992

VI – 2.1107
Erkrankungen durch Vanadium oder seine Verbindungen

Vanadium oder Vanadin (chem. Zeichen V) ist ein Schwermetall von hellstahlgrauer, glänzender Farbe, das als Element in der gediegenen Form in der Natur nicht vorkommt. Es wird aus vanadiumoxid- bzw. vanadinhaltigen Erzen gewonnen. Die größten abbauwürdigen Erzlager befinden sich in Peru, wo ein Vanadiumanteil (ca. 20 Prozent) gefördert wird. Allerdings wird auch der äußerst geringe Anteil von Vanadium in den uns in großen Mengen zur Verfügung stehenden oxydischen Eisenerzen (etwa 0,1 – 0,2 Prozent) für die Gewinnung von Vanadin herangezogen.

Bei der Verhüttung von Eisen-, Kupfer- und Zinkerzen wird die vanadinangereicherte Schlacke als ergiebige Rohstoffquelle genutzt.
Darüber hinaus findet sich Vanadium in mehr oder minder feinster Verteilung in der gesamten belebten und unbelebten Natur. Eine relativ hohe Konzentration von Vanadium enthält das Erdöl, insbesondere leichtes und schweres Heizöl. In den Verbrennungsrückständen der Heizöle wird der Vanadiumgehalt erheblich vergrößert und kann bis zu 45 Prozent Vanadiumpentoxid (V_2O_5) betragen. Interessant ist die Herkunft des Vanadiums im Erdöl. Man nimmt an, daß dieses Element von urzeitlichen, niedrigen Meerestieren stammt, die es zum Aufbau wichtiger Farbstoffe benötigten. Vanadium spielte etwa die gleiche Rolle für die Meereslebewesen wie das Eisen für den Menschen beim Aufbau des Hämoglobins oder das Magnesium für die Pflanze beim Aufbau des Chlorophylls.

Der Name Vanadium leitet sich von ,,Vanadis", einem Beinamen der nordischen Göttin Freia her und war von einem der Erstentdecker des Elementes, einem Schweden, wegen der schönen Farbtöne der Vanadium-Verbindungen gewählt worden. Vanadium findet vielfältige technische Verwendung und ist insbesondere in der stahlerzeugenden Industrie nicht mehr wegzudenken; es wird zur Herstellung von Edelstählen (Eisen-Vanadium-Legierungen) sowie als Stahlveredler benötigt.
Außerdem wird das in der Gewinnung äußerst teure Metall in der chemischen Industrie als Katalysator, z. B. bei der technischen Herstellung von Schwefelsäure sowie bei der Oxidation des Luftstickstoffes gebraucht.
Die wichtigsten Verbindungen, die in der Industrie vorkommen, sind das Vanadiumpentoxid (V_2O_5), das Anhydrid der Vanadinsäure (H_3VO_4) und die Eisen-Vanadium-Legierung (Ferrovanadin).
Die Berufskrankheitenstatistik weist eine nur geringe Zahl der angezeigten Krankheiten auf:

Vanadium oder seine Verbindungen **Berufskrankheiten**
VI – 2.1107

Jahr	Angezeigte Krankheiten	Erstmals entschädigte Fälle
1985	2	1
1986	1	2
1987	2	0
1988	1	0
1989	3	0
1990	3	0
1991	2	2
1992	5	1

Einwirkungsmöglichkeiten sind insbesondere bei der Gewinnung, dem Transport und der Verarbeitung des Vanadiums und seiner Verbindungen gegeben. In den letzten Jahrzehnten hat die Exposition von Vanadiumpentoxid bei Kesselreinigern von ölbefeuerten Kesseln thermischer Kraftwerke und Heizkraftwerke sowie bei Arbeitnehmern, die mit der Reinigung von Öltanks in Industrie und Energiewirtschaft beschäftigt sind, deutlich zugenommen. Außerdem muß eine Einwirkung von Vanadiumpentoxid und Vanadinsäure bei Schornsteinfegern, Heizungstechnikern und Personal von Haustechnik- und Wartungsunternehmen, zu deren Aufgabe auch Reinigungsarbeiten ölbeheizter Feuerstätten gehören, angenommen werden.

Die Heizölasche und andere Verbrennungsrückstände, z. B. Ruß, können beträchtliche Mengen Vanadiumpentoxid bzw. Vanadinsäure enthalten. Bei der Kesselreinigung werden die Verbrennungsrückstände mechanisch beseitigt, z. B. durch Abklopfen, Abbürsten oder mit Hilfe von Preßluft abgeblasen, wobei große Mengen gefahrstoffhaltigen Staubs frei werden.

Vanadium oder seine Verbindungen und das vanadiumhaltige Mineral werden vornehmlich als Staub oder Pulver durch Inhalation **über die Atemwege aufgenommen**. Eine Einverleibung über den Magen-Darm-Kanal ist möglich.

Die **akute Form der Berufskrankheit** ist dadurch gekennzeichnet, daß Vanadium-Stäube Haut und Schleimhäute reizen. Klinische Erscheinungen, wie Augenbrennen, Niesen, Schnupfen, Hustenreiz und Trockenheit im Rachen lassen eine Schleimhautreizung der Konjunktiven, Nase und der oberen Atemwege erkennen. Auch kann eine sog. Vanadiumzunge, eine grünlichschwarze Verfärbung der Zunge, beobachtet werden, die zweifelsfrei eine Vanadium-Belastung signalisiert.

Diese Krankheitserscheinungen bilden sich nach Wegfall der beruflichen Einwirkungen meist nach wenigen Tagen oder Wochen folgenlos zurück.

Unter Umständen kann es auch zu isolierter Schädigung (Ekzem) der Haut unbedeckter Körperpartien bei den Exponierten kommen. Diese ist verursacht durch den hohen Anteil von vanadinsäurehaltiger Asche und Ruß. Sie wird insbesondere bei Schornsteinfegern beobachtet und kann chronische Formen annehmen, wenn die Ätzwirkung auf die Haut nicht verhindert wird. Gegebenenfalls kann BK-Nr. 5101

(Schwere oder wiederholt rückfällige Hauterkrankungen, die zur Unterlassung aller Tätigkeiten gezwungen haben, die für die Entstehung, die Verschlimmerung oder Wiederaufleben der Krankheit ursächlich waren oder sein können) zutreffend sein. Hauterkrankungen gelten als Berufskrankheit im Sinne der BK-Nr. 1107 nur insoweit, als sie Erscheinungen einer Allgemeinerkrankung sind, die durch die Aufnahme von Vanadium oder seinen Verbindungen verursacht wurde.

Die **chronische Form der Berufskrankheit** entsteht nach wiederholter Inhalation vanadinhaltiger Stäube über eine längere Zeit hinweg. Aus den Reizerscheinungen der oberen Atemwege entwickelt sich eine Bronchitis bzw. chronische Bronchitis, in besonders schweren Fällen werden hochfebrile Bronchopneumonien und obstruktive Atemwegserkrankungen (im Sinne der BK-Nr. 4302) beobachtet.

Die **Prävention** dieser Berufskrankheit muß mit Hilfe ergonomischer Maßnahmen betrieben werden. Sofern am Arbeitsplatz die Grenzwerte (TRGS 900 ,,Grenzwerte in der Luft am Arbeitsplatz" 1994) für Vanadium V_2O_5 (Vanadiumpentoxid im Staub) 0,05 mg/m³ bzw. Ferrovanadin, gemessen im Gesamtstaub 1 mg/m³ nicht unterschritten werden, müssen lüftungstechnische Maßnahmen und eine Staubbekämpfung vordringlich durchgeführt werden. Die Arbeitsstättenverordnung (ArbStättV) schreibt zudem vor, daß ,,während der Arbeitszeit ausreichend gesundheitlich zuträgliche Atemluft" vorhanden sein muß. Ist dies betriebstechnisch nicht zu realisieren, müssen passive Schutzmaßnahmen für den Exponierten eingeleitet werden. Beim Reinigen ölbefeuerter Kessel sowie von Öltanks oder bei Reinigungsarbeiten von Feuerstätten in der Industrie und im Haushalt, bei denen regelmäßig mit einer starken Staubentwicklung gerechnet werden muß, sind von den exponierten Arbeitnehmern Atemschutzgeräte zu benutzen.

Arbeitsmedizinische Vorsorgeuntersuchungen (Erst- und Nachuntersuchungen) schreiben Unfallverhütungsvorschriften und andere Richtlinien zwar nicht zwingend vor, sollten jedoch bei Vorliegen einer Vanadium-Einwirkung durch den Betriebsarzt erfolgen.
Beim Nachweis chronischer Gesundheitsschäden bei Vanadium-Exposition ist umgehend ein Arbeitsplatzwechsel vorzunehmen.

Therapie: Symptomatische Behandlung bei der chronischen Form der Berufskrankheit: Antibiotika bei Vorliegen einer chronischen Bronchitis bzw. Pneumonie.

Literatur:

LEHNERT, G.: Erkrankungen durch Vanadium oder seine Verbindungen. In: VALENTIN et al.: Arbeitsmedizin, 3. Aufl., Thieme-Verlag, Stuttgart 1985

Berufskrankheiten   **Arsen oder seine Verbindungen**
VI – 2.1108

VI – 2.1108
Erkrankungen durch Arsen oder seine Verbindungen

Die Berufskrankheiten, die durch Arsen (chem. Zeichen As) oder seine Verbindungen ausgelöst werden, haben, wenn man die Berufskrankheitenstatistik (Unfallverhütungsberichte der Bundesregierung) zugrunde legt, zwar eine geringere Bedeutung, gemessen an der Zahl der Berufskrankheitenanzeigen bzw. der entschädigten Fälle. Durch den Umstand, daß einige Arsenverbindungen eindeutig als krebserzeugend ausgewiesen sind, birgt der Umgang mit diesen Gefahrstoffen jedoch ein hohes gesundheitliches Risiko.

Jahr	Angezeigte Krankheiten	Erstmals entschädigte Fälle
1985	71	7
1986	50	17
1987	36	16
1988	45	12
1989	39	19
1990	42	18
1991	27	15
1992	31	8

Erkrankungen durch Arsen oder seine Verbindungen traten früher, bis zum Verwendungsverbot arsenhaltiger Pestizide im Weinbau, häufig bei Winzern auf.
Arsen, ein chemisches Element von halbmetallischem Charakter, wird durch Verhüttung arsenhaltiger Erze, z. B. Arsenkies, gewonnen. Es findet sich in kleineren Mengen auch in zahlreichen schwefelhaltigen Erzen des Zinks, Bleis, Kupfers und Nickels. In elementarer Form tritt es im Scherbenkobalt auf. Das elementare Arsen ist an sich nicht toxisch, jedoch kann es arbeitsmedizinisch wegen seiner leichten Oxidierbarkeit – die Berührung mit Speichel oder Schweiß reicht schon aus – zum Gefahrstoff werden.
Arsen-Verbindungen, die bei der Verhüttung entstehen bzw. in der chemischen, pharmazeutischen, keramischen und Glasindustrie sowie bei der Herstellung arsenhaltiger Farben erzeugt oder verwendet werden, sind in der Lage, gewerbliche Vergiftungen hervorzurufen. Bis auf geringe Ausnahmen handelt es sich bei den Arsen-Verbindungen um äußerst gefährliche Schadstoffe, die, wie schon angedeutet, überdies ein **krebserzeugendes Potential** besitzen. Aus diesem Grunde sind für die kanzerogenen Arsen-Verbindungen (Arsenige Säuren, Arsensäure und deren Salze [Arsenite, Arsenate]) in der TRGS 900 ,,Grenzwerte in der Luft am Arbeitsplatz", 1994, keine höchstzulässigen Konzentrationen aufgeführt. Statt dessen ist als Grenzwert

Arsen oder seine Verbindungen
VI – 2.1108

die Technische Richtkonzentration (TRK) – von 0,1 mg/m³ für Arsen und seine Verbindungen (mit Ausnahme des Arsenwasserstoffes (0,2 mg/m³)) festgelegt worden.

Die arbeitsmedizinisch wichtigsten Verbindungen sind das **Arsentrioxid** (Arsenik), **Arsenpentoxid,** die **arsenige Säure** mit ihren Salzen (Arsenite), **Arsensäure** und ihre Salze (Arsenate), der **Arsenwasserstoff** sowie das **Arsentrichlorid**.

Einwirkungsmöglichkeiten für beruflich exponierte Personen bestehen u. a. bei der Verhüttung sowie physikalischen und chemischen Bearbeitung arsenhaltiger Mineralien bzw. Verarbeitung, Verwendung und Anwendung von Arsen und seinen Verbindungen. Beim Abrösten schwefelhaltiger Arsenmineralien, bei der Schwefelsäurereproduktion, Herstellung von Arsenik, arsenhaltigen Farben und Anstrichmitteln, Arsenpräparaten für medizinische Zwecke, Anwendung von arsenhaltigen Insektiziden, Herbiziden und Holzkonservierungsmitteln sowie Beizmitteln in Gerbereien, Kürschnereien und zur Tierpräparation in Zoologischen Instituten bzw. Handlungen ist eine Einwirkung möglich, außerdem bei der Verwendung von Arsenik zum Klären des Glases und beim Beizen von Metallen mit arsenhaltiger Schwefel- oder Salzsäure.

Die **Aufnahme** des Arsens und seiner Verbindungen in den Körper erfolgt durch Inhalation (Stäube, Dämpfe, Gase), über den Magen-Darm-Kanal nach Verschlucken der Schadstoffe und über die Haut.

Die Intoxikation mit Arsenverbindungen führt allgemein u. a. zu einer Störung enzymatischer Vorgänge im Organismus, Lähmung der kontraktilen Elemente der Kapillaren mit hierdurch bedingtem Kreislaufkollaps, Schäden im Blut und pathologischen Prozessen der Blutbildung sowie des Zentralnervensystems.

Arsen und seine Verbindungen werden mit den Exkrementen und über die Lungen ausgeschieden. In der Leber, den Nieren, Knochen, der Haut mit ihren Anhangsgebilden (Haare und Nägel) werden diese gewerblichen Gefahrstoffe besonders stark angereichert.

Die beruflich ausgelöste **akute Arsenvergiftung,** die nach Inhalation der Gefahrstoffe mit Ausnahme von Arsenwasserstoff und -trichlorid auftritt, wird selten beobachtet. Allgemeinsymptome sind Hustenreiz, Atemnot und Brustschmerzen. Die Vergiftungsfolgen sind vielfältig. Durchfälle als Ausdruck einer Schädigung der Darmschleimhaut oder Kopfschmerzen, Verwirrtheitszustände, Krampfanfälle oder Bewußtlosigkeit sind häufige Krankheitszeichen. Ein tödlicher Ausgang bei Herzversagen und Kreislaufkollaps ist möglich.

Die **akute Einwirkung** geringer Mengen **von Arsenwasserstoff,** einem giftigen Gas, das sich sekundär dort bilden kann, wo arsenhaltige Metalle und arsenhaltige Schwefel- bzw. Salzsäure aufeinander einwirken, z. B. beim Abbeizen von Metallen, ist weitgehend von der Eigenschaft dieses Schadstoffes als Blutgift geprägt. Sie führt zu Kopfschmerzen, Übelkeit, Brechreiz, Leibschmerzen; blutige Verfärbung des Urins ist Zeichen einer Hämolyse.

Bei der **Einwirkung größerer Dosen von Arsenwasserstoff** kommt es zu Atemnot, zyanotischer Verfärbung der Haut und zu einer Ausscheidung von rötlich-braunem bis schwarzgefärbtem Urin, der durch den Gehalt an Methämoglobin (Blutfarbstoff, bei dem der Sauerstoff chemisch fest gebunden ist und nicht wieder abgegeben werden kann) verursacht wird.
Durch das plötzliche Freiwerden großer Mengen des Blutfarbstoffes können Hämoglobinschollen die Nierenkanälchen verstopfen und Ursache einer Urämie mit tödlichem Ausgang werden. Die Hämolyse und die Methämoglobinbildung können so erheblich sein, daß der hierdurch bedingte Sauerstoffmangel zur inneren Erstickung des Vergifteten führt.
Sofern dieser lebensbedrohliche Zustand überstanden wird, kommt es meist zu einer Leber- oder Milzschwellung, verbunden mit einer Anämie und einem hämolytischen Ikterus. Ebenso können Nierenfunktionsstörungen und Nervenentzündungen noch längere Zeit das Krankheitsbild der Intoxikation bestimmen.

Die **chronische**, arbeitsbedingte **Arsenvergiftung** als Berufskrankheit im eigentlichen Sinne tritt nach Aufnahme kleinster Dosen über einen längeren Zeitraum hinweg auf und ist sowohl durch örtliche Reizeinwirkungen auf Haut und Schleimhäute als auch durch allgemeine Vergiftungserscheinungen charakterisiert.
Die Haut reagiert nach relativ kurzer Einwirkungszeit mit Erythem, Ekzemen, Ätzgeschwüren und Entzündungen der Haarbälge. Außerdem werden häufig Konjunktividen, Nasenscheidewandgeschwüre, die zur Perforation neigen, sowie Reizungen der Schleimhäute von Nase, Rachen, Kehlkopf, Atemwegen und Magen-Darm-Kanal beobachtet.
Die allgemeine Giftwirkung zeigt sich u. a. in einer Hyperkeratose mit Warzenbildung, besonders an Innenhand und Fußsohlen, Hautpigmenten und Melanosen der Haut, des Nackens, des Halses, der Oberarme und des Rückens. Ein Haarausfall sowie Störungen im Wachstum der Nägel mit Brüchigkeit und Auftreten von Querbändern, sogenannten Mees'schen Nagelbändern, sind weitere Symptome. Typisch sind ferner schmerzhafte Nervenentzündungen, die jedoch selten auftreten. Von seiten des Zentralnervensystems kann es zu schlaffen Lähmungen kommen (Polyneuropathie). Auch die bei der akuten Einwirkung gefürchtete Kapillarlähmung kann bei der chronischen Arsenkrankheit Ursache ernstlicher Herz- und Kreislauffunktionsstörungen sein. Leberzellschäden sowie **Haut-, Nasen-, Leber- und Lungenkrebs** gehören zu den Spätschäden nach chronischer, beruflicher Arseneinwirkung.
Bei häufiger beruflicher **Einwirkung kleinster Mengen** von Arsenwasserstoff kann sich ein chronischer Vergiftungszustand entwickeln, der die mannigfaltigste Symptomatologie aufweist. Eine stark ausgeprägte Anämie neben uncharakteristischen Allgemeinbeschwerden wie Schwindel, Kopfschmerz, Erbrechen, Luftnot, Schlaflo-

sigkeit ist besonders auffällig. Auch eine Senkung des Blutdrucks, wie sie z. B. bei der Einwirkung der Sauerstoffverbindungen des Arsens typisch ist, kann in Erscheinung treten.

Die berufliche **Einwirkung von Arsentrichlorid**, einem öligen, leicht zersetzlichen und flüchtigen Gefahrstoff, der u. a. beim Metallbeizen Verwendung findet, sowie bestimmten organischen Arsenverbindungen ist durch die stark reizende Eigenschaft dieser gefährlichen Schadstoffe bestimmt. (Arsentrichlorid wurde im Ersten Weltkrieg unter dem Namen ,,Blaukreuz" als Kampfstoff benutzt!).

Bei **Kontakt** mit der Haut und der Schleimhaut bewirken diese gewerblichen Gefahrstoffe Verätzungen, die Hautgeschwüre, Entzündungen und Ödeme der Bindehaut sowie Hornhautgeschwüre der Augen auslösen. Das Auftreten einer schweren Bronchitis gehört ebenso zum Krankheitsbild dieser Berufskrankheit.

Arsenige Säure, Arsensäure und ihre Salze sind in der TRGS 905, Juni 1994, als eindeutig krebserzeugende Gefahrstoffe ausgewiesen. Bekannt sind Krebsformen, die aus Arsenhyperkeratosen bzw. -pigmentationen entstehen können, z. B. Basalzellkarzinome, intraepidermale Karzinome und andere Hautkrebse. Als Folge chronischer Arseneinwirkung kann es auch zu Bronchial- und Leberkrebs kommen.

Bei der **Diagnostik** der beruflichen Erkrankungen durch Arsen oder seine Verbindungen ist eine genaue Kenntnis der Arbeitsanamnese unerläßlich. Der Nachweis von Arsen in den Körperausscheidungen (Urin und Stuhl) bei der akuten Vergiftung sowie in den Haaren und Nägeln bei der chronischen Form der Berufskrankheit ist beweisend für das Vorliegen einer Intoxikation. Der Urin enthält unter normalen Bedingungen bis zu 0,15 mg Arsen/l.

Die **Prävention** der Berufskrankheit ist vordringlich ergonomisch zu betreiben. Gemäß der Arbeitsstättenverordnung muß am Arbeitsplatz ausreichend gesundheitlich zuträgliche Atemluft vorhanden sein. Dies kann durch Installation von lüftungstechnischen Anlagen, z. B. Absaugeinrichtungen, erreicht werden.

Die Gefahrstoffverordnung hat außerdem Verwendungsverbote und -beschränkungen für Arsen, arsenhaltige Stoffe und Zubereitungen ausgesprochen, insbesondere dort, wo technisch gleichwertige, weniger gefährliche Stoffe als Ersatz für Arsen zur Verfügung stehen.

Ist die Einwirkung von Arsen oder seinen Verbindungen auf die Arbeitnehmer durch betriebstechnische Maßnahmen nicht zu erreichen, müssen persönliche Schutzausrüstungen, z. B. Handschuhe, Schürzen, Mützen, Gummistiefel, Schutzanzüge oder Atemschutzgeräte, benutzt werden.

Nach der Gefahrstoffverordnung und der Unfallverhütungsvorschrift ,,Arbeitsmedizinische Vorsorge" (VBG 100) sind entsprechend den ,,Berufsgenossenschaftlichen Grundsätzen für arbeitsmedizinische Vorsorgeuntersuchungen" (G 16) ,,Arsen oder seine Verbindungen (mit Ausnahme des Arsenwasserstoffs)" eine **Erstuntersuchung** vor Aufnahme der Tätigkeit an Arbeitsplätzen mit Einwirkung von Ar-

Berufskrankheiten **Arsen oder seine Verbindungen
VI – 2.1108**

sen oder seinen Verbindungen, eine erste Nachuntersuchung nach 6 Monaten und weitere **Nachuntersuchungen** nach 12 Monaten während dieser Tätigkeit durchzuführen.

Bei den Erst- und den Nachuntersuchungen sind neben der allgemeinen ärztlichen Untersuchung einschließlich der Allgemein- und Arbeitsanamnese auch eine Spiegelung der Nase sowie Untersuchungen des Urins, der Blutsenkungsreaktion und der Gamma-GT gefordert. Bei der Untersuchung der Haut ist auf das Vorliegen von Hyperkeratosen, Pigmentverschiebungen und Ekzemen zu achten.*)

Bei der Erstuntersuchung ist eine Röntgenaufnahme des Thorax im Groß- oder Mittelformat erforderlich. Eine Arsenbestimmung im Urin ist bei den Nachuntersuchungen erwünscht.

Nachgehende Untersuchungen in Abständen von 3 – 5 Jahren sind durchzuführen, wenn eine Exposition durch Arsen oder seine Verbindungen mindestens 5 Jahre vorgelegen hat.

Therapie: Im Akutfall nach oraler Aufnahme Magenspülung; Versuch mit BAL. Hämodialyse. Bei der chronischen Intoxikation symptomatische Maßnahmen. Bei Vorliegen einer Methämoglobinämie Gaben von Ascorbinsäure.

Literatur:

BOLT/MYSLAK: Arsen und seine Verbindungen; in: Grundlagen der Arbeitsmedizin, Stuttgart 1985
KONIETZKO, J.: Intoxikationen durch Arbeitsstoffe; in: Neurologie in Praxis und Klinik, G. Thieme Verlag Stuttgart 1992
KONIETZKO/DUPUIS: Handbuch der Arbeitsmedizin, Ecomed-Verlag, Landsberg, 1989
LEHNERT, G.: Erkrankungen durch Arsen oder seine Verbindungen; in: Valentin et al.: Arbeitsmedizin Bd. 2, 3. Auflage, Stuttgart 1985

---

*) Hauterkrankungen gelten als Berufskrankheit im Sinne der BK-Nr. 1108 nur insoweit, als sie Erscheinungen einer Allgemeinerkrankung sind, die durch die Aufnahme von Arsen oder seiner Verbindungen verursacht wurden. Ggf. kann Nr. 5101 der BeKV zutreffend sein.

Berufskrankheiten Phosphor oder seine Verbindungen

VI – 2.1109
Erkrankungen durch Phosphor oder seine anorganischen Verbindungen

Elementarer Phosphor (chem. Zeichen P) findet in der Chemischen und Pharmazeutischen Industrie als Ausgangsstoff zur Herstellung zahlreicher Produkte, z .B. Phosphatdünger, Arzneimittel, Zündholzreibflächen, Phosphorbronze, Schädlingsbekämpfungsmittel und Feuerwerkskörper eine relativ große Verwendung.

Aus Phosphatmineralien wie Phosphorit und Apatit wird der äußerst giftige, sog. weiße (gelbe) Phosphor gewonnen. Durch Erhitzen auf etwa 250 – 300 Grad Celsius entsteht der sog. rote Phosphor, der arbeitsmedizinisch keine Probleme aufwirft.

Eine **Einwirkung von weißem Phosphor** ist hauptsächlich bei der Gewinnung des Elementes in der chemischen Industrie gegeben. Die **Aufnahme** dieses Gefahrstoffes ist durch Inhalation, über die Haut und den Magen-Darm-Kanal möglich.

Bei einer **Einwirkung** von **weißem Phosphor auf die Haut** kommt es zu einer tiefgreifenden Zerstörung des Gewebes. Diese Wunden zeichnen sich durch eine äußerst schlechte Heilungstendenz aus. Außerdem kann der Gefahrstoff über die Wunde in den Organismus gelangen und dann wie bei einer oralen Aufnahme eine akute Vergiftung auslösen. Nach andauernder Inhalation kleiner Mengen von Phosphordämpfen tritt eine chronische Vergiftung ein.

Die **akute bzw. subakute Vergiftung** durch weißen Phosphor ist bei einem schweren Krankheitsbild u. a. durch Übelkeit, Durchfälle, Bluterbrechen (das Erbrochene kann phosphoreszieren!), Ikterus als Ausdruck einer akuten Leberatrophie, Schäden der Nieren und Blutungen in die inneren Organe gekennzeichnet. Bei weniger schweren Vergiftungsfolgen kann sich die Leber bindegewebig umwandeln und in eine Leberzirrhose übergehen.

Nach Einwirkung größerer Mengen von weißem Phosphor tritt unter Umständen schon nach wenigen Stunden unter dem Bild des Kreislaufversagens schockartig der Tod ein.

Bei der **chronischen Vergiftung** durch weißen Phosphor klagen die Exponierten über Appetitlosigkeit, Mattigkeit, Verdauungsstörungen und Abmagerung. Eine Neigung zu Blutungen in die Haut und Schleimhäute sowie am Augenhintergrund vervollständigt das Krankheitsbild.

Besonders charakteristisch für eine chronische Vergiftung mit weißem Phosphor ist eine Osteoporose, die mit einer hohen Anfälligkeit der so geschädigten Knochen für Infektionen verbunden ist. Osteomyelitiden und Knochennekrosen, sehr häufig der

Phosphor oder seine Verbindungen
VI – 2.1109

Unterkieferknochen, stellen typische komplizierende Prozesse dieser Berufskrankheit dar.

Einwirkungsmöglichkeiten sind auch **durch anorganische Phosphorverbindungen** gegeben.

Die Inhalation von **Phosphorwasserstoff** (MAK-Wert 0,1 ml/m^3 bzw. 0,15 mg/m^3 [TRGS 900 „Grenzwerte in der Luft am Arbeitsplatz" 1994]), einem giftigen Gas, das u. a. bei der Gewinnung des elementaren Phosphors und Phosphorverbindungen entsteht, bei der Zersetzung von Karbid freiwerden oder bei Schweißarbeiten mit verunreinigtem Azetylen auftreten kann, führt meist nach Stunden zu Kopfschmerz, Übelkeit, starkem Durstgefühl, Erbrechen und Durchfällen. Bei stärkerer Intoxikation kann der Tod unter den Symptomen eines Lungenödems eintreten. Das Krankheitsbild ist hier durch Störungen der Herz- und Kreislauffunktionen sowie der Atmung geprägt: Brustbeklemmung, zyanotische Verfärbung der Haut, Atemnot und Pulsbeschleunigung, Zentralnervöse Schädigungen sind ebenfalls möglich und bestehen in Erregungszuständen, Muskelsteifigkeit mit Gangstörungen und Bewußtlosigkeit. Spätschäden sind Nieren- und Leberfunktionsstörungen.

Phosphor-Chlorverbindungen sind Reizgase. Sie bewirken (wie das Chlor!) Schädigungen der Haut und Schleimhäute, insbesondere der Augen, der Mundhöhle und der Atemwege. Aus der Reihe der Phosphor-Schwefelverbindungen ist arbeitsmedizinisch besonders das Tetraphosphortrisulfid, ein Bestandteil der Reibflächen auf Streichholzschachteln, bedeutsam. Diese anorganische Phosphorverbindung löst ebenfalls Reizerscheinungen der Haut und Schleimhäute aus.

Durch phosphorhaltige Düngemittel verursachte arbeitsbedingte Erkrankungen wurden bisher nicht beobachtet.

In den letzten Jahren ist ein deutlicher Rückgang bei den angezeigten Krankheiten zu verzeichnen, wie die Berufskrankheitenstatistik (Unfallverhütungsberichte der Bundesregierung) aufzeigt:

Jahr	Angezeigte Krankheiten	Erstmals entschädigte Fälle
1985	10	1
1986	18	0
1987	8	0
1988	10	0
1989	9	0
1990	6	0
1991	4	0
1992	10	0

Berufskrankheiten — **Phosphor oder seine Verbindungen** VI – 2.1109

Die **Prävention** der Erkrankungen durch Phosphor oder dessen anorganischen Verbindungen muß vornehmlich ergonomisch, z. B. durch lüftungstechnische Maßnahmen gemäß der Arbeitsstättenverordnung (in Arbeitsräumen muß während der Arbeitszeit ausreichend gesundheitlich zuträgliche Atemluft vorhanden sein) oder, wo dies technisch oder betriebstechnisch nicht möglich ist, durch passiven Arbeitsschutz (Atemschutzgeräte) und arbeitsmedizinisch betrieben werden.

Die Gefahrstoffverordnung und Unfallverhütungsvorschrift ,,Arbeitsmedizinische Vorsorge" (VBG 100) sehen nach den ,,Berufsgenossenschaftlichen Grundsätzen für arbeitsmedizinische Vorsorgeuntersuchungen" (G 12) ,,Phosphor (weißer)" eine **Erstuntersuchung** vor Aufnahme einer Tätigkeit an Arbeitsplätzen mit der Möglichkeit ,,der Überschreitung der Auslöseschwelle" von elementarem Phosphor und **Nachuntersuchungen** während dieser Tätigkeit vor.

Bei der Erstuntersuchung sind neben der allgemeinen Diagnostik die Bestimmungen der Transaminasen (SGOT, SGPT) und des Hämoglobins gefordert.

Die erste Nachuntersuchung ist nach 6 Monaten, weitere Nachuntersuchungen sind nach 12 Monaten durchzuführen. Die Blutsenkungsreaktion und die Bestimmung der Transaminasen (SGOT, SGPT) und des Hämoglobins sind neben der allgemeinen arbeitsmedizinischen Untersuchung und der Erhebung der Arbeitsanamnese zwingend.

Hauterkrankungen gelten als Berufskrankheit im Sinne der BK-Nr. 1109 nur insoweit, als sie Erscheinungen einer Allgemeinerkrankung sind, die durch die Aufnahme von Phosphor oder dessen anorganischen Verbindungen verursacht wurde. Ggf. kann Nr. 5101 der BeKV zutreffend sein.

Therapie: Bei ,,Verbrennung" der Haut infolge starker Einwirkung von weißem Phosphor: Wundexzision und Dekontaminierung der befallenen Hautpartien mit einer schwachen Lösung von Kupfersulfat zur Vermeidung einer Aufnahme des Gefahrstoffes über die Haut. Bei Phosphorwasserstoff- und Phosphid-Intoxikation sofortige Klinikeinweisung – Symptomatische Behandlung.

Literatur:

LEHNERT, G.: Erkrankungen durch Phosphor oder seine anorganischen Verbindungen. In: Valentin et al.: Arbeitsmedizin 3. Auflage, Thieme-Verlag Stuttgart 1985

VI – 2.1110
Erkrankungen durch Beryllium oder seine Verbindungen

Diese Berufskrankheit erlangte Ende der zwanziger und Anfang der dreißiger Jahre, als die ersten – damals ätiologisch noch nicht aufgeklärten – Erkrankungs- und Todesfälle beobachtet wurden, arbeitsmedizinisch eine beträchtliche Bedeutung.

E. W. Baader führte die Berufskrankheit zunächst auf eine Fluorwirkung zurück. H. E. Meyer konnte jedoch Anfang der vierziger Jahre den Nachweis erbringen, daß die Erkrankungen bei Arbeitern der berylliumerzeugenden Industrie ausschließlich eine Folge der Berylliumeinwirkung war und bezeichneten sie als „Berylliumerkrankungen der Lunge". Bereits 1943 fand sie daher Anerkennung als Berufskrankheit und wurde in die Liste der Berufskrankheiten der Vierten Berufskrankheiten-Verordnung (BKVO) aufgenommen. Deutschland war damals der erste Staat, der den seinerzeit keineswegs allgemein vermuteten Zusammenhang zwischen beruflicher Exposition und Beryllium-Erkrankung als gesichert ansah.

Infolge der eingeleiteten Arbeitsschutzmaßnahmen und ergonomischen Bemühungen, nicht zuletzt der arbeitsmedizinischen Vorsorge, hat diese Berufskrankheit in der Bundesrepublik ihren Schrecken verloren. Von 1969 – 1982 sind insgesamt neun Berufskrankheitenfälle entschädigt worden, die Zahl der angezeigten Krankheiten betrug im selben Zeitraum 30.

Die Berufskrankheitenstatistik zeigt (Unfallverhütungsberichte der Bundesregierung) jetzt das folgende Bild:

Jahr	Angezeigte Krankheiten	Erstmals entschädigte Fälle
1985	33	0
1986	1	0
1987	2	1
1988	3	0
1989	1	0
1990	3	1
1991	3	0
1992	4	0

Beryllium, (chem. Zeichen Be) ein chemisches Element aus der Gruppe der Erdalkalimetalle, ist ein silberweißes, sehr hartes und sprödes Leichtmetall, das in seinem chemischen Verhalten dem Aluminium sehr ähnlich ist. Als Gefahrstoff entfaltet es toxische Eigenschaften, für den Menschen ist es „erschreckend giftig" (BAADER).

Beryllium oder seine Verbindungen **Berufskrankheiten**
VI – 2.1110

Beryllium kommt in der Natur in Form der oxidischen Verbindungen als Mineral (Beryll) oder Erz (gemeiner Beryll) vor. Der Beryll (Beryllium-Aluminium-Silikat), ein farbloses oder gefärbtes Mineral mit typischer Kristallform, z. B. als Smaragd oder Aquamarin, wurde im Mittelalter, geschliffen, als Sehhilfe „Beryll" = „Brille" verwendet.

Die Darstellung des Berylliums geschieht ähnlich der Aluminium-Herstellung durch Elektrolyse von Beryllium-Chlorid im Schmelzfluß oder durch Reduktion mit Mangan aus Beryllium-Fluorid.

Beryllium findet mannigfache **Verwendung** in vielen modernen Industriezweigen. Zur Herstellung von äußerst harten und widerstandsfähigen Metallegierungen für Motoren, Triebwerke, Raketenaggregate, Meß-, Regel- und Steuerungsinstrumente sowie Aluminium-Schweißpulver, hochfeuerfester Geräte und Materialien und keramischer Farben findet es eine breite Anwendung. Wegen seiner Durchlässigkeit für kurzwellige Strahlen, z. B. Röntgenstrahlen, wird berylliumhaltiges Glas für die Herstellung von Röntgenröhren benötigt. Für die Produktion von Spezialporzellanen sowie Gasglühkörper (Leuchtröhren) und Glühtiegel werden Berylliumverbindungen u. a. wegen ihrer großen Hitzebeständigkeit bevorzugt herangezogen.
Ein Gemisch von Berylliumpulver mit einem Radiumsalz erzeugt bei kleineren Neutronenquellen, die z. B. zur zerstörungsfreien Materialprüfung (Dichtemessungen) Verwendung finden, eine Neutronenstrahlung, die zur Aufrechterhaltung von anderen Kernprozessen notwendig ist.

Einwirkungsmöglichkeiten sind bei der Aufbereitung berylliumhaltiger Mineralien und Erze, der Gewinnung des Berylliums, bei der Weiterverarbeitung und Bearbeitung insbesondere trockener und staubender Berylliumverbindungen, z. B. beim Mahlen und Abpacken, bei der Herstellung von Metallegierungen in metallurgischen Betrieben, bei der Fabrikation von berylliumhaltigem Glas, Keramik, Porzellan und feuerfesten Stoffen und Erzeugung von Brennstäben und -materialien für die Reaktor- und Nukleartechnik gegeben.

Die **Aufnahme** von Beryllium und seinen Verbindungen in den Organismus geschieht überwiegend durch Inhalation der Stäube und Dämpfe, eine Aufnahme über die Haut und den Magen-Darmtrakt ist möglich. Diese entfalten eine örtliche und eine allgemeine Giftwirkung, aber auch Hautschäden nach unmittelbarem Kontakt mit diesem Gefahrstoff sind möglich. Über die Nieren wird Beryllium zu einem Teil ausgeschieden, jedoch teilweise in den Lungen, der Leber und den Knochen abgelagert. Beryllium und seine Verbindungen haben sich nach Meinung der Senatskommission zur Prüfung gesundheitsschädlicher Arbeitsstoffe im Tierversuch als krebserzeugend erwiesen, und zwar unter Bedingungen, die der möglichen Exposition des Menschen am Arbeitsplatz vergleichbar sind. Aus diesem Grunde fehlt in der TRGS 900 „Grenzwerte in der Luft am Arbeitsplatz" 1994 die Angabe eines MAK-Wertes.

An seine Stelle tritt ein TRK-Wert von 0,005 bzw. 0,002 mg/m³, gemessen im Gesamtstaub, (Schleifen von Berylliummetall und -legierungen bzw. die übrigen Expositionsmöglichkeiten).

Die Berufskrankheit tritt in verschiedenen Krankheitsformen auf.
Die **akute Verlaufsform** zeigt sich in einer etwa ein bis zwei Tage anhaltenden fieberhaften Erkrankung, wie sie auch bei Metallgießern beobachtet und als sog. Metalldampffieber bezeichnet wurde, die häufig mit Reizerscheinungen der Haut und Schleimhäute, z. B. Konjunktivitis oder Bronchitis, verbunden sind.
Das akute Stadium kann in eine **toxische Bronchopneumonie** (toxische Berylliumpneumonie) übergehen. Diese äußert sich in plötzlich auftretender starker Atemnot, Husten, zyanotischer Verfärbung der Haut und Fieber.
Klinisch finden sich in dieser Phase der Berufskrankheit Zeichen einer Lungenentzündung. Auf der Röntgenaufnahme der Thoraxorgane ist eine geringgradige Trübung in den Mittelgeschossen der Lungen (als Zeichen einer Infiltration) zu erkennen. Erst mit Fortschreiten des Krankheitsprozesses, meist in der zweiten Krankheitswoche, werden im Röntgenbild homogene Verschattungen der mittleren Lungenanteile (als röntgenologisches Zeichen einer Pneumonie) sichtbar, die jedoch auch auf die Lungenober- und -untergeschosse übergreifen können. In diesem Stadium der Berylliumpneumonie tritt eine hochgradige, allgemeine Zyanose der Haut auf, es besteht schwerstes Krankheitsgefühl. Eine Nierenreizung sowie eine Leberschwellung können komplizierend hinzutreten. Ein tödlicher Ausgang der Berufskrankheit infolge respiratorischer Insuffizienz innerhalb von 1–2 Wochen wurde beschrieben.
Bei den beruflich exponierten Personen, die eine solche toxische Berylliumpneumonie überstanden haben, bilden sich die Veränderungen in den Lungen, wie sie im Röntgenbild nachweisbar sind, erst nach Monaten oder Jahren zurück. Die Atemnot bleibt ebenfalls noch lange bestehen.

Die **chronische Verlaufsform**, die Berylliose, ist ein unheilbares Leiden, das nicht selten zum Tode führt. Diese chronische Berylliumvergiftung kann nach Abklingen einer Berylliumpneumonie unmittelbar, aber auch Jahre später zur Entfaltung kommen. Die hervorstechenden Symptome, über die die Erkrankten klagen, sind hartnäckiger trockener Husten und eine zunehmende Atemnot, die durch eine restriktive Ventilationsstörung bedingt ist.
Die Lungen weisen im Röntgenbild zunächst eine feinste Fleckelung, wie sie u. a. bei der Silikose typisch ist, auf; später bilden sich größere Knoten sowie flächenhafte homogene Schatten im Sinne einer fortschreitenden Pneumokoniose.
Als Folge dieser Fibrosierung des atmungsaktiven Lungengewebes kommt es zwangsläufig zu einer Überbelastung des Lungenkreislaufes mit einer Rechtsinsuffizienz des Herzens (chronisches Cor pulmonale), die die Ursache einer tödlich verlaufenden, allgemeinen Herzinsuffizienz werden kann.

Beryllium oder seine Verbindungen
VI – 2.1110

Sonstige Krankheitserscheinungen bei einer beruflichen Berylliumeinwirkung, insbesondere bei der akuten Verlaufsform, bestehen in Schäden der Haut (Berufsdermatosen) in Form von Hautrötungen, Entzündungen der Gesichtshaut, Ekzeme usw. sowie der Konjunktividen und Entzündungen der oberen Atemwege. Bei der Berylliumpneumonie können sich granulomatöse Veränderungen der Haut in Form von harten Papeln ausbilden. Auch ein erheblicher Gewichtsverlust wird beobachtet. Nach direkter Einwirkung infolge Hautkontaktes mit diesen gefährlichen Arbeitsstoffen, insbesondere durch Berylliumsalze, kann es zur Entstehung von Geschwüren der exponierten Haut kommen.
Beim Eindringen von Berylliumglassplittern in die Haut treten örtliche Hauterkrankungen, z. B. Granulome, auf, die mit verstärkter Narbenbildung ausheilen.
Ganz vereinzelt werden auch Schäden am Skelett (sog. Berylliumrachitis) sowie Leberparenchymschäden und Nervenlähmungen beschrieben.

Die **Diagnose** der verschiedenen Krankheitsformen bei einer beruflichen Berylliumbelastung kann nur bei sorgfältiger Prüfung der Arbeitsanamnese unter Hinzuziehung klinischer und röntgenologischer Untersuchungsverfahren gestellt werden. Differentialdiagnostisch ist zu berücksichtigen, daß bei der Berylliumpneumonie im Gegensatz zur klassischen Lobärpneumonie Schüttelfrost und das sog. rostbraune Sputum fehlen sowie die Rückbildung der röntgenologisch nachweisbaren Veränderungen in der Lunge erst nach Monaten eintritt. Ferner ist von Bedeutung, daß bestimmte Verlaufsformen der Berufskrankheit erst nach längerer Expositionszeit manifest werden, z. B. die Beryllium-Pneumokoniose.

Die **Prävention** der Erkrankungen durch Beryllium oder seine Verbindungen ist weitgehend ergonomisch, insbesondere durch gezielten Arbeitsschutz zu betreiben. Gemäß der Arbeitsstättenverordnung ist am Arbeitsplatz für ausreichend gesundheitlich zuträgliche Atemluft zu sorgen. Dies ist durch Installation lüftungstechnischer Einrichtungen, z. B. Absauganlagen zu erzielen.
Ist eine Belastung durch Berylliumstaub oder -dämpfe technisch nicht zu vermeiden, müssen die Exponierten Atemschutzmasken tragen.
Arbeitsmedizinisch sind die beruflich exponierten Personen regelmäßig Vorsorgeuntersuchungen gem. der Unfallverhütungsvorschrift „Arbeitsmedizinische Vorsorge" (VBG 100) zu unterziehen, wenn beim Umgang mit Beryllium oder seinen Verbindungen der Gefahrstoff in atembarer Form auftreten und die Auslöseschwelle überschritten werden kann.
Nachuntersuchungen sind alle 5 Jahre durchzuführen.
Hauterkrankungen gelten als Berufskrankheit im Sinne der BK-Nr. 1110 nur insoweit, als sie Erscheinungen einer Allgemeinerkrankung sind, die durch die Aufnahme von Beryllium oder seinen Verbindungen verursacht wurde. Ggf. kann Nr. 5101 der BeKV zutreffend sein.

Therapie: Bei der akuten Intoxikation hohe Kortisongaben, O_2-Anreicherung der Luft, Herz- und Kreislaufbehandlung, bei der chronischen Beryllium-Intoxikation Kortikosteroide.

Literatur:

Woitowitz, H.-J.: Erkrankungen durch Beryllium oder seine Verbindungen. In: Valentin et al.: Arbeitsmedizin 3. Aufl. 1985

Zorn/Fischer: Beryllium. In: Konietzko/Dupuis. Handbuch der Arbeitsmedizin; Ecomed-Verlag, Landsberg 1989

VI – 2.1201
Erkrankungen durch Kohlenmonoxid

Kohlenmonoxid (CO) ist ein geruch-, farb- und geschmackloses Gas mit äußerster Giftigkeit für den Menschen. Es entsteht bei der unvollkommenen Verbrennung, d. h. beim Verbrennen kohlenstoffhaltiger Substanzen ohne genügende Luft-(Sauerstoff-)Zufuhr; mit seinem Auftreten muß daher bei allen Verbrennungsprozessen immer gerechnet werden. Das Gas ist etwa so schwer wie Luft und vermischt sich daher leicht mit Raumluft. Als gasförmiger Energieträger findet das Kohlenmonoxid, das in Form des Generator- und Wassergases mit einem Anteil von 30 bis 40 % hergestellt wird, Verwendung in Industrie und Haushalt. Das bei der Roheisenerzeugung entstehende Hochofengiftgas enthält etwa 25 % Kohlenmonoxid.

Die beruflichen **Einwirkungsmöglichkeiten** sind vielfältig und bestehen sowohl für Arbeitnehmer in Betrieben, die kohlenmonoxidhaltige Gasgemische als Energieträger erzeugen, u. a. Beschäftigte an Hochöfen, in Kokereien, Gaswerken als auch für den Personenkreis in Betrieben, die diese kohlenmonoxidhaltigen Gasgemische als Energie verbrauchen, z. B. Arbeiter an Gasgeneratoren sowie Heizer an gasbetriebenen Feuerungs- und Verbrennungsanlagen.

Das Risiko einer beruflichen Kohlenmonoxid-Exposition ist dort besonders hoch, wo mit seinem Auftreten nicht gerechnet wird. Dies trifft für eine Reihe von Tätigkeiten zu, bei denen infolge technischer Defekte oder Mängel der Betriebsanlagen, bei Produktions- und Arbeitsverfahren sowie bei Unglücksfällen, z. B. schlagenden Wettern im Steinkohlenbergbau, Kohlenmonoxid ungewollt entsteht oder als Nebenprodukt frei wird. Da der gasförmige Schadstoff mit dem Geruchssinn nicht wahrgenommen wird, besteht eine besonders hohe berufliche Gefährdung u. a. für Chemiearbeiter, Heizer an Feuerungsanlagen, die mit fossilen Brennstoffen wie Kohle, Öl und Erdgas betrieben werden, Betriebsinstallateure und -schlosser sowie Rohrleger in der chemischen Industrie, Kraftfahrzeug-Handwerker an Motorprüfständen und in Reparaturwerkstätten, Kesselreiniger, Feuerwehr-, betriebliches Rettungs- und Bergungspersonal, Gießereiarbeiter, Arbeiter in der Eisenverhüttung, Untertage-Bergleute, Arbeiter in Ziegelei-, Porzellan- und Textilindustrie.

Die Kohlenmonoxidvergiftung ist eine der häufigsten gewerblichen Vergiftungen. Die Berufskrankheiten-Statistik macht allerdings deutlich, daß bleibende gesundheitliche Schäden infolge CO-Intoxikation im Sinne einer Berufskrankheit relativ selten in Erscheinung treten.

Kohlenmonoxid
VI – 2.1201 **Berufskrankheiten**

Jahr	Angezeigte Krankheiten	Erstmals entschädigte Fälle
1985	282	5
1986	219	12
1987	189	3
1988	153	3
1989	136	0
1990	150	1
1991	174	8
1992	130	0

Kohlenmonoxid wird ausschließlich **inhalativ aufgenommen**. Über die Lungen gelangt der gefährliche Arbeitsstoff in das Blut. Hier lagert sich das Kohlenmonoxid anstelle des Sauerstoffs an das Hämoglobin an, es entsteht **Kohlenmonoxid-Hämoglobin** (COHb). Die Affinitätskonstante von CO gegenüber Hb ist 240 mal größer als die von O_2 gegenüber Hb. Die Abdissoziation von CO verläuft 2 400 mal langsamer als O_2, COHb fällt somit für eine Sauerstoff-Aufnahme aus, so daß es zu einem Sauerstoffdefizit im Organismus kommt, das die Ursache einer inneren Erstickung darstellt. Besonders gefährdet sind die Organe mit einem sehr hohen Sauerstoffbedarf; nach dem Gehirn ist das Herz am stärksten der CO-Schädigung ausgesetzt.

0,1 Volumen-Prozent in der Atemluft genügen, um eine Intoxikation hervorzurufen. Im Rahmen der Sofortbehandlung sollte die hyperbare Oxigenation durchgeführt werden. Die **akute/subakute*)** Vergiftung nach Einwirkung hoher Kohlenmonoxiddosen, die mit einem Anteil von 50 % und mehr Kohlenmonoxid-Hämoglobin verbunden ist, weist Symptome des O_2-Mangels auf, sie führt sehr rasch zu schwerster Atemnot, Krämpfen und zur Bewußtlosigkeit. Ein tödlicher Ausgang ist oft die Folge dieser gewerblichen Intoxikation. Schwere Vergiftungen führen zu einem Durchgangssyndrom mit Bewußtseinstrübung.

Bei einer Einwirkung von Kohlenmonoxid, die mit einem COHb-Gehalt von etwa 20 – 50 % einhergeht, klagen die Exponierten über Kopfschmerz, Schwindel, Brechreiz, Atemnot, Ohrensausen, Sehstörungen, Herzklopfen, Benommenheit und ein Schwächegefühl in den Beinen (Versagen der Muskelkraft). Wird dieser Zustand vom Vergifteten nicht richtig erkannt oder eingeschätzt und eine weitere Einwirkung nicht verhindert, treten mit Ansteigen der Kohlenmonoxid-Konzentration im Blut lebensbedrohliche Zustände auf. Es kommt zu Erregungszuständen, Erbrechen, Krämpfen, extremen Tachycardien und schließlich zum Bewußtseinsverlust. Die Atmung ist gestört. Die Vergifteten haben oft eine hellrötliche Gesichtsfarbe, die über die

---
*) Eine chronische CO-Vergiftung nach Dauereinwirkung ist bisher nicht bewiesen.

Berufskrankheiten **Kohlenmonoxid**
VI – 2.1201

Schwere des Vergiftungszustandes wegen des scheinbar gesunden Aussehens bei den weniger erfahrenen Ersthelfern oder Rettern hinwegtäuschen kann. Die Gesichtsfarbe ist jedoch Ausdruck eines relativ hohen Anteils COHb im Blut und somit Alarmzeichen drohender oder bestehender Lebensgefahr! Herzversagen oder Atemlähmung signalisieren eine Schädigung des Herzmuskels bzw. lebenswichtiger Zentren im Gehirn, sie sind meist Ursache des eintretenden Todes.
Bei lang anhaltender Bewußtlosigkeit kann als Komplikation eine sog. Schluckpneumonie zum Tode führen.
Nach nur kurzer Exposition selbst hoher Dosen ist eine vollständige Gesundung bei Einleitung einer sofortigen Behandlung möglich.
Spät- und Dauerschäden treten meist nach längerer Kohlenmonoxid-Einwirkung auf. Diese Gesundheitsschäden sind mit psychischen Störungen, organischen Prozessen an Herz, Blutgefäßen und Gehirn verbunden, delirante Zustände, Hör- und Sehstörungen und Erblindungen können auftreten.
Ein Dauerschaden kann sich durch ein Parkinson-Syndrom äußern. Ein organisches Psychosyndrom (Toxische Enzephalopathie) äußert sich u. a. in Affektlabilität, Depressionen sowie Konzentrations- und Merkschwäche.
Wegen des uncharakteristischen Krankheitsbildes dieser Berufskrankheit ergeben sich bei der Diagnostik häufig Schwierigkeiten. Die Berücksichtigung der Arbeitsanamnese ist besonders wichtig.
Der quantitative Nachweis von Kohlenmonoxid im Blut ist bei der akuten Form der Erkrankung möglichst bald nach der Einwirkung zu führen. Für den Konzentrationsbereich bis zu 5 % COHb müssen gaschromatographische Methoden herangezogen werden. Der negative Ausfall einer solchen Untersuchung spricht allerdings nicht unbedingt gegen das Vorliegen einer akuten Intoxikation, insbesondere wenn der Zeitraum zwischen Einwirkung und Untersuchung relativ groß ist.

Bei der **Prävention** dieser Berufskrankheit ist das Schwergewicht auf die Unterschreitung der maximalen Arbeitsplatzkonzentration dieses Gefahrstoffes zu legen. MAK-Wert 30 ml/m^3 bzw. 33 mg/m^3; BAT-Wert 5 % COHb (TRGS 900 ,,Grenzwerte in der Luft am Arbeitsplatz'', 1994 und TRGS 903 ,,Biologische Arbeitsplatztoleranzwerte'' 1994).
Arbeitsmedizinisch ist entsprechend der Unfallverhütungsvorschrift ,,Arbeitsmedizinische Vorsorge'' (VBG 100) nach den ,,Berufsgenossenschaftlichen Grundsätzen für arbeitsmedizinische Vorsorgeuntersuchungen'' (G 7) ,,Kohlenmonoxid'' eine **Erstuntersuchung** vor Aufnahme einer Tätigkeit mit Einwirkung von Kohlenmonoxid durchzuführen.

Nachuntersuchungen sind dann nötig, wenn zwischenzeitlich auftretende Erkrankungen die Eignung der Exponierten in Frage stellen sowie nach akuter und bei Verdacht auf sog. chronische Intoxikation.
Neben der allgemeinen Diagnostik im Hinblick auf die Tätigkeit (Herzbefunde, neu-

rologische und psychische Auffälligkeiten) sind bei der Erstuntersuchung eine Bestimmung des Hämoglobins und der Erythrozyten und eine elektrokardiographische Untersuchung, nach Möglichkeit eine Ergometerbelastung bis zu mindestens 120 W 5 Minuten lang erforderlich. In besonderen Fällen sollte ein EEG angefertigt werden.

Therapie: Erste Hilfe: Hyperbare Oxigenisation; generell Sauerstoffzufuhr.

Literatur:

BETTINGHAUSEN, E.: Hyperbare Oxigenisations-Therapie, Dtsch. Ärztebl. 1993, S. 2220
KONIETZKO, J.: Intoxikationen durch Arbeitsstoffe. In: Neurologie in Praxis und Klinik, G. Thieme Verlag Stuttgart, 1992
ZORN, H.: ,,Kohlenmonoxid", in KONIETZKO/DUPUIS ,,Handbuch der Arbeitsmedizin", Ecomed-Verlag Landsberg, 1989

VI – 2.1202
Erkrankungen durch Schwefelwasserstoff

Erkrankungen durch Schwefelwasserstoff (H_2S) scheinen in der Arbeitsmedizin – legt man die nüchternen Zahlen der Berufskrankheiten-Statistik zugrunde – an Bedeutung verloren zu haben. Die Zahl der erstmals entschädigten Fälle dieser Berufskrankheit bestätigt dies jedoch nur scheinbar, da die Zahl der angezeigten Krankheiten um ein Vielfaches höher liegt (Unfallverhütungsberichte der Bundesregierung):

Jahr	Angezeigte Krankheiten	Erstmals entschädigte Fälle
1985	13	0
1986	42	3
1987	23	2
1988	31	2
1989	32	1
1990	15	1
1991	21	1
1992	23	15

Dies läßt erkennen, daß der Gefahrstoff Schwefelwasserstoff arbeitsmedizinisch größter Beachtung bedarf, zumal es sich bei dieser chemischen Verbindung um ein äußerst gefährliches Gift mit relativ hoher Mortalitätsrate handelt.
Schwefelwasserstoff, ein farbloses, unangenehm riechendes, brennbares Gas, das im Gemisch mit Sauerstoff explosionsfähig wird, besitzt eine außerordentlich hohe Toxizität.
Der MAK-Wert beträgt 10 ml/m³ bzw. 15 mg/m³ (TRGS 900 „Grenzwerte in der Luft am Arbeitsplatz" 1994). Der gasförmige Schadstoff mit seinem typischen Geruch nach faulen Eiern wird schon in geringen Konzentrationen in der Atemluft wahrgenommen. Allerdings führt eine nur kurze Exposition zu einer Schädigung der Geruchsempfindung des Betroffenen, die dann eine Warnung vor dem Giftgas über den Geruchssinn infolge Erniedrigung der Geruchsschwelle nicht mehr zuläßt.
Mit der Entstehung von Schwefelwasserstoff ist überall dort zu rechnen, wo schwefelhaltige organische Substanzen (menschliche, tierische oder pflanzliche Materie) bei einsetzender Eiweißzersetzung einem Fäulnisprozeß unterworfen sind.
In der chemischen Industrie, Petro- und Viskosechemie, chemischen Laboratorien, Gaswerken, Bergbaubetrieben können ebenfalls schädliche Konzentrationen dieses Gases frei werden, insbesondere wenn mit schwefelhaltigen Verbindungen und Säuren umgegangen wird.

Schwefelwasserstoff **Berufskrankheiten**
VI – 2.1202

Einwirkungsmöglichkeiten sind u. a. in Brunnenschächten, Abwasserkanälen, Wasserableitungen, Kläranlagen, Jauchegruben, Faulgruben von Abdeckereien und Gerbereien, faulenden Schlammböden, Friedhofsgrüften, in Steinkohlen- und Schwefelbergwerken gegeben. Da Schwefelwasserstoff schwerer als Luft ist, sammelt sich der Gefahrstoff in besonders hohen Konzentrationen am Boden von Brunnenschächten, Gruben usw. an. Auch bei der Herstellung von Schwefelsäure, Kunstseide, Zellwolle, schwefelhaltigen Textilfarben, Rübenzucker u. a. tritt regelmäßig Schwefelwasserstoff als unerwünschtes, gesundheitsgefährdendes Nebenprodukt auf. In Kokereien, Lederfabriken, Hydrierwerken, Wollfärbereien u. a. ist ebenfalls mit einer Schwefelwasserstoff-Exposition an bestimmten Arbeitsplätzen zu rechnen.
Die Aufnahme des gewerblichen Schadstoffes in den Organismus geschieht in erster Linie durch **Inhalation**; eine **Aufnahme über die Haut** ist möglich.

Bei **lokaler Einwirkung** reagieren die Schleimhäute von Augen, Nasen, Rachen und Atemwegen mit starken Reizerscheinungen. Nach Einatmen und Aufnahme des giftigen Gases in den Organismus steht im Vordergrund aller pathologischen Prozesse die Lähmung der inneren Atmung infolge einer Aktivitätshemmung des Atemfermentes. Die Giftwirkung ist insgesamt jedoch nicht restlos abgeklärt. Eine Theorie geht davon aus, daß es sich um eine Schädigung des Zentralnervensystems handle, eine andere führt die Schädigungen auf einen histochemischen Prozeß und eine weitere Hypothese die akut auftretende Vergiftung bei Schwefelwasserstoff-Exposition auf eine über den Vagus verlaufende Schockwirkung zurück.
Im Körper wird Schwefelwasserstoff zum größten Teil oxidiert.

Die **akute Vergiftung** bei Einwirkung sehr hoher Dosen des Gases geht meist letal aus. Schon wenige Sekunden nach der Inhalation dieses Gefahrstoffes treten Atemnot, Bewußtlosigkeit und Atemstillstand (Atemlähmung) infolge Schädigung des Atemzentrums im Gehirn auf, das Herz kann noch einige Minuten weiterschlagen. Der Herzstillstand besiegelt in den meisten Fällen dann das Schicksal des Vergifteten. Bei Einwirkung geringerer Konzentrationen und Expositionszeit sind neben einer Bewußtlosigkeit häufig Krämpfe und eine Schädigung des Zentralnervensystems zu beobachten. Bei Konzentrationen im Bereich von etwa 200 – 300 ml/m^3 kommt es zur lokalen Reizung der Schleimhäute und bei etwa 100 ml/m^3 zur Irritation der oberen Atemwege und der Konjunktiven.

Nach **Einwirken geringerer Schwefelwasserstoff-Konzentrationen** klagen die beruflich Exponierten über Schwindel, Kopfschmerz, Schlafstörungen, Übelkeit, Speichelfluß, Brechreiz, Appetitlosigkeit, Durchfälle und einen eigenartigen metallischen Geschmack. Ebenso sind Reizerscheinungen an den Augen (Konjunktivitis, Erosionen der Cornea), den Schleimhäuten sowie bronchitische Prozesse und Pneumonien recht typisch.
Eine **chronische Vergiftung** als Folge andauernder Einwirkung kleinster Schwefelwasserstoffmengen wird zwar postuliert, jedoch sind echte klinische Symptome oder

pathologisch-anatomische Substrate nicht bekannt. Die Symptomatologie sogenannter chronischer Schwefelwasserstoffvergiftungen ist äußerst uncharakteristisch. Häufig werden von den Exponierten lediglich Kopfschmerzen, Übelkeit, Schwindel, nervöse Unruhe, Reizbarkeit und eine erhöhte Ermüdbarkeit vorgebracht. Die lokale Reizwirkung des Gefahrstoffes äußert sich u. a. in Katarrhen der oberen Atemwege und Konjunktividen.

Bei der **Diagnostik** dieser Berufskrankheit als Folge einer chronischen Einwirkung sind bei den wenig typischen Krankheitszeichen dem Nachweis der Schwefelwasserstoff-Exposition und einer genauen Arbeitsanamnese besondere Beachtung zu schenken.

Die **Prävention** der akuten Vergiftung ist problematisch. Sie sollte jedoch, soweit dies ergonomisch und arbeitsmedizinisch erreichbar ist, angestrebt werden. Arbeitsmedizinische Vorsorgeuntersuchungen vor Beginn einer Tätigkeit mit beruflicher Einwirkung mit Schwefelwasserstoff erlauben, bestimmte Ausschlußkriterien und evtl. gesundheitliche Bedenken auszusprechen.

Soweit es sich um Produktionsstätten handelt, muß gemäß der Arbeitsstättenverordnung am Arbeitsplatz ausreichend gesundheitlich zuträgliche Atemluft vorhanden sein. Durch Installation von lüftungstechnischen Anlagen ist dafür zu sorgen, daß Schwefelwasserstoff bereits an der Entstehungsstelle abgesaugt und abgeleitet wird. Ist dies betriebstechnisch nicht möglich, müssen passive Arbeitsschutzmaßnahmen, z. B. Tragen von Atemschutzgeräten, zum Zuge kommen.

Bei der chronischen Einwirkung des Gefahrstoffes sehen die Gefahrstoffverordnung und die Unfallverhütungsvorschrift ,,Arbeitsmedizinische Vorsorge" (VBG 100) nach den ,,Berufsgenossenschaftlichen Grundsätzen für arbeitsmedizinische Vorsorgeuntersuchungen" (G 11: ,,Schwefelwasserstoff") eine **Erstuntersuchung** vor Aufnahme der Tätigkeit an Arbeitsplätzen mit Einwirkung von Schwefelwasserstoff sowie eine **erste Nachuntersuchung** nach 6 Monaten und **weitere Nachuntersuchungen** nach 12 Monaten während der Tätigkeit mit der Möglichkeit der Überschreitung der Auslöseschwelle vor.

Bei diesen Vorsorgeuntersuchungen sind als spezielle diagnostische Verfahren auch ein Ruhe- und Belastungs-EKG einschließlich der Brustwandableitungen vorgesehen. Hauterkrankungen gelten als Berufskrankheit im Sinne der BK-Nr. 1202 nur insoweit, als sie Erscheinungen einer Allgemeinerkrankung sind, die durch die Aufnahme von Schwefelwasserstoff verursacht wurde. Ggf. kann Nr. 5101 der BeKV zutreffend sein.

Therapie: Sofortige Injektion von Methämoglobinbildnern (Dimethylaminophenol, 3 – 4 mg/kg) und anschließender Neutralisierung der Methämoglobinbildung durch Natriumthiosulfat.

Literatur:

Konietzko, J.: Intoxikationen durch Arbeitsstoffe, in: Neurologie in Praxis und Klinik, G. Thieme Verlag, Stuttgart 1992

Petry, H.: Erkrankungen durch Schwefelwasserstoff, in: Valentin et al.: Arbeitsmedizin, 3. Aufl. Thieme-Verlag, Stuttgart 1985

Berufskrankheiten   **Aromatische Amine**
VI – 2.1301

VI – 2.1301
Schleimhautveränderungen, Krebs oder andere Neubildungen der Harnwege durch aromatische Amine

Aromatische Amine sind organische Stickstoff-Verbindungen des Benzols, die als Zwischenprodukte in der chemischen Industrie, insbesondere bei der Herstellung synthetischer Farbstoffe und von Insektiziden weit verbreitet sind. Die bekannteste Verbindung dieser Stoffgruppe ist das Anilin (Aminobenzol), dem beim ersten Auftreten von Blasenkrebs bei Arbeitern in der chemischen Farbindustrie fälschlicherweise krebserzeugende Eigenschaften nachgesagt wurden und der neuen Berufskrankheit seinerzeit den Namen ,,Anilinkrebs" eintrug.

Diese Berufskrankheit hat auch heute noch eine erhebliche arbeitsmedizinische Bedeutung.

In großen Chemiekonzernen entfielen etwa 30 Prozent der arbeitsmedizinischen Vorsorgeuntersuchungen alleine auf den Personenkreis, die diesen krebserzeugenden Arbeitsstoffen und den Nitroverbindungen des Benzols oder seiner Homologe oder ihrer Abkömmlinge (vgl. BK-Nr. 1304) beruflich ausgesetzt sind (WEBER).

Im Zeitraum von 1985 – 1992 wurden 876 Berufskrankheiten den Berufsgenossenschaften angezeigt und insgesamt 271 Berufskrankheitenfälle erstmalig entschädigt [Berufskrankheiten-Statistik (Unfallverhütungsberichte)]:

Jahr	Angezeigte Krankheiten	Erstmals entschädigte Fälle
1985	61	21
1986	101	21
1987	81	30
1988	106	29
1989	105	39
1990	119	41
1991	134	38
1992	179	52

Als gesichert gilt heute, daß der Umgang mit den folgenden aromatischen Aminen 4-Aminodiphenyl, Benzidin und seinen Salzen sowie 2-Naphthylamin das Risiko der Entstehung von Krebs oder anderen Neubildungen der Harnwege in sich birgt.*)
In der TRGS 905 ,,Verzeichnis krebserzeugender, erbgutverändernder oder fortpflan-

---

*) 1992 wurde über die Generalklausel des § 551 Abs. 2 RVO ein Bronchial-Karzinom als eine durch die Einwirkung aromatischer Amine begründete Berufskrankheit anerkannt.

Aromatische Amine   **Berufskrankheiten**
VI – 2.1301

zungsgefährdender Stoffe", 1994, sind die genannten Stoffe als **eindeutig krebserzeugend eingestuft** worden. MAK-Werte bzw. TRK-Werte wurden nicht festgelegt (vgl. TRGS 900 ,,Grenzwerte in der Luft am Arbeitsplatz", 1994). Nach KORALLUS liegt die arbeitsmedizinische Bedeutung dieser Berufskrankheit nach seiner Erfahrung ausschließlich in der Überwachung von Mitarbeitern (nachgehende Untersuchungen), die früher diesen drei genannten kanzerogenen Gefahrstoffen ausgesetzt waren.

Andere aromatische Amine z. B. Dichlorbenzidin haben sich bislang nur im Tierversuch als krebserzeugend erwiesen, bei 3,3′ Dimethoxybenzidin (o-Dianisidin) und o-Toluidin wird ein begründeter Verdacht auf krebserzeugendes Potential ausgesprochen. Für den erstgenannten Gefahrstoff gilt ein TRK-Wert von 0,003 ml/m^3, für das o-Toluidin wurde der TRK-Wert von 0,5 mg/m^3 festgelegt (TRGS 900 ,,Grenzwerte in der Luft am Arbeitsplatz" 1994).

Einwirkungsmöglichkeiten für den beruflich Exponierten bestehen bei der Herstellung, Verarbeitung und der Verwendung von aromatischen Aminen, insbesondere bei der Erzeugung synthetischer Farben, Insektiziden sowie bei der Entstehung von Zwischenprodukten in organisch-chemischen Prozessen. Exponiert sind nicht ausschließlich die Chemiewerker und das Laborpersonal der chemischen Industrie, die mit dem Herstellen und der Verarbeitung von aromatischen Aminen beschäftigt sind, auch die Arbeitnehmer, die sich in den Produktionsstätten dieser Stoffe beruflich aufhalten müssen, z. B. Betriebsschlosser sowie die Personen, die beruflich mit diesen Gefahrstoffen Umgang haben, z. B. Textilfärber, sind gefährdet, sich diese Berufskrankheit zuzuziehen.
Die Aufnahme der Schadstoffe in den Organismus geschieht inhalativ über die Atemwege (als Dampf oder Staub) und über die Haut (Hautresorption). Die in den Körper gelangten aromatischen Amine werden über die Nieren ausgeschieden, sie können, auch nach chemischem Umbau, im ableitenden Harnsystem (Nierenbecken, Harnleiter und Harnblase) in besonders hoher Konzentration auf die Schleimhäute dieser Organe einwirken; in der Blase ist darüber hinaus mit einer relativ langen Verweildauer der Substanzen zu rechnen. Das Erscheinungsbild der Berufskrankheit ist weitgehend durch die Neoplasien der Harnwege bestimmt, die häufig auftretenden Papillome werden heute in der Regel als Karzinome mit hohem Differenzierungsgrad klassifiziert, da sie nahtlos von der ,,benignen" zur ,,malignen" Form übergehen können. Die **bösartigen Neubildungen** in der Harnblase, den Harnleitern und Nierenbecken werden in der Regel nach langer Latenzzeit manifest.
Sie treten klinisch in Blutharnen (Makroblutung oder Mikrohämaturie) in Erscheinung. Zur Abklärung der Diagnose bzw. Frühdiagnostik muß eine exakte urologische Untersuchung unverzüglich erfolgen. Die Differential-Diagnose zur Abgrenzung gegenüber sog. gutartigen Schleimhautprozessen sollte bei geringstem Verdacht einer bösartigen Erkrankung der Harnblase oder der Harnwege erzwungen werden.

Berufskrankheiten **Aromatische Amine**
VI – 2.1301

Die **Prävention** dieser Berufskrankheit ist ergonomisch und arbeitsmedizinisch zu betreiben. Geschlossenen Systemen der Produktionsverfahren ist der Vorzug zu geben. Lüftungstechnische Anlagen (Absaugeinrichtungen) sind so zu installieren, daß eine Staubverbreitung auf der Arbeitsstätte vermieden wird. Die Unfallverhütungsvorschrift ,,Krebserzeugende Arbeitsstoffe" (VBG 113) schreibt u. a. vor, daß der Unternehmer die exponierten Arbeitnehmer über die Wirkung der krebserzeugenden Gefahrstoffe durch eine **Betriebsanweisung** zu unterrichten hat. Dies soll den aktiven Arbeitsschutz fördern.

Entsprechend der Gefahrstoffverordnung und der Unfallverhütungsvorschrift ,,Arbeitsmedizinische Vorsorge" (VBG 100) sind arbeitsmedizinische Vorsorgeuntersuchungen der Arbeitnehmer, die krebserzeugenden Arbeitsstoffen ausgesetzt sind, durchzuführen. Die Berufsgenossenschaftlichen Grundsätze für arbeitsmedizinische Vorsorgeuntersuchungen ,,Aromatische Nitro- und Aminoverbindungen" (G 33), die auch für die BK Nr. 1304 ,,Erkrankungen durch Nitro- oder Aminoverbindungen des Benzols oder seiner Homologe oder ihrer Abkömmlinge" zutrifft, sehen für den exponierten Personenkreis folgende Untersuchungen vor: **Erstuntersuchungen** vor Beginn einer Tätigkeit mit Einwirkung von aromatischen Aminen und der Möglichkeit der Überschreitung der Auslöseschwelle.

Neben einer allgemeinen Untersuchung, der Erhebung der Anamnese und Arbeitsanamnese, einer speziellen ärztlichen Untersuchung, sind ein Urin- und Blutstatus anzufertigen und die Transaminasen sowie die Gamma-GT zu bestimmen.
Nachuntersuchungen*) während der Tätigkeit mit Einwirkung von aromatischen Aminen. Die erste Nachuntersuchung hat nach 6 – 9 Monaten, die weiteren haben je nach Expositionsgrad alle 6 – 12 Monate zu erfolgen.
Als spezielle Untersuchungen sind die Bestimmungen des Hämoglobins, ein Blutausstrich sowie die Untersuchung der Transaminasen und der Gamma-GT erforderlich. Zusätzlich müssen monatlich ein Urinstatus und je nach Vorbefund alle 6 – 12 Monate eine zytologische Untersuchung des Urin-Sedimentes und bei Mikrohämaturie oder Nachweis von pathologischen Zellen im Urin-Sediment eine urologische Untersuchung (Zystoskopie) durchgeführt werden.

Nachgehende Untersuchungen sind nach Ausscheiden aus einer Tätigkeit an Arbeitsplätzen mit Einwirkung von krebserzeugenden aromatischen Aminen vorgeschrieben. In Sonderfällen sind diese (z. B. 4-Aminodiphenyl, Benzidin, 2-Naphthylamin) erforderlich. Die nachgehenden Untersuchungen sind jährlich durchzuführen.
Sofern durch die Einwirkung von aromatischen Aminen andere arbeitsbedingte Erkrankungen entstanden sind, ist zu prüfen, ob diese durch Einwirkung von Nitro- oder Aminoverbindungen des Benzols oder seiner Homologe oder ihrer Abkömm-

---

*) Der Grundsatz 33 differenziert zwischen einer Exposition gegenüber methämoglobinbildenden Nitro- und Aminoaromaten (BK-Nr. 1304) und kanzerogenen aromatischen Aminen.

linge (BK-Nr. 1304) oder chemisch irritativ oder toxisch wirkenden Stoffen (BK-Nr. 4302) verursacht sind bzw. ob sie unter die BK-Nr. 5101 (Schwere oder wiederholt rückfällige Hauterkrankungen) fallen.

Therapie: Urologisch-chirurgische Behandlung.

Literatur:

WEBER, W.: Zbl. f. Arbeitsmed. 1978 S. 234
KORALLUS/LEWALTER: Aromatische Amine, in KONIETZKO/DUPUIS, Handbuch der Arbeitsmedizin, Ecomed-Verlag Landsberg, 1989

VI – 2.1302
Erkrankungen durch Halogenkohlenwasserstoffe

Halogenkohlenwasserstoffe sind aliphatische und zyklische Kohlenwasserstoffverbindungen mit den Halogenen Chlor, Brom, Jod und Fluor. Als Bestandteile organischer Lösemittel sind sie in der gewerblichen Wirtschaft sehr verbreitet und werden u. a. bei der Extraktion von Fetten, als Mittel zur Reinigung und Entfettung von Metallen, z. B. bei der Reparatur und Instandhaltung von Maschinen, Motoren (sog. Kaltreiniger), als Lösemittel für Lacke, Farben, Harze und Wachse benötigt. Die Halogenkohlenwasserstoffe dienen u. a. auch als Mittel zur chemischen Reinigung von Textilien, Schädlingsbekämpfungsmittel und als Ausgangsstoffe und Zwischenprodukte für zahlreiche chemische Synthesen.

Die Berufskrankheiten-Statistik (Unfallverhütungsberichte) weist eine Zunahme der angezeigten und erstmals entschädigten Fälle auf:

Jahr	Angezeigte Krankheiten	Erstmals entschädigte Fälle
1985	277	12
1986	475	11
1987	423	11
1988	540	10
1989	613	18
1990	640	12
1991	624	34
1992	798	20

Die Halogenkohlenwasserstoffe finden in reiner Form, Gemischen und Zubereitungen Verwendung. Sie sind gemäß der Gefahrstoffverordnung Gefahrstoffe. Sie haben einen angenehmen, ätherischen Geruch. Als Gemische sind sie meist nicht kennzeichnungspflichtig gem. der Gefahrstoffverordnung, woraus zu Unrecht oft eine Ungefährlichkeit angenommen wird!

Bekannte *aliphatische Halogenkohlenwasserstoffe* sind u. a. Monochlormethan, Trichlorethylen („Tri"), *zyklische Verbindungen,* Monochlorbenzol, Dichlorbenzol, Trichlorphenol, Pentachlorphenol, Chlornaphthaline.

Für einige Halogenkohlenwasserstoffe bestehen gemäß der Gefahrstoffverordnung Verwendungsverbote, sofern sie mehr als 1 % ihres Gewichtes dieser Stoffe enthalten und als Reinigungs-, Entfettungs- und Entlackungsmittel bzw. als Löse- und Verdünnungsmittel, z. B. für Anstrichstoffe, Klebstoffe, Gummilösungen benutzt werden sollen: Tetrachlorkohlenstoff, Tetrachlorethan und Pentachlorethan.

Halogenkohlenwasserstoffe
VI – 2.1302

Halogenkohlenwasserstoffe sind bei normaler Zimmertemperatur flüssig, sie verdampfen relativ leicht, so daß sie *inhalativ* aufgenommen werden können. Aus der hohen Fett- bzw. Lipoidlöslichkeit der Halogenkohlenwasserstoffe erklärt sich die besondere Affinität zum Zentralnervensystem, wo sie in die Zellen eindringen und zu einer reversiblen Funktionshemmung oder bleibenden Schäden führen können. Die Halogenkohlenwasserstoffe werden innerhalb weniger Stunden meist abgeatmet bzw. über die Nieren in Form ihrer Metaboliten ausgeschieden.

Je nach der Höhe der Konzentration der inhalierten gasförmigen Halogenkohlenwasserstoffe und der Einwirkungszeit tritt ein Rauschzustand oder aber eine tiefe Narkose ein. Auch krankhafte Prozesse der Leber und Nieren werden bei einer Halogenkohlenwasserstoff-Einwirkung beobachtet. Hier sind es die toxischen Stoffwechsel-Abbauprodukte dieser Verbindungen im Blut, die ernstliche Leberzellschädigungen hervorrufen und in eine Leberzirrhose übergehen können sowie Nierenschäden verursachen.

Halogenkohlenwasserstoffe wandeln sich bei Kontakt mit offener Flamme, z. B. beim Schweißen, in das hochgiftige *Phosgen* um, das selbst in geringer Konzentration als Reizgas inhaliert werden und zum lebensgefährlichen toxischen Lungenödem führen kann.

Die ungeschützte Haut der beruflich exponierten Personen verliert bei lokaler Halogenkohlenwasserstoff-Einwirkung durch den Fettentzug ihren normalen Schutzmantel. Entzündliche und allergische Krankheitsbilder der Haut sind meist die Folgen. Das gleiche gilt auch für die Schleimhäute (Augen, Mundhöhle, Bronchialsystem).

Gesundheitsschädigungen nach Halogenkohlenwasserstoff-Einwirkung treten akut, häufiger jedoch in chronischer Form auf. Ein einheitliches Krankheitsbild, z. B. eine Berufskrankheit „Lösemittelgemische", ist derzeit nicht bekannt.

Die Krankheitserscheinungen können sich unmittelbar bis zu mehreren Stunden nach der Einwirkung bzw. bei chronischer Einwirkung nach einer Latenzzeit bemerkbar machen. Die subjektiven und objektiven Krankheitserscheinungen sind weitgehend bei der **akuten Einwirkung** durch die narkotische Wirkung der Halogenkohlenwasserstoffe bestimmt: z. B. Kopfschmerzen, Schwindel, Benommenheit, Müdigkeit, Schläfrigkeit, Verwirrtheitszustände, Sprach- und Gangstörungen, Seh- und Hörstörungen, Herzunruhe, Beklemmung, Krämpfe, allgemeine Erregungszustände (Exzitation), Bewußtlosigkeit und Atemlähmung, die einen tödlichen Ausgang nehmen können.

Bei der **chronischen Intoxikation** durch Halogenkohlenwasserstoffe stehen neben den narkotischen Eigenschaften insbesondere die neurotoxischen Wirkungen der Metaboliten im Vordergrund. Diese sind oft weit giftiger als die Ausgangsstoffe. Nach einer bestimmten Latenzzeit treten typische Krankheitserscheinungen, z. B.

Berufskrankheiten   **Halogenkohlenwasserstoffe VI – 2.1302**

Verwirrtheitszustände, Kreislaufstörungen, Sehstörungen, Schlafstörungen, Zittern, Schreibstörungen, Übelkeit, Erbrechen, Durchfälle, Darmkoliken, Leber- und Nierenfunktionsstörungen auf.
In jüngster Zeit wird bei Exponierten auch eine **chronische toxische Enzephalopathie** (organisches Psychosyndrom) beobachtet. Diese nicht reversible Gesundheitsschädigung manifestiert sich u.a. in allgemeiner Leistungsschwäche, Störung der mnestischen Funktionen, Stimmungslabilität, Depressionen und Konzentrationsschwäche!
Auch **sensible und motorische Polyneuropathien** werden beobachtet.
Bei Berufen mit beträchtlicher Lösemittel-Exposition, z.B. Anstreicher, muß von einer gewissen Zahl nicht diagnostizierter zerebraler Schäden ausgegangen werden.
Die Gefahrstoffverordnung und die Unfallverhütungsvorschrift ,,Arbeitsmedizinische Vorsorge" (VBG 100) schreiben für beruflich Exponierte, die mit den Halogenkohlenwasserstoffen Tetrachlorkohlenstoff, Tetrachlorethan und Pentachlorethan umgehen, **arbeitsmedizinische Vorsorgeuntersuchungen** vor. Die Untersuchungen sind nach den ,,Berufsgenossenschaftlichen Grundsätzen für arbeitsmedizinische Vorsorgeuntersuchungen" [Erst- und Nachuntersuchungen bei Überschreitung der Auslöseschwelle folgender Gefahrstoffe: Tetrachlormethan (Tetrachlorkohlenstoff) – G 13; Trichlorethylen – G 14; Tetrachlorethylen – G 17; Tetrachlorethan – G 18; Monochlormethan (Methylchlorid – G 28; Vinylchlorid – G 36)] vorzunehmen.

Erstuntersuchungen vor Aufnahme der Tätigkeit an Arbeitsplätzen mit Einwirkung dieser gefährlichen Arbeitsstoffe.
Ebenso sind **Nachuntersuchungen** in bestimmten Zeitabständen (meist im Abstand von 6 Monaten) vorgeschrieben. Labortechnische Untersuchungen, insbesondere die Bestimmung der Transaminasen (SGOT, SGPT) und der Gamma-GT, weitere Enzymreaktionen (alkalische Phosphatase), Bestimmung des Serum-Kreatinins sowie Elektrophorese, Elektrokardiogramm, Audiogramm, Sehtest, Bromthaleintest, Urin-Status sowie die Bestimmung der Gallenfarbstoffe, sind neben einer exakten klinischen Untersuchung einschließlich genauer Arbeitsanamnese gefordert.

Hochchlorierte Chlornaphthaline, z. B. Elektro-Isoliermittel, wie ,,Perna", haben auch eine spezifische Wirkung auf die Haut. Es kann zu schwer heilenden und entstellenden akneartigen Hautveränderungen (Pernakrankheit, Chlorakne, Hyperkeratose) kommen.
Arbeitsmedizinische Vorsorgeuntersuchungen entspr. den ,,Berufsgenossenschaftlichen Grundsätzen" (G 24) ,,Hauterkrankungen (mit Ausnahme von Hautkrebs)" sind hier zusätzlich erforderlich.

Eine Sonderstellung nimmt Monochlorethylen (Vinylchlorid), ein Grundstoff der Kunststoffindustrie, ein. Dieser gasförmige gewerbliche Gefahrstoff kann durch Inhalation von den Autoklaven-Reinigern in der kunststofferzeugenden Industrie aufgenommen werden und u. a. eine Sklerodermie und eine röntgenologisch nachweisbare bandförmige Knochenauflösung an einzelnen Fingerendgliedern (Akroosteo-

lyse) hervorrufen. Nach Wegfall der Exposition können sich diese Veränderungen unter einer geringen Verkürzung der Fingerendglieder zurückbilden.
Vinylchlorid gehört in die Reihe der krebserzeugenden Gefahrstoffe. Hämangioendotheliome der Leber sowie andere Lebererkrankungen wurden beobachtet.
Aus diesem Grunde sind MAK-Werte nicht angegeben.
Der TRK-Wert (TRGS 900 „Grenzwerte in der Luft am Arbeitsplatz", 1994) für Vinylchlorid beträgt für bestehende Anlagen der VC- und PVC-Herstellung 3 ml/m^3 bzw. 8 mg/m^3, im übrigen 2 ml/m^3 bzw. 5 mg/m^3.
Die Analyse der Halogenkohlenwasserstoffe zum Nachweis einer beruflichen Belastung mit diesen Gefahrstoffen kann aus der Atemluft, Blut oder Harn vorgenommen werden.

Therapie: Eine spezifische Therapie ist nicht bekannt.

Literatur:

KONIETZKO, J.: Intoxikationen durch Arbeitsstoffe, in: Neurologie und Klinik, G. Thieme Verlag Stuttgart, 1992

KONIETZKO, J.: Probleme der Beanspruchung des Menschen in der modernen Arbeitswelt. Schriftenreihe Zentralblatt für Arbeitsmedizin Band 13, Dr. CURT HAEFNER Verlag Heidelberg, 1993

LEHNERT, G.: Lösemittel, Schädlingsbekämpfungs- und Unkrautvertilgungsmittel. In: VALENTIN et al.: Arbeitsmedizin, 3. Aufl., Thieme-Verlag Stuttgart, 1985

TRIEBIG/BESTLER/BAUMEISTER/WELTLE: Untersuchungen zur Belastung und Beanspruchung bei chronischer Lösemittel-Mischexposition. Arbeitsmed. Sozialmed. Präventivmed. 10, 1982, S. 255

TRIEBIG, G. (Ed.): Die Erlanger Spritzlackier-Studie. Arbeitsmed. Sozialmed. Präventivmed. Sonderheft 13 (1989) Gentner Verlag, Stuttgart

TRIEBIG, G.: Ist eine Berufskrankheit „Lösemittelgemische" erforderlich? Arbeitsmed. Sozialmed. Umweltmed. 29, 1994, S. 319

VI – 2.1303
Erkrankungen durch Benzol, seine Homologe oder durch Styrol

Benzol oder seine Homologe – als aromatische Kohlenwasserstoffe – fanden in der gewerblichen Wirtschaft wegen ihrer besonderen physikalisch-chemischen Eigenschaften und ihren hierdurch begründeten vielfältigen Anwendungsmöglichkeiten, insbesondere als Bestandteil organischer Lösemittel, Verwendung.

Ihre technischen Vorzüge ließen die gesundheitlichen Risiken, die von diesen Gefahrstoffen ausgehen – in Unkenntnis ihrer pathogenen Eigenschaften – offenbar in den Hintergrund treten. Dies trifft insbesondere für das **Benzol** zu.

Die Gefahrstoffe waren **weit verbreitet** als Reinigungs- und Entfettungsmittel, z. B. für Gegenstände, Apparate, Arbeitsgeräte, Motoren- und Maschinenteile sowie Oberflächen; sie waren und sind wesentliche Bestandteile von sog. Kaltreinigern, einer Bezeichnung, die den Anwendern ihre Toxizität verharmlost.

Benzol fand auch **Verwendung** als organisches Löse- und Verdünnungsmittel, z. B. für Farben, Lacke, Anstrichstoffe, Polituren, Beizen, Imprägnierungsmittel, Dichtungsmaterial, Isoliermittel, Kitte, Vergußmassen, Fußbodenpflegemittel, Klebestoffe, Gummilösungen, Bautenschutzmittel, Überzugsmassen und Abbeizmittel.

Bereits 1975 wurde in der damaligen Arbeitsstoffverordnung ein Verwendungsverbot von Benzol ausgesprochen.

Benzolhaltige Kraftstoffe für Verbrennungsmotoren sind aus Gründen der Praktikabilität aus dem Verwendungsverbot herausgenommen worden.

Benzol darf auch weiterhin verwendet werden, wenn es aus betriebstechnischen Gründen nicht durch andere, weniger toxische Gefahrstoffe oder Zubereitungen ersetzt werden kann.

Erkrankungen durch **Styrol** sind mit der Zweiten Verordnung zur Änderung der Berufskrankheiten-Verordnung vom 18. Dezember 1992 (BGBl. I S. 2343) neu in die Liste Berufskrankheiten aufgenommen worden, und zwar als Erweiterung der BK-Nr. 1303.

Styrol, das durch Dehydrierung von Ethylbenzol gewonnen wird, findet Verwendung bei der Polymerisation zu Polystyrol, in Lösemitteln für synthetische Gummis und Harze. Außerdem wird es als Zwischenprodukt für verschiedene chemische Synthesen benötigt.

Die Berufskrankheiten-Statistik (Unfallverhütungsberichte der Bundesregierung), ohne die Erkrankungen durch Styrol, weist eine Zunahme der angezeigten und erstmals entschädigten Fälle auf:

Benzol oder seine Homologe, Styrol
VI – 2.1303

Berufskrankheiten

Jahr	Angezeigte Krankheiten	Erstmals entschädigte Fälle
1985	111	12
1986	153	12
1987	185	12
1988	171	13
1989	212	20
1990	240	27
1991	260	21
1992	300	30

Beim **Umgang mit Benzol** oder benzolhaltigen Zubereitungen, die mehr als 1 v.H. ihres Gewichtes Benzol enthalten, ist eine (gesundheitsgefährdende) Einwirkung zu unterstellen, ebenso wenn hierbei Benzol in die Luft am Arbeitsplatz austritt oder ein direkter Kontakt mit der Haut erfolgt.

Eine Einwirkung wird im allgemeinen nicht angenommen bei Arbeitnehmern an Tankstellen, die Kraftfahrzeuge mit benzolhaltigen Kraftstoffen betanken.

Benzol ist ein leicht flüchtiger Gefahrstoff, der bereits bei schwüler Raumluft an der Arbeitsstätte oder in der Sommerhitze verdampft.

Die aromatischen Kohlenwasserstoffe **gelangen inhalativ in den Organismus.** Benzol wird durch Oxidation u. a. zu Phenol (Oxibenzol) abgebaut, die Giftigkeit resultiert aus den Metaboliten. Die wichtigsten Homologe des Benzols sind Toluol und Xylole. Diese Gefahrstoffe sind weniger toxisch als Benzol; ihre Metaboliten sind die Hippursäure (Toluol) und die Methylhippursäure (Xylole).

Die Verwendung der Benzol-Homologe anstelle des Benzols kann mit Einschränkungen als eine arbeitsmedizinische Alternative angesehen werden.

Benzol und seine Homologe zeichnen sich gemeinsam u. a. durch ihre hohe fettlösende Eigenschaft aus. Bei Aufnahme größerer Mengen kommt es bei den Exponierten – wie bei allen organischen Lösemitteln – zu einer mehr oder minder starken, vorübergehenden Lähmung des Zentralnervensystems. Dies erklärt sich durch die große Affinität des lipoidreichen Gewebes des Gehirns gegenüber diesem Gefahrstoff. Dieser Zustand ist sehr gut mit dem Verlauf einer Narkose vergleichbar.

Wegen der **krebserzeugenden Eigenschaft** des Benzols kann gegenwärtig keine noch als gesundheitlich unbedenklich anzusehende Gefahrstoff-Konzentration angegeben werden, weil sich bei langfristiger Einwirkung geringer Dosen die gesetzten Veränderungen in hohem Maße summieren. In der Stoffliste der Grenzwerte (TRGS 900 „Grenzwerte in der Luft am Arbeitsplatz" 1994) fehlt daher für diesen gewerblichen Schadstoff die Angabe seiner höchstzulässigen Arbeitsplatzkonzentration.

Berufskrankheiten   **Benzol oder seine Homologe, Styrol**

Da gegenwärtig Benzol als kanzerogener Gefahrstoff nicht vollständig aus der gewerblichen Wirtschaft verdrängt werden kann, muß weiterhin mit einer Exposition durch diesen gefährlichen Arbeitsstoff ausgegangen werden. Für Benzol tritt an die Stelle eines MAK-Wertes in der TRGS 900 (1994) „Grenzwerte in der Luft am Arbeitsplatz" eine Technische Richtkonzentration (TRK), die beim Umgang mit diesem Gefahrstoff als Richtwert für die zu treffenden Schutzmaßnahmen und die meßtechnische Überwachung dient. Der TRK-Wert wird gegenwärtig mit 2,5 ml/m^3 bzw. 8 mg/m^3 für Kokereien, Tankfelder in der Mineralölindustrie, Reparatur und Wartung von Otto-Kraftstoff bzw. benzolführenden Teilen, im übrigen 1 ml/m^3 bzw. 3,2 mg/m^3 angegeben (TRGS 900 „Grenzwerte in der Luft am Arbeitsplatz" 1994)

Ganz im Vordergrund der **Symptomatologie** einer **akuten Vergiftung** nach Einwirkung von Benzol oder seinen Homologen steht die **narkotische Wirkung** dieser gewerblichen Gefahrstoffe. Ähnlich einer medizinisch eingeleiteten Narkose kommt es zunächst zu Erregungszuständen, die als Benzolrausch bezeichnet werden und als Vorstadium der eigentlichen Intoxikation angesehen werden müssen. In schweren Fällen tritt eine langanhaltende Bewußtlosigkeit auf, die zum Ausfall der Schutzreflexe führt. Komplizierend können eine Atemlähmung sowie Herz- und Kreislaufschwäche als Ausdruck schwerster Intoxikation hinzutreten – Zeichen akuter Lebensgefahr!

Nach Inhalation hochkonzentrierter Benzoldämpfe kann es innerhalb weniger Minuten zum Tode des Exponierten kommen. In weniger schweren Fällen bestehen Kopfschmerzen, Schwindel oder Benommenheit.

Bei immer wieder auftretender Einwirkung, wie dies bei bestimmten Arbeiten durchaus möglich ist, kann sich ein **chronisches Krankheitsbild** manifestieren. Infolge einer Schädigung des blutbildenden Organs, insbesondere des Knochenmarks, werden **Anämien,** eine **Blutungsneigung** bei Verminderung der Thrombozyten bzw. durch Schädigung der Gefäßwände und ein hochgradiger Schwund der Leukozyten (Granulozytopenie) beobachtet. Diese krankhaften Prozesse machen sich u.a. durch Spontanhämatome der Haut, Mundschleimhaut, Nase und des Darmes bemerkbar. Mattigkeit, Schwindel, Kopfschmerz sowie Magen- und Darmstörungen sind auch Ausdruck der Allgemeinvergiftung.

Selbst nach Fortfall einer Benzol-Exposition kann das Risiko einer Knochenmarkschädigung, die in eine **Leukämie** übergehen kann, nicht beseitigt werden.
Eine Besserung bzw. ein vollständiger Rückgang der Krankheitserscheinungen ist möglich, oft bleibt allerdings eine Überempfindlichkeit gegenüber Benzol bestehen. **Leberzellschädigungen,** die beim Umgang mit anderen organischen Lösemitteln, z. B. Tetrachlorkohlenstoff, auftreten, sind bei einer Benzol-Einwirkung nicht sicher zu beweisen. **Hautschäden,** die nach Kontakt mit Benzol und seiner Homologe entstehen und weitgehend durch den Fettentzug der Haut infolge der fettlösenden Eigen-

schaften dieser Gefahrstoffe verursacht sind, gelten nicht als Allgemeinerscheinungen der Berufskrankheit. Ggf. kann die BK-Nr. 5201 ,,Schwere oder wiederholt rückfällige Hauterkrankungen, die zur Unterlassung aller Tätigkeiten gezwungen haben, die für die Entstehung, die Verschlimmerung oder das Wiederaufleben der Krankheit ursächlich waren oder sein können" zutreffend sein.

Die **Diagnose** der chronischen Erkrankung nach **Einwirkung von Benzol** oder seinen Homologen stützt sich nicht unwesentlich auf die Arbeitsanamnese in Verbindung mit dem klinischen Erscheinungsbild und den labortechnischen Befunden.

Mit einer **Exposition durch Styrol**, das wie Benzol und seine Homologen zu den aromatischen Kohlenwasserstoffen zählt, ist u.a. bei der Herstellung synthetischen Gummis, in der kunststofferzeugenden Industrie, in Lösemittelbetrieben und bei der Polystyrolherstellung zu rechnen.

Styrol gelangt inhalativ in den Organismus. Bei den Metaboliten handelt es sich zum überwiegenden Teil um Mandelsäure, in wesentlich geringerem Grade um Phenylglyoxylsäure. Der MAK-Wert (TRGS 900 ,,Grenzwerte in der Luft am Arbeitsplatz" 1994) beträgt 20 ml/m^3 (ppm) bzw. 85 mg/m^3, der BAT-Wert 2 g Mandelsäure/l Harn bzw. 2,5 g Mandelsäure plus Phenylglyoxylsäure/l Harn (TRGS 903 ,,Biologische Arbeitsplatztoleranzwerte" 1994). Die akute Intoxikation durch Styrol ist in ihrer **Symptomatologie** vergleichbar mit der durch andere organische Lösemittel verursachten Vergiftung. Es kommt zu pränarkotischen Zeichen, die sich u.a. in Übelkeit, Kopfschmerz, Schwindel, Ermüdung, Konzentrationsschwäche, Benommenheit und Verwirrtheitszuständen äußern. Bei akuter und chronischer Exposition können organische Dauerschäden des zentralen und des peripheren Nervensystems im Sinne eines sog. Psychosyndroms (toxische Enzephalopathie) und einer Polyneuropathie in Erscheinung treten.

Die **Prävention** dieser Berufskrankheit ist eine ergonomische Aufgabe: Die Errichtung nichtexponierter Arbeitsplätze, wie sie die Arbeitsstättenverordnung fordert, muß an erster Stelle genannt werden. Dies kann durch klimatechnische Anlagen, Absaugvorrichtungen bzw. durch Änderung der Technologien (Arbeiten im geschlossenen System) erreicht werden. Ziel dieser Bemühungen muß sein, auf der Arbeitsstätte gesundheitlich zuträgliche Atemluft zu garantieren.

Arbeitsmedizinische Vorsorgeuntersuchungen gemäß der Gefahrstoffverordnung, der TRGS 125 ,,Auslöseschwelle für Benzol", der Unfallverhütungsvorschrift ,,Arbeitsmedizinische Vorsorge" (VBG 100) sind nach den ,,Berufsgenossenschaftlichen Grundsätzen für arbeitsmedizinische Vorsorgeuntersuchungen" G 8 ,,Benzol" und G 29 ,,Benzolhomologe (Toluol, Xylole)" bei Überschreitung der Auslöseschwelle durchzuführen.

Vor Aufnahme einer Tätigkeit an Arbeitsplätzen mit Einwirkung von Benzol und seinen Homologen ist eine **Erstuntersuchung** durchzuführen. Eine allgemeine Untersuchung mit Erhebung der Anamnese, insbesondere Arbeitsanamnese und die Bestimmung des vollständigen Blutstatus einschließlich der Zählung der Thrombozyten und Urinstatus soll Personen, bei denen gesundheitliche Bedenken z. B. wegen bestehender Erkrankungen des Blutes oder der blutbildenden Organe geäußert werden, vor weiterer Schädigung durch Benzol oder seine Homologe schützen.

Bei Benzolexposition erfolgt die **erste Nachuntersuchung** vor Ablauf von zwei Monaten und die **weiteren Nachuntersuchungen** innerhalb von drei bis sechs Monaten. Die Nachuntersuchungen erstrecken sich auf die Erhebung der Zwischenanamnese und die ärztliche Untersuchung im Hinblick auf die Tätigkeit (erhöhte Blutungsneigung). An speziellen Untersuchungen sind ein Urinstatus, vollständiger Blutstatus mit Thrombozytenzählung sowie eine Phenol-Bestimmung im Urin erforderlich. Bei unklaren Fällen ist eine Chromosomen-Analyse durchzuführen.

Nachgehende Untersuchungen sind nach den ,,Berufsgenossenschaftlichen Grundsätzen für arbeitsmedizinische Vorsorgeuntersuchungen" (G 8 ,,Benzol") vorzunehmen.

Bei einer Exposition mit **Benzol-Homologen** erfolgt die **erste Nachuntersuchung** nach G 29 vor Ablauf von 12 – 18 Monaten, **weitere Nachuntersuchungen** im Abstand von 12 – 24 Monaten. Die allgemeine Untersuchung erstreckt sich auf die Erhebung der Zwischenanamnese und eine Untersuchung im Hinblick auf die Tätigkeit. An speziellen Untersuchungen sind der Urin- und der vollständige Blutstatus (alle zwei Jahre) gefordert. Erwünscht ist die Bestimmung der Thrombozytenzahl, bei unklaren Fällen Hippursäure-Bestimmung bzw. Bestimmung der m- oder p-Methylhippursäure im Urin.

Bei einer **Styrol-Exposition** empfiehlt sich die Untersuchung des Harn zum Nachweis der Metaboliten Mandelsäure und Phenylglyoxylsäure.

Therapie: Ein spezifisches Antidot ist nicht bekannt. Nach inhalativer Intoxikation Dexa-Spray; Hyperventilationsbehandlung. Keine Gabe von Katecholaminen oder Calcium i.v.!

Bei benzolverursachter Knochenmarkschädigung haben sich wiederholte Frischblut-Transfusionen bewährt, evtl. Androgene sowie Kortikosteroide. Antibiotika-Prophylaxe.

Literatur:

BOLT, H. M.; MYSLAK, Z.: Benzol; in: Grundlagen der Arbeitsmedizin, Stuttgart 1985

KONIETZKO, J.: Intoxikationen durch Arbeitsstoffe; in: Neurologie in Praxis und Klinik. G. Thieme Verlag Stuttgart, 1992

KONIETZKO/DUPUIS: Handbuch der Arbeitsmedizin. Ecomed-Verlag Landsberg, 1989

PETHRAN, A.: Erkrankungen durch Styrol – eine neue Berufskrankheit, Arbeitsmed. Sozialmed. Umweltmed. 28, 1993, S. 534

TRIEBIG/KRAMER: Erkrankungen durch Benzol oder seine Homologe (Toluol, Xylol): Klinik und Therapie. Arbeitsmed. Sozialmed. Präventivmed. 21, Heft 1, (1986) S. III

Berufskrankheiten

VI – 2.1304
Erkrankungen durch Nitro- oder Aminoverbindungen des Benzols oder seiner Homologe oder ihrer Abkömmlinge

Nitro- und Aminoverbindungen des Benzols (aromatische Nitro- und Aminoverbindungen) einschließlich ihrer Homologen oder ihrer Abkömmlinge sind chemische Verbindungen, die in zahlreichen Industriezweigen, besonders in der chemischen Industrie, hergestellt oder verarbeitet werden und als Grundstoffe sowie Zwischen- und Endprodukte die Eigenschaften von Gefahrstoffen besitzen. Zu den Nitroverbindungen zählen u. a. **Nitrobenzol** (Mirbanöl, Parfümstoff), **Trinitrophenol** (Pikrinsäure, Sprengstoff, Farbstoff, medizinische Reagenzien, Antiseptika) und zu den Aminoverbindungen **Aminobenzol** (Farbstoff Anilin), **Toluidine** (Farbstoffe) sowie **Paraphenyldiamin** (Pelzfärbemittel, Urosol). Weiterhin rechnet man hierzu die **Dinitrophenolderivate**. Zu den Nitro- und Aminoverbindungen zählen **Paranitroanilin** und **Tetranitromethylanilin**.

Diese Stoffe finden Verwendung u. a. in der chemischen Industrie, hier vor allem bei der Herstellung von synthetischen Farben und Sprengstoffen, in pharmazeutischen Betrieben zur Herstellung von Antiseptika und Reagenzien, in der Photo-Industrie bei der Fabrikation von Entwicklern, in Imprägnierbetrieben, Pelzfärbereien, Seifen- und Parfümereifabriken und in zunehmendem Maße bei der Produktion von Insektiziden, Akariziden, Fungiziden und Herbiziden.

Die Zahl der angezeigten und erstmals entschädigten Fälle der Berufskrankheit gibt die folgende Tabelle wieder (Unfallverhütungsberichte der Bundesregierung):

Jahr	Angezeigte Krankheiten	Erstmals entschädigte Fälle
1985	79	0
1986	124	0
1987	115	2
1988	112	1
1989	121	0
1990	119	0
1991	90	0
1992	74	1

Einwirkungsmöglichkeiten bestehen in den genannten Industrien für die Arbeitnehmer, die mit der Herstellung oder Verarbeitung dieser gewerblichen Schadstoffe zu tun haben. Die **Aufnahme** dieser Gefahrstoffe in den Organismus erfolgt durch Inhalation ihrer Dämpfe oder Stäube über die Haut und den Magen-Darm-Kanal. Ein

Nitro- oder Aminoverbindungen des Benzols
VI – 2.1304

Teil dieser aromatischen Nitro- und Aminoverbindungen sind starke Blutgifte, die u. a. eine Umwandlung des Hämoglobins durch Oxidation des Eisens in **Methämoglobin** (Hämiglobin) bewirken. Dieser pathologische Blutfarbstoff, der dem Blut eine ,,rost"-braune Farbe verleiht, ist nicht in der Lage, Sauerstoff lose an sich zu binden und ihn wieder abzugeben. Ein Sauerstoffmangel im Gewebe ist die Folge. Außerdem kann das Hämoglobin in **Verdoglobin** aufgespalten werden.

Nach **akuter Einwirkung** der meisten Nitro- und Aminoverbindungen des Benzols, z. B. durch Inhalation, klagen die beruflich exponierten Personen über Müdigkeit, Schwäche, Übelkeit, Kopfschmerz, Atemnot. Die Haut, insbesondere an den Lippen und Fingernägeln, weist eine zyanotische Verfärbung auf, wie sie u. a. bei Patienten mit angeborenen Herzvitien beobachtet wird, aber im Gegensatz zu diesen nicht durch eine ungenügende Sättigung des Hämoglobins mit Sauerstoff, sondern durch einen relativ hohen Methämoglobingehalt des Blutes bedingt ist. Diese Zyanose kann bei schweren Vergiftungen über der ganzen Haut und den Schleimhäuten sichtbar werden. Die Methämoglobinbildung kann auch nach kutaner Resorption erfolgen.

Die **Einwirkung sehr hoher Konzentrationen** dieser chemischen Verbindungen ist mit Bewußtseinstrübung, Erregungszuständen, Krämpfen und Kreislaufschwäche verbunden; ein tödlicher Ausgang dieser gewerblichen Vergiftung ist möglich.
Während sich die Methämoglobinbildung nach Wegfall der Exposition zurückbildet, bleibt die Schädigung der verdoglobinhaltigen roten Blutkörperchen bestehen. Durch Zerstörung von Erythrozyten kann eine Anämie auftreten.
Die insbesondere nach Einwirkung von aromatischen Nitroverbindungen nachweisbaren **Heinz'schen Innenkörperchen** (koagulierte Eiweiße) eignen sich gut für die Diagnostik dieser gewerblichen Vergiftungen.
Einige aromatische Nitro- und Aminoverbindungen lösen Leberzellschädigungen aus. Eine Verminderung des Hämoglobingehaltes, ein **hämolytischer Ikterus** sowie eine Proteinurie sind meist Ausdruck eines chronischen, schleichenden Verlaufs dieser Berufskrankheit.

Bei einer beruflichen **Pikrinsäurebelastung** kommt es zu einer ungefährlichen Gelbverfärbung von Haut und Haaren, nach Trinitrotoluol-(TNT)-Einwirkung tritt eine rötliche Verfärbung der Haare ein.
Nach **Einwirkung geringer Konzentrationen** über längere Zeit kommt es zu Zeichen einer **chronischen Vergiftung**. Diese bestehen u. a. in Anämie, Dermatosen und Leberfunktionsstörungen.

Die **Diagnose** dieser Berufskrankheit ist bei Berücksichtigung der Arbeitsanamnese, den teilweise auffälligen Symptomen (Zyanose!) und den spezifischen Laborbefunden (Nachweis von **Methämoglobin**) im Blut und **Heinz'schen Innenkörperchen** zu erzwingen.

Berufskrankheiten Nitro- oder Aminoverbindungen des Benzols

Eine meist mehrjährige Exposition mit den aromatischen Aminoverbindungen 4-Aminodiphenyl, Benzidin und seinen Salzen sowie 2-Naphthylamin kann zu Schleimhautveränderungen, Krebs oder anderen Neubildungen der Harnwege führen. Diese Gesundheitsstörungen stellen ein eigenes Berufskrankheitbild dar (vgl. BK-Nr. 1301).

Die **Prävention** dieser Berufskrankheit ist ergonomisch und arbeitsmedizinisch zu erreichen.
Am Arbeitsplatz muß ausreichend gesundheitlich zuträgliche Atemluft vorhanden sein. Dieser allgemeinen Forderung der Arbeitsstättenverordnung kann durch Errichtung von lüftungstechnischen Einrichtungen, z. B. Absauganlagen, nachgekommen werden. Die Verfahrenstechniken mit diesen Verbindungen sollten in geschlossenen Systemen durchgeführt werden. Sind diese technischen Arbeitsschutzmaßnahmen nicht durchführbar, müssen die Exponierten Atemschutzgeräte benutzen.

Arbeitsmedizinisch sollten entsprechend den ,,Berufsgenossenschaftlichen Grundsätzen für arbeitsmedizinische Vorsorgeuntersuchungen" (G 33) ,,Aromatische Nitro- und Aminoverbindungen" eine **Erstuntersuchung** vor Aufnahme einer Tätigkeit an Arbeitsplätzen mit Einwirkung von Nitro- oder Aminoverbindungen des Benzols oder seiner Homologen oder deren Abkömmlingen eine erste Nachuntersuchung nach 6 – 9 Monaten sowie weitere **Nachuntersuchungen** je nach Exposition nach 6 – 12 Monaten während dieser Tätigkeit durchgeführt werden. Bei der Erstuntersuchung sind neben einer allgemeinen ärztlichen Diagnostik folgende spezielle Untersuchungen erforderlich: Urin-Status, Blutstatus und Transaminasen (SGOT, SGPT) sowie die Gamma-GT. Bei den Nachuntersuchungen sind die folgenden Diagnoseverfahren in die Untersuchung einzubeziehen: Urin-Status, Hämoglobin, Blutausstrich auf Heinz'sche Innenkörperchen und Transaminasen (SGOT, SGPT) sowie die Gamma-GT.
Im Gegensatz zu BK-Nr. 1301 (,,Schleimhautveränderungen, Krebs oder andere Neubildungen der Harnwege durch aromatische Amine") entfallen hier nachgehende Untersuchungen, da mit Spätschäden im allgemeinen nicht zu rechnen ist. Obstruktive Atemwegserkrankungen, verursacht durch Paraphenylendiamin (z. B. Ursol), kann eine Berufskrankheit nach BK-Nr. 4302 der BeKV (,,Durch chemisch-irritativ oder toxisch wirkende Stoffe verursachte obstruktive Atemwegserkrankungen") sein. Sofern schwere oder wiederholt rückfällige Hauterkrankungen vorliegen, fallen diese ggf. unter BK-Nr. 5101 der BeKV.

Therapie: Bei Vorliegen einer generalisierten Zyanose als Symptom einer Methämoglobinämie sofortige Gabe von Toluidinblau 10 mg/kg Körpergewicht in 20 ml Aqua bidest. i.v. oder Ascorbinsäure. Symptomatische Behandlung.

Literatur:

KORALLUS, /LEWALTER: „Aromatische Nitroverbindungen", in KONIETZKO/DUPUIS: Handbuch der Arbeitsmedizin, Ecomed-Verlag Landsberg, 1989
VALENTIN et al.: Arbeitsmedizin, 3. Aufl., Thieme Verlag Stuttgart

VI – 2.1305
Erkrankungen durch Schwefelkohlenstoff

Jahr	Angezeigte Krankheiten	Erstmals entschädigte Fälle
1985	1	0
1986	9	0
1987	6	0
1988	4	0
1989	4	0
1990	3	0
1991	8	0
1992	7	1

Diese Berufskrankheit hat dank ergonomischer Bemühungen, u. a. durch Beschränkung der Verwendung des auslösenden Gefahrstoffes, arbeitsmedizinisch an Bedeutung verloren. Hierdurch wird demonstriert, daß bestimmte gewerbliche Gefahrstoffe nicht zwangsläufig prozeß-chemisch notwendig sind, sondern durchaus durch andere, für den arbeitenden Menschen weniger toxische Substanzen, ersetzt werden können bzw. auf sie ganz verzichtet werden kann.

In den Jahren 1985 – 1989 sind keine Entschädigungsfälle mehr eingetreten. In diesem Zeitraum wurden insgesamt 24 Berufskrankheiten angezeigt.

Wegen seiner bemerkenswerten physikalisch-chemischen Eigenschaften, insbesondere seiner Fettlöslichkeit, fand der Schwefelkohlenstoff (CS_2) schon sehr früh in der chemischen Industrie breite Anwendung als Grund- und Ausgangsstoff für zahlreiche Produkte. So ist es nicht verwunderlich, daß in der Ersten Berufskrankheiten-Verordnung (BKVO) vom 12. Mai 1925 (RGBl. I S. 69) unter den seinerzeit 11 näher bezeichneten Berufskrankheiten unter der lfd. Nr. 6 der Berufskrankheitenliste die ,,Erkrankungen durch Schwefelkohlenstoff'' bereits als entschädigungspflichtige Berufskrankheit zu finden ist.

Schwefelkohlenstoff (auch Kohlendisulfid) (CS_2) ist eine schon bei normaler Zimmertemperatur flüchtige, fett- und lipoidlösliche, giftige Flüssigkeit, die sich aufgrund ihres typischen, fauligen Geruchs selbst bei niedriger Konzentration warnend in der Umgebungsluft bemerkbar macht. Die Geruchsschwelle liegt mit einer Konzentration von 0,03 mg/m^3 weit unterhalb des MAK-Wertes (TRGS 900 ,,Grenzwerte in der Luft am Arbeitsplatz'' 1994) von 10 ml/m^3 bzw. 30 mg/m^3. Schwefelkohlenstoff (Kohlendisulfid) ist in der Liste der Gefahrstoffe in der Verordnung über gefährliche Stoffe aufgeführt.

Die Dämpfe des Kohlendisulfids sind leicht brennbar und explosiv; da sie schwerer

Schwefelkohlenstoff   **Berufskrankheiten**
VI – 2.1305

als Luft sind, sammeln sie sich nach ihrem Freiwerden in den unteren Luftschichten am Arbeitsplatz an und können zur Exposition der hier Tätigen führen. Schwefelkohlenstoff verbrennt zu Schwefeldioxid (SO_2).
Früher fand Schwefelkohlenstoff u. a. Verwendung bei der Gewinnung von technischen Fetten und Lackfarben sowie beim Kaltvulkanisieren von Gummi. Gegenwärtig wird er überwiegend zur Herstellung von Tetrachlorkohlenstoff, von Zellophan und anderen Folien und insbesondere bei der Viskose-Kunstfaser-Produktion (Kunstseide, Zellwolle) und der Extraktion von Fetten benötigt.
Auch bei der Herstellung von Rodentiziden, z. B. Wühlmausbekämpfungsmittel, findet er Verwendung.

Einwirkungsmöglichkeiten sind überall dort gegeben, wo Schwefelkohlenstoff hergestellt, verwendet oder weiterverarbeitet wird.

Der gewerbliche Schadstoff wird durch **Inhalation, in geringerem Maße auch über die Haut** in den Organismus aufgenommen. Ein Teil des eingeatmeten Gefahrstoffes wird beim Ausatmen wieder freigesetzt. Der ins Blut gelangte Schwefelkohlenstoff wird hier sehr schnell abgebaut, nur ein kleiner Teil wird vom Gewebe aufgenommen und nur sehr langsam über Urin, Stuhl und Schweiß wieder ausgeschieden. Wie alle fettlöslichen gewerblichen Schadstoffe entfaltet der Schwefelkohlenstoff seine gesundheitsschädliche Wirkung insbesondere im lipoidreichen Gewebe des zentralen und peripheren Nervensystems. Die Haut*) reagiert nach Kontakt mit Schwefelkohlenstoff mit Reizungen und Sekundärschäden wie Ekzemen und anderen Dermatosen.

Zur **akuten Vergiftung** kommt es, wenn hohe Konzentrationen in relativ kurzer Zeit inhaliert werden. Entsprechend der großen Fettlöslichkeit des Schwefelkohlenstoffs steht in diesem Falle die narkotische Wirkung im Vordergrund der Krankheitserscheinungen; alle Stadien einer Narkose kommen bei den Vergifteten zur Beobachtung: Benommenheit, Erregungszustände, tiefe Bewußtlosigkeit. Ein tödlicher Ausgang der Vergiftung infolge Atemstillstands ist möglich.
Die von einigen Autoren beschriebenen Schädigungen der Gefäße einschließlich der Koronargefäße sind nach Madaus nicht Zeichen der akuten Intoxikation, sondern vielmehr Folgen einer langjährigen Belastung am Arbeitsplatz mit hohen Schwefelkohlenstoff-Konzentrationen.

Die **subakute Vergiftung** zeigt sich u. a. in Unruhe, Schlaflosigkeit, Erregungszuständen, psychischen Störungen und Kopfschmerzen. Die **chronische Vergiftung**, die nach längerer Einwirkung mit kleineren Schwefelkohlenstoffkonzentrationen auftritt, ist weitgehend durch eine Schädigung des vegetativen, zentralen und periphe-

---

*) Hauterkrankungen gelten als Berufskrankheit im Sinne der BK-Nr. 1305 nur insoweit, als sie Erscheinungen einer Allgemeinerkrankung sind, die durch Aufnahme von Schwefelkohlenstoff verursacht wurde. Ggf. kann Nr. 5101 der BeKV zutreffend sein.

ren Nervensystems gekennzeichnet und weist dementsprechend eine vielfältige Symptomatologie auf. Die Erkrankten klagen u. a. über gesteigerte Erregbarkeit, Merkschwäche, Depressionen und schnelle Ermüdbarkeit (organisches Psychosyndrom bei toxischer Enzephalopathie). Es besteht meist Appetitlosigkeit verbunden mit einem Gewichtsverlust. Eine vorzeitig in Erscheinung tretende Arteriosklerose der Hirngefäße, koronare Herzkrankheit und Bluthochdruck wurden beobachtet. Sensible und motorische Polyneuropathien gehören ebenso zum Krankheitsbild wie Schädigungen des Seh- und Hörnervs sowie Funktionsstörungen der Schilddrüse. Eine Erhöhung des Cholesterinspiegels im Blut kann Zeichen einer chronischen Schwefelkohlenstoff-Einwirkung sein.

Die **Diagnose** einer chronischen Schwefelkohlenstoff-Vergiftung kann nur dann als gesichert gelten, wenn andere organische Nervenkrankheiten ausgeschlossen wurden und eine genaue Arbeitsanamnese erhoben wurde.

Die **Prävention** dieser Berufskrankheit ist weitgehend eine ergonomische Aufgabe. Gemäß der Arbeitsstättenverordnung muß auf der Arbeitsstätte ausreichend gesundheitlich zuträgliche Atemluft vorhanden sein. Mit Hilfe lüftungstechnischer Maßnahmen, z. B. wirksame Absauganlagen zur Abführung der gesundheitsschädlichen Schwefelkohlenstoff-Dämpfe, sollten die Bedingungen am Arbeitsplatz verbessert werden.

Arbeitsmedizinisch sind entsprechend der Gefahrstoffverordnung und der Unfallverhütungsvorschrift „Arbeitsmedizinische Vorsorge" (VBG 100) nach den „Berufsgenossenschaftlichen Grundsätzen für arbeitsmedizinische Vorsorgeuntersuchungen" (G 6), „Schwefelkohlenstoff" eine **Erstuntersuchung** vor Aufnahme einer Tätigkeit an Arbeitsplätzen mit Einwirkung von Schwefelkohlenstoff und eine erste Nachuntersuchung nach 3 Monaten sowie **Nachuntersuchungen** je nach Exposition alle 6 – 12 Monate während dieser Tätigkeit durchzuführen.

Bei der Erstuntersuchung ist neben der allgemeinen arbeitsmedizinischen Diagnostik ein EKG (Ruhe- und Belastungs-EKG) und bei den Nachuntersuchungen bei unklaren Fällen die Bestimmung des Schwefelkohlenstoffgehaltes im Blut oder im Urin erforderlich.

Therapie: Eine spezifische Therapie ist nicht bekannt.

Literatur:

KONIETZKO, J.: Intoxikationen durch Arbeitsstoffe, in: Neurologie in Praxis und Klinik. G. Thieme Verlag Stuttgart, 1992

LEHNERT, G.: Erkrankungen durch Schwefelkohlenstoff, in: VALENTIN et al.: Arbeitsmedizin, 3. Aufl., Thieme-Verlag Stuttgart, 1985

SCHÖNBERGER/MEHRTENS/VALENTIN: Arbeitsunfall und Berufskrankheit, 5. Aufl., E.-Schmidt-Verlag, Berlin, 1993

VI – 2.1306
Erkrankungen durch Methylalkohol (Methanol)

Methanol (Holzgeist), eine farblose, alkoholische, leicht stechend riechende Flüssigkeit, von erheblicher Giftigkeit für den Menschen, ist geschmacklich von reinem (Ethyl)-Alkohol kaum zu unterscheiden.
Er findet in der gewerblichen Wirtschaft mannigfaltige Verwendung, u. a. als Löse-, Weichmachungs- und Verdünnungsmittel für Farben, Lacke, Polituren, Klebstoffe, Kunststoffe, Fette, Öle, als Reinigungsmittel in der chemischen Reinigung sowie als Kältemittel, Treibstoffzusatz oder alternativer Kraftstoff, als Zusatz (Vergällungsmittel) zu reinem Alkohol (Brennspiritus) und als Ausgangsstoff in der chemischen Industrie zur Synthese von Formaldehyd.
In chemischen und medizinischen Laboratorien wird es für bestimmte Analysentechniken (z. B. bei der Elektrophorese als Entfärbungsmittel) benutzt.
Der MAK-Wert beträgt 200 ml/m^3 bzw. 260 mg/m^3 (TRGS 900 „Grenzwerte in der Luft am Arbeitsplatz", 1994).

Einwirkungsmöglichkeiten bestehen bei der Herstellung, Verarbeitung und Anwendung des Methanols.
Wie die Berufskrankheiten-Statistik ausweist, sind von 1985 bis 1992 lediglich drei Fälle entschädigt worden (Unfallverhütungsberichte der Bundesregierung).

Jahr	Angezeigte Krankheiten	Erstmals entschädigte Fälle
1985	28	0
1986	25	0
1987	25	0
1988	21	0
1989	43	0
1990	31	1
1991	34	1
1992	26	1

Methanol wird vorwiegend als Dampf durch **Inhalation** und in flüssiger Form **durch den Magen-Darm-Kanal und die Haut** in den Organismus aufgenommen. 60 – 80 % des Methanols werden bei der Einatmung über die Lungen aufgenommen; von dem aufgenommenen Gefahrstoff werden 30 – 60 % in unveränderter Form über die Lungen abgeatmet.
Die gesundheitsschädigende Wirkung des Methanols erklärt sich durch seine physikalischen und toxischen Eigenschaften. Die Haut und die Schleimhäute reagieren

beim Kontakt mit dem flüssigen, fettlöslichen, gewerblichen Gefahrstoff mit einer Entfettung und Austrocknung und in deren Folge mit Reizerscheinungen.
Bei der inneren Vergiftung treten infolge der Aufspaltung des Methanols in Formaldehyd und Ameisensäure lebensbedrohliche Krankheitserscheinungen auf. Das im Körper freiwerdende Formaldehyd hat starke eiweißfällende Eigenschaften, die Ameisensäure löst eine Azidose aus. Das Methanol verweilt lange im Körper, der Abbau geht nur langsam vor sich.

Die **akute Methanolvergiftung**, meist Folge eines Unglücksfalles durch versehentliche Einwirkung, z. B. durch Trinken des Methanols, macht sich nach einer Latenzzeit von Stunden bis zu zwei Tagen bemerkbar. Sie ist im wesentlichen von der narkotischen Wirkung und den hochgiftigen Eigenschaften des Methanols bestimmt: Es stellen sich Rauschzustände, Schwindel, Benommenheit und Kopfschmerzen ein. Außerdem werden Brechreiz, Erbrechen, Brennen in der Speiseröhre und kolikartige Leibschmerzen beobachtet.

Nach der Einwirkung größerer Mengen des Gefahrstoffes stehen schwerste gesundheitliche Störungen im Vordergrund: Zyanotische Verfärbung der Haut, Krämpfe, Verwirrtheitszustände, Kreislaufstörungen, Sehstörungen (Nebelsehen, gestörtes Farbsehen) oder echte Erblindung. Durch eine Akkumulation von Ameisensäure, dem toxischen Metabolit des Methanols, kommt es zur Azidose, zu Bewußtseinsstörungen bis zum Koma. In dieser Phase kann der Tod durch Atemstillstand oder Herz- und Kreislaufschwäche jederzeit eintreten.

Übersteht der Vergiftete diesen lebensbedrohlichen Zustand, sind bleibende Gesundheitsschäden, z. B. Leber- und Nierenschäden, nicht selten, ebenso sind Störungen des Zentralnervensystems und der peripheren Nerven zu erwarten (Erblindung, Polyneuropathien).

Bei der Diagnostik der akuten Form der Erkrankung soll eine chemische Untersuchung des Mageninhaltes erfolgen.

Die **chronische Methanolvergiftung** wird meist durch Inhalation von Methanol-Dämpfen bzw. Aufnahme der Flüssigkeit über die Haut hervorgerufen.
Die Erkrankten klagen u. a. über Appetitlosigkeit, Reizerscheinungen an den Augen und Schleimhäuten der Atemwege, Kopfschmerzen, Ohrensausen und Leibschmerzen sowie Sehstörungen. Nierenentzündungen und Leberzellschädigungen (Leberzirrhose) können sich einstellen.

Die gesundheitsschädliche Wirkung des Methanols ist individuell verschieden. Eine Gewöhnung an diesen Schadstoff wird beobachtet. Jugendliche zeigen eine geringere Widerstandsfähigkeit gegenüber diesem Gefahrstoff.

Die Arbeitsanamnese muß insbesondere die genauen Einwirkungsdaten festhalten, um andere Intoxikationen auszuschließen.

Die **Prävention** dieser Berufskrankheit ist ergonomisch anzugehen. Methanol-Dämpfe sind durch leistungsstarke Absauganlagen auf der Arbeitsstätte abzuleiten. Ein Haut-

Berufskrankheiten **Methylalkohol**
VI – 2.1306

kontakt mit dem flüssigen Schadstoff ist zu unterbinden. Geeignete Schutzkleidung muß den Exponierten zur Verfügung gestellt werden.*)

Arbeitsmedizinisch sind entsprechend der Gefahrstoffverordnung und der Unfallverhütungsvorschrift „Arbeitsmedizinische Vorsorge" (VBG 100) nach den „Berufsgenossenschaftlichen Grundsätzen für arbeitsmedizinische Vorsorgeuntersuchungen" (G 10) „Methanol" eine **Erstuntersuchung** vor Aufnahme einer Tätigkeit an Arbeitsplätzen mit Einwirkung von Methanol sowie **Nachuntersuchungen** während dieser Tätigkeit durchzuführen.

Bei der Erstuntersuchung sind neben einer allgemeinen arbeitsmedizinischen Diagnostik ein Urinstatus, neurologischer Befund und Sehtest, einschließlich Farbsinnprüfung, eventuell Gesichtsfeldbestimmung gefordert. Bei Nachuntersuchungen ist darüber hinaus eine Bestimmung der Transaminasen (SGPT, SGOT) durchzuführen.

Therapie: Bei der akuten Methanol-Vergiftung ist die sofortige Azidosebehandlung einzuleiten und eine Magenspülung vorzunehmen. Die Gabe von Ethylalkohol hat sich sehr bewährt.

Literatur:

HANISCH, K.: Therapie der akuten Methanol-Vergiftung, Tg. Bericht des Verb. Dtsch. Betriebs- u. Werksärzte 1987, Darmstadt
KONIETZKO, J.: Intoxikationen durch Arbeitsstoffe, in: Neurologie in Praxis und Klinik. G. Thieme Verlag Stuttgart, 1992

---

*) Hauterkrankungen gelten als Berufskrankheit im Sinne der BK-Nr. 1306 nur insoweit, als sie Erscheinungen einer Allgemeinerkrankung sind, die durch Aufnahme von Methylalkohol verursacht wurde. Ggf. kann Nr. 5101 der BeKV zutreffend sein.

Berufskrankheiten

VI – 2.1307
Erkrankungen durch organische Phosphorverbindungen

Organische Phosphorverbindungen, die Organophosphate (Ester der phosphorigen Säure), sind weit verbreitete chemische Verbindungen, die die Merkmale von gefährlichen Stoffen gem. der Gefahrstoffverordnung tragen.
Als Produkte der pharmazeutischen Industrie finden sie u. a. bei der Seuchenbekämpfung als Insektenvertilgungsmittel sowie in der Land- u. Forstwirtschaft generell als Pflanzenschutzmittel/Schädlingsbekämpfungsmittel (Insektizide), Unkrautvertilgungsmittel (Herbizide) und Pilzbekämpfungsmittel (Fungizide) Verwendung. Bekannte Schädlingsbekämpfungsmittel sind das E 605 (Parathion)*), Gusathion und Metasystox.
Organophosphate werden aber auch in der gewerblichen Wirtschaft benötigt, z. B. in der Kunststoff-, Kunstharz- und Lackindustrie als sog. Weichmacher und Härter. Ferner sind sie für die Herstellung von Hydraulikflüssigkeiten und Flammschutzmitteln, z. B. Trikresylphosphat u. v. a. unentbehrlich. Die Berufskrankheiten-Statistik weist aus, daß seit 1985 drei Fälle erstmalig entschädigt wurden.

Jahr	Angezeigte Krankheiten	Erstmals entschädigte Fälle
1985	16	0
1986	43	0
1987	29	2
1988	29	0
1989	22	0
1990	34	0
1991	31	1
1992	56	0

Einwirkungsmöglichkeiten sind gegeben bei der Herstellung und Anwendung dieser chemischen Verbindungen oder beim Umgang mit diesen Gefahrstoffen, also vorwiegend in der chemischen bzw. pharmazeutischen und kunststofferzeugenden Industrie sowie in der Forst- und Landwirtschaft bei der Schädlings- und Unkrautbekämpfung.
Die Aufnahme dieser gewerblichen Schadstoffe in den Organismus kann durch Inhalation über die Lungen, durch Verschlucken über den Magen-Darm-Kanal, aber auch über die Haut erfolgen.

---

*) TRGS 900 „Grenzwerte in der Luft am Arbeitsplatz" 1994 (MAK-Wert 0,1 mg/m^3)

Einige Organophosphate, z. B. das Tri-ortho-kresyl-phosphat (Torpedoöl) können beim Menschen zur ausgeprägten Polyneuropathie führen.
Charakteristisch jedoch für eine Vergiftung durch organische Phosphorverbindungen ist ein **Krankheitsbild**, das akut auftritt und sich vorwiegend u. a. in Übelkeit, Erbrechen, Leib- und Kopfschmerzen, Angst-, Erregungs- und Verwirrtheitszuständen, Krämpfen und Bewußtlosigkeit äußern kann.

Die toxische Wirkung dieser Gefahrstoffe ist spezifisch und beruht auf einer Blockierung bestimmter Enzymprozesse (Cholinesterasehemmung), die zu einer gesteigerten Vagus-Reizung (cholinergische Wirkung) mit typischen Symptomen führt. Diese kommt durch eine Anreicherung des im Organismus gebildeten (und nicht genügend abgebauten) Azetylcholins an den Nervenendungen des vegetativen, sensiblen und motorischen Nervensystems zustande. Hieraus resultieren eine vermehrte Tränen-, Speichel-, Schweißdrüsen-, Bronchial-, Magen- und Darmdrüsensekretion, Sehstörungen, Bradycardie, Blutdruckabfall sowie Muskelsteife, Zittern, Krämpfe, Sprachstörungen, Paraesthesien und sogar Lähmungen.

Bei der **Diagnostik** dieser Berufskrankheit ist die Erhebung einer Arbeitsanamnese besonders wichtig, um andere, nicht beruflich ausgelöste Erkrankungen oder Intoxikationen auszuschließen.

Die **Bestimmung der Cholinesteraseaktivität** in den roten Blutkörperchen oder im Blut der Exponierten sichert die Diagnose einer Berufskrankheit durch organische Phosphorverbindungen.
Bei einer Hemmung der Cholinesterase von mehr als 30 Prozent in den Erythrozyten oder im Blut ist eine Einwirkung von Organophosphaten anzunehmen.
Als arbeitsmedizinische Überwachungsmethode ist die regelmäßige Bestimmung der Erythrozyten-Cholinesteraseaktivität ebenfalls gut brauchbar.
Zur orientierenden Bestimmung der Cholinesteraseaktivität eignen sich auch Untersuchungsverfahren mit Teststäbchen, die sehr leicht auch vom Hilfspersonal des Betriebsarztes durchzuführen sind.

Die **Prävention** der Erkrankungen durch organische Phosphorverbindungen ist ergonomisch-arbeitsmedizinisch zu betreiben.
Auf der Arbeitsstätte in geschlossenen Räumen sind lüftungstechnische Einrichtungen, z. B. Absauganlagen, zu installieren, damit gem. Arbeitsstättenverordnung ausreichend gesundheitlich zuträgliche Atemluft garantiert ist.
Bei Anwendung und Verwendung von Organophosphaten in der Forst- und Landwirtschaft im Rahmen der Schädlingsbekämpfung, z. B. durch Versprühen der Gefahrstoffe sind, sofern eine Einwirkung unterstellt wird – persönliche Körperschutzmittel, z. B. Schutzanzüge oder Atemschutzgeräte zu benutzen.

Berufskrankheiten   **Org. Phosphorverbindungen**
                                                                                                    VI – 2.1307

Arbeitsmedizinische Vorsorgeuntersuchungen im Sinne von **Erstuntersuchungen** vor Aufnahme einer Tätigkeit mit Einwirkung von organischen Phosphorverbindungen und **Nachuntersuchungen** während dieser Tätigkeit sind ebenso zu fordern wie Maßnahmen, die der Einhaltung von Arbeitsschutzbestimmungen dienen.

Hauterkrankungen gelten als Berufskrankheit im Sinne der BK-Nr. 1307 nur insoweit, als sie Erscheinungen aller Allgemeinerkrankungen sind, die durch die Aufnahme von organischen Phosphorverbindungen verursacht wurden. Ggf. kann Nr. 5101 der BeKV zutreffend sein.

Therapie: Gabe hoher Atropindosen sowie Zufuhr von PAM (Pralidoxime-Methajodid) bzw. Toxogin. Die Behandlung ist in der Klinik durchzuführen.

Literatur:

VALENTIN et al.: Arbeitsmedizin, 3. Aufl., Thieme Verlag Stuttgart, 1985

VI – 2.1308
Erkrankungen durch Fluor oder seine Verbindungen

Fluor, ein chemisch äußerst reaktionsfähiges Gas, tritt in der Natur nicht auf. Dagegen ist Fluor in Form seiner Fluorverbindungen, z. B. Flußspat (Fluorit), Kryolith und Apatit im Erdreich und Gewässern – wenn auch nur in Spuren – relativ häufig anzutreffen. Neben diesen Fluoriden hat arbeitsmedizinisch der Fluorwasserstoff (in wäßriger Lösung Flußsäure) eine erhebliche Bedeutung erlangt. Fluorverbindungen finden u. a. in der Glasindustrie als Fluß-, Trübungs-, Ätz-, Polier- und Mattierungsmittel breite Verwendung.

Bei der Aluminiumherstellung ist ebenfalls ein Schwerpunkt industrieller Anwendung von Fluoriden, z. B. Kryolith, zu sehen. Hier werden die Fluorverbindungen u. a. zur Senkung des Schmelzpunktes, zum Reinigen und Abdecken von Leichtmetallschmelzen benötigt. Auch in der galvanischen Industrie sowie bei der Herstellung von Schädlingsbekämpfungs- und Kältemitteln sind anorganische und organische Verbindungen des Fluors chemisch unentbehrlich.

Weitere Anwendungsmöglichkeiten von Fluorverbindungen sind die Holzkonservierung und das Fluatieren von Kunststeinfußböden und Zement.

Arbeitsmedizinisch gewinnen die Erkrankungen durch Fluor oder seine Verbindungen zunehmende Bedeutung, wie dies in der Berufskrankheiten-Statistik der Unfallverhütungsberichte der Bundesregierung zum Ausdruck kommt:

Jahr	Angezeigte Krankheiten	Erstmals entschädigte Fälle
1985	91	2
1986	101	3
1987	112	5
1988	88	0
1989	71	2
1990	61	0
1991	81	0
1992	58	0

Die Anwendung von aliphatischen Fluorverbindungen (Fluorkohlenwasserstoff), z. B. als Lösemittel (sog. Kaltreiniger), Löschmittel (Halone), Treib- und Kältemittel in der Industrie zeigt eine steigende Tendenz, jedoch ist das hieraus resultierende gesundheitliche Risiko geringer einzustufen. Berufskrankheiten durch diese Gefahrstoffe verursacht, (Störungen des Zentralnervensystems, Leberparenchymschädigungen) fallen unter die BK Nr. 1302 der BeKV („Erkrankungen durch Halogenkohlenwasserstoffe"). Sofern es zum Auftreten von Hauterkrankungen durch Hautkontakt mit Fluorkohlenwasserstoff kommt, kann ggf. Nr. 5101 der BeKV („Schwere oder wiederholt rückfällige Hauterkrankungen") zutreffend sein.

Einwirkungsmöglichkeiten sind überall dort gegeben, wo beruflich Exponierte mit der Gewinnung, Verarbeitung und Verwendung von Fluor oder seinen Verbindungen beschäftigt sind oder beim Um- und Abfüllen der gefährlichen Stoffe mit diesen Substanzen Kontakt haben.

Die **Aufnahme** dieser Gefahrstoffe in den Organismus erfolgt in erster Linie inhalativ in Form von Dämpfen und Stäuben. Über den Mund können Fluorverbindungen in den Magen-Darm-Kanal gelangen und somit in den Körper des Exponierten treten. Nicht unbedeutend ist die Aufnahme über die Haut und Schleimhäute. Allen Fluorverbindungen ist ihre hohe Toxizität gemeinsam.

Das **Krankheitsbild** dieser Berufskrankheit richtet sich nach der Art der Einwirkung des Fluors oder seiner Verbindungen.

Man unterscheidet eine akute Form der Erkrankung infolge lokaler Einwirkung auf die Haut und Schleimhäute sowie eine chronische Form der Krankheit, die nach Resorption der Gefahrstoffe durch den Exponierten auftritt.

Im Vordergrund der **akuten Vergiftung**, die durch den direkten Kontakt von Flußsäure mit der Haut und den Schleimhäuten verursacht wird, stehen schwerste lokale Verätzungen und Zerstörungen der Haut und der Schleimhäute selbst tieferer Gewebsschichten. Kolliquationsnekrosen mit schlechter Heilungstendenz sind die Folgen. Auch Lösungen von Fluoriden und gas- oder staubförmigen Fluorverbindungen verursachen die gleichen Prozesse. Neben diesen Verätzungen, die auch nach Inhalation und Verschlucken in der Mundhöhle, in der Speiseröhre und im Magen beobachtet werden, sind die toxischen Wirkungen nach Resorption von gelösten oder leicht löslichen Fluorverbindungen im Magen-Darm-Kanal bzw. von gas- oder staubförmigen Fluoriden gefürchtete Komplikationen.

Bei einer Einwirkung durch Inhalation der gefährlichen Stoffe treten lokale Reizungen der Schleimhäute, Tränenfluß, Niesen, Atemnot und Husten auf. Eine zunehmende Luftnot nach Einatmen größerer Konzentrationen der gewerblichen Gefahrstoffe kann Ausdruck eines einsetzenden lebensgefährlichen Lungenödems sein.

Nach der Resorption über den Magen-Darm-Kanal, z. B. durch Verschlucken, kann es zu Krämpfen, Lähmungen und akuten Herz-, Leber- und Nierenschäden kommen.

Die **chronische Vergiftung**, die Berufskrankheit im eigentlichen Sinne, die **Knochenfluorose**, eine Osteosklerose, macht sich nach anhaltender Einwirkung hoher Fluoroder Fluoridkonzentrationen bemerkbar.

Sie beruht auf einer Störung des Kalkstoffwechsels, es kommt zur Ablagerung von Fluor in den Knochen und Zähnen.

Es tritt eine typische Schmerzsymptomatik im Sinne des Rheumatismus auf. Die Erkrankten klagen über Gelenkschmerzen, sog. Rheumaschmerzen, Gliederschwere und

Berufskrankheiten   **Fluor**
                                                                                                 VI – 2.1308

Steifheit der Wirbelsäule (Polyarthralgie), aber auch Allgemeinbeschwerden wie Appetitlosigkeit, Übelkeit, Erbrechen, Obstipation und Atemnot werden von den beruflich Exponierten vorgetragen.

Zu Beginn dieser Berufskrankheit sind oft charakteristische Veränderungen an den Zähnen feststellbar. An den **Vorderflächen der Zähne, besonders der Schneidezähne** sind weiße und bräunlich gesprenkelte Flecken oder horizontal verlaufende Streifen und Defekte an den Schneidekanten zu erkennen.*)

Das Skelettsystem zeigt typische Veränderungen, die röntgenologisch nachweisbar sind. So finden sich u. a. eine vermehrte Sklerosierung der Knochen (Osteosklerose), **Bänder- und Sehnenverkalkungen**. Besonders häufig lassen sich am Kniegelenk und an der Ferse charakteristische Hyperostosen nachweisen.
Der Verlauf der Berufskrankheit läßt sich anhand der drei typischen röntgenologischen Stadien am Skelettsystem verfolgen:

①   Vermehrte Sklerosierung der Knochen, unscharfe Bälkchenstruktur an den Wirbelkörpern, Rippen und am Becken

②   Zunahme der Knochenschattendichte, Spangenbildungen an den Wirbelkörpern, Einengung der Markhöhle langer Röhrenknochen

③   Verkalkung der Bänder der Wirbelsäule (Bambusstabbild), ausgedehnte Verkalkungen von Sehnen, Gelenkkapseln, Membranen, Periostwucherungen, Exostosen, Ankylosen der Kreuzbeindarmbeinfugen.

Die Knochenprozesse beginnen meist am Becken und der Lendenwirbelsäule.
Die Knochenfluorose als Berufskrankheit ist bei Berücksichtigung der Arbeitsanamnese und den typischen, röntgenologisch nachweisbaren Veränderungen am Skelettsystem differential-diagnostisch von anderen Knochenerkrankungen, insbesondere aus dem rheumatischen Formenkreis, gut abzutrennen.
Eine erhöhte Fluoridausscheidung im Urin kann diagnostisch ebenfalls mit herangezogen werden. Nichtexponierte Personen weisen eine Fluoridausscheidung in der

---

*) Isoliert auftretende Schädigungen des Zahnschmelzes durch Flußsäure fallen unter die BK-Nr. 1312 der BeKV („Erkrankungen der Zähne durch Säuren").

Regel von weniger als 1 mg/l Urin auf. Der tolerierbare Wert fluorexponierter Personen beträgt entsprechend den ,,Berufsgenossenschaftlichen Grundsätzen für arbeitsmedizinische Vorsorgeuntersuchungen" (G 34) bis zu 15 mg/l Urin.

Die **Diagnose** der beruflich ausgelösten Knochenfluorose ist anhand weniger Parameter relativ leicht zu stellen. Die Bestimmung der Fluoridausscheidung im Harn, die typische (rheumatismusähnliche) Schmerzsymptomatik, die charakteristischen Veränderungen am Skelettsystem, verknöcherte Bandansätze und die Arbeitsanamnese reichen in den meisten Fällen aus.

Die **Prävention** dieser Berufskrankheit ist ergonomisch und arbeitsmedizinisch zu betreiben.
Gemäß der Arbeitsstättenverordnung muß ausreichend gesundheitlich zuträgliche Atemluft in der Arbeitsstätte vorhanden sein. Dies kann durch lüftungstechnische Maßnahmen, z. B. durch Installation von Absauganlagen oder einer Klimaanlage zur Abführung der fluorhaltigen Stäube, Nebel, Gase und Dämpfe erreicht werden. Sofern lüftungstechnische Maßnahmen betriebstechnisch nicht realisierbar sind, müssen dem beruflich Exponierten gemäß der Gefahrstoffverordnung geeignete persönliche Schutzausrüstungen zur Verfügung gestellt werden. Hierzu zählen u. a. Atemschutzmasken und Schutzkleidung.

Die Gefahrstoffverordnung und die Unfallverhütungsvorschrift ,,Arbeitsmedizinische Vorsorge" (VBG 100) sehen für den exponierten Personenkreis **arbeitsmedizinische Vorsorgeuntersuchungen** vor. Entsprechend den ,,Berufsgenossenschaftlichen Grundsätzen für arbeitsmedizinische Vorsorgeuntersuchungen" (G 34) ,,Fluor oder seine anorganischen Verbindungen" sind eine **Erstuntersuchung** vor Aufnahme einer Tätigkeit an Arbeitsplätzen mit Einwirkungen von Fluor oder seinen anorganischen Verbindungen sowie **Nachuntersuchungen** nach 12 Monaten während dieser Tätigkeit durchzuführen.

Bei der **Erstuntersuchung** sind neben einer allgemeinen arbeitsmedizinischen Diagnostik ein Urinstatus, eine Röntgenaufnahme des Thorax und die Bestimmung der Vitalkapazität und des Atemstoßes erforderlich.
Bei den regelmäßig durchzuführenden **Nachuntersuchungen** sind eine allgemeine arbeitsmedizinische Untersuchung sowie eine ärztliche Untersuchung im Hinblick auf die Tätigkeit, ein Urinstatus, die Bestimmung der Vitalkapazität und des Atemstoßes erforderlich. Alle sechs Monate ist zusätzlich eine Fluorbestimmung im Urin durchzuführen.
Bei unklaren Fällen sind darüber hinaus Röntgenaufnahmen des Skelettsystems zum Nachweis oder Ausschluß von Veränderungen durch eine Knochenfluorose, Hyperostosen, Sehnenverkalkungen usw. anzufertigen.
Nach einer mehrwöchigen Erkrankung, die die Eignung in Frage stellt, ist außerdem eine **vorzeitige Nachuntersuchung** gefordert.

Berufskrankheiten **Fluor**

Therapie: Bei Flußsäureverätzung sofortige örtliche Behandlung der betroffenen Hautpartien mit warmer Natriumbikarbonat-Lösung (Diese Lösung muß in Betrieben mit industrieller Anwendung von Flußsäure stets vorhanden sein!). Umspritzen der befallenen Hautanteile mit 10%iger Calciumgluconat-Lösung. Bei Kontamination der Augen und/oder der Konjunktiven sofort unter fließendem Wasser (Wasserhahn!) spülen.

Bei Intoxikation nach oraler Aufnahme von Fluorverbindungen Magenspülung mit Schlemmkreide und Calciumgluconat; ebenso wiederholte Injektionen von 10 ml Calciumgluconat (10%ig) intravenös. Als Abführmittel Anwendung von Natriumsulfat.

Literatur:

VALENTIN et al.: Arbeitsmedizin, 3. Aufl., Thieme Verlag Stuttgart, 1985

Berufskrankheiten Salpetersäureester
VI – 2.1309

VI – 2.1309
Erkrankungen durch Salpetersäureester

Salpetersäureester sind chemische Verbindungen, die meist in Form öliger, zum Teil leicht flüchtiger, angenehm riechender Flüssigkeiten auftreten und in der Sprengstoffindustrie als Ausgangsstoffe für die Herstellung von Dynamit (Sprengölen) benötigt werden. In weit geringerem Umfang finden sie Verwendung in der pharmazeutischen Industrie bei der Produktion koronarwirksamer Medikamente.
Die arbeitsmedizinisch bedeutsamsten Salpetersäureester sind Nitroglyzerin und Nitroglykol.
Nach Inhalation der Sprengöldämpfe bzw. Durchdringung der Haut dieser gewerblichen Schadstoffe werden bei den beruflich exponierten Personen erhebliche Gesundheitsstörungen ausgelöst.

Wie die nachfolgende Tabelle der angezeigten und erstmals entschädigten Fälle der Jahre 1985 – 1992 ausweist, hat diese Berufskrankheit jetzt, dank der ergonomischen und arbeitsmedizinischen Bemühungen, nur noch geringe Bedeutung (Unfallverhütungsberichte der Bundesregierung):

Jahr	Angezeigte Krankheiten	Erstmals entschädigte Fälle
1985	0	0
1986	4	0
1987	9	0
1988	5	0
1989	11	0
1990	10	0
1991	7	0
1992	7	1

Einwirkungsmöglichkeiten bestehen vorwiegend in der Sprengstoffindustrie, insbesondere beim Nitrieren des Glyzerins bzw. Glykols, Gelatinieren der Salpetersäureester, Mischen und Patronieren dieser Dynamit-Sprengstoffe.
Die Salpetersäureester führen bei den Exponierten zu hypotonen Kreislaufstörungen infolge unphysiologischer Gefäßerweiterung. (Dieser Schadstoffeffekt wird pharmakologisch bei entsprechender Dosierung in der Medizin für Behandlungszwecke der Angina pectoris nutzbar gemacht). Bei der durch diese Gefahrstoffe ausgelösten Gefäßerweiterung kommt es zu einem Blutdruckabfall, evtl. verbunden mit einer Verringerung der Blutdruckamplitude.

Allgemeinbeschwerden treten schon nach **kurzer Einwirkungszeit** auf. Diese bestehen in Kopfschmerzen, Schwindel, Benommenheit, Brechreiz, Gesichtsrötung, Hitzegefühl, Appetitmangel und Schlafstörungen. Die Erkrankten klagen auch oft über Schmerzen in der Herzgegend, wie bei einer Angina pectoris. Der Blutdruck ist meist erniedrigt.

Bei einer **chronischen Einwirkung** mit kleineren Dosen tritt nach einem bestimmten Zeitpunkt ein Gewöhnungseffekt ein. Die Beschwerden sind dann nicht mehr so ausgeprägt und gehen nach Arbeitsunterbrechung, z. B. nach Samstags-Sonntagsruhe vollständig zurück, um allerdings am folgenden Montag umso heftiger bei erneuter beruflicher Einwirkung als vermeintlicher Rückfall in Erscheinung zu treten.

Man spricht daher auch von einer **Montagskrankheit**. Die meisten tödlichen Zwischenfälle bei Salpetersäureester-Exposition werden nach Arbeitspausen oder Arbeitsplatzwechseln beobachtet. Sie sind meist durch Kreislaufschocks und akutes Herzversagen bedingt (sog. Montagssterbefälle).

Die Prognose dieser Berufskrankheit wird weitgehend vom Grad der Kreislaufregulationsstörung bestimmt. Nach Wegfall der Einwirkung bilden sich die Gesundheitsstörungen gewöhnlich zurück. Spätschäden sind selten. Sofern es zu **Hauterkrankungen** durch Kontakt mit den gefährlichen Stoffen kommt, es sich also nicht um Symptome einer Allgemeinerkrankung durch die Aufnahme von Salpetersäureester handelt, kann gegebenenfalls die BK-Nr. 5101 (,,Schwere oder wiederholt rückfällige Hauterkrankungen, die zur Unterlassung aller Tätigkeiten gezwungen haben, die für die Entstehung, die Verschlimmerung oder das Wiederaufleben der Krankheit ursächlich waren oder sein können'') zutreffend sein.

Die **Diagnose** der Berufskrankheit ist bei Berücksichtigung der Arbeitsanamnese und dem recht typischen Beschwerdebild zu sichern.

Sind die beruflich exponierten Personen anderen Sprengstoffsubstanzen, z. B. TNT (Trinitrotoluol) ausgesetzt, kann es zum Auftreten von Heinz'schen Innenkörpern in den Erythrozyten kommen (vgl. BK-Nr. 1304 ,,Erkrankungen durch Nitro- oder Aminoverbindungen des Benzols oder seiner Homologe oder ihrer Abkömmlinge'').

Die **Prävention** dieser Berufskrankheit muß vorrangig ergonomisch – durch eine Verbesserung der Arbeitsbedingungen – betrieben werden. Lüftungstechnische Einrichtungen, z. B. wirksame Absauganlagen, verhindern das Auftreten gesundheitsgefährdender Konzentrationen von Salpetersäureester-Dämpfen auf der Arbeitsstätte. Gemäß der Arbeitsstättenverordnung muß in Arbeitsräumen gesundheitlich zuträgliche Atemluft vorhanden sein.

Arbeitsmedizinisch sind entsprechend der Unfallverhütungsvorschrift ,,Arbeitsmedizinische Vorsorge'' (VBG 100) und den ,,Berufsgenossenschaftlichen Grundsätzen für arbeitsmedizinische Vorsorgeuntersuchungen'' (G 5), ,,Nitroglyzerin und Nitroglykol'' eine **Erstuntersuchung** vor Aufnahme einer Tätigkeit mit Einwirkung von

Salpetersäureestern und **Nachuntersuchungen** jeweils nach 3 Monaten während dieser Tätigkeit vorgeschrieben.

Bei der Erstuntersuchung und den Nachuntersuchungen sind neben einer allgemeinen medizinischen Diagnostik ein Urinstatus, die Bestimmung des Hämoglobins, eine Untersuchung der Erythrozyten und Leukozyten sowie ein EKG, einschließlich Thorax-Ableitungen, gefordert. Die Durchführung eines Schellong-Tests ist anzuraten.

Therapie: Ascorbinsäure in hohen Dosen. In der akuten hypotonen Phase Stabilisierung des peripheren Auslaufs mit entsprechenden Medikamenten.

Literatur:

VALENTIN et al.: Arbeitsmedizin, 3. Aufl., Thieme-Verlag Stuttgart, 1985

96

Berufskrankheiten   **Alkyl-, Aryl-, Alkylaryloxide**
VI – 2.1310

VI – 2.1310
Erkrankungen durch halogenierte Alkyl-, Aryl- oder Alkylaryloxide

Die Berufskrankheiten-Verordnung (BeKV) vom 8. 12. 1976 (BGBl. I S. 3329) hat die in der zuvor gültigen Verordnung vom 20. 6. 1968 (BGBl. I S. 721) aufgeführte Berufskrankheitengruppe (BK-Nr. 9 der damaligen Liste der Berufskrankheiten) aufgeteilt und unter anderem die „Erkrankungen durch halogenierte Alkyl-, Aryl- oder Alkylaryloxide" von den Erkrankungen durch Halogenkohlenwasserstoffe als selbständiges Berufskrankheitsbild abgetrennt.

Die Berufskrankheiten-Statistik der letzten Jahre weist eine Zunahme der angezeigten Krankheiten und der erstmals entschädigten Fälle auf (Unfallverhütungsberichte der Bundesregierung):

Jahr	Angezeigte Krankheiten	Erstmals entschädigte Fälle
1985	52	4
1986	57	3
1987	190	4
1988	166	3
1989	139	5
1990	124	15
1991	220	14
1992	88	8

Bei den genannten Gefahrstoffen handelt es sich ebenfalls um Halogenkohlenwasserstoffe, organisch-chemische Verbindungen, deren Wasserstoff teilweise durch Halogene („Salzbildner"), also die Elemente Brom, Chlor, Fluor und Jod ersetzt sind. Als Halogen ist in der überwiegenden Mehrzahl das **Chlor** vertreten. Sie zeichnen sich chemisch darüber hinaus dadurch aus, daß sie mit Alkyl-, Aryl- oder Alkylarylradikalen und Sauerstoff Verbindungen eingegangen sind.

Alkyle und **Aryle** stellen aliphatische bzw. aromatische Radikale (Reste; stabile Atomgruppierungen) dar, z. B. Methyl- und Ethyl- bzw. Phenylgruppen, äußerst reaktionsfähige chemische Verbindungen, die mit anderen chemischen Stoffen neue Verbindungen mit vollständig veränderten chemischen und physikalischen Eigenschaften eingehen.

Aliphatische Verbindungen sind solche, die aus einer offenen Kohlenstoffkette bestehen; **aromatisch** werden die ringförmigen (vom Benzol abgeleiteten) organischen Verbindungen bezeichnet.

Alkyl-, Aryl-, Alkylaryloxide
VI – 2.1310

Berufskrankheiten

Folgende chemische Stoffgruppen lassen sich unterscheiden:

1. **Chlorierte Alkyloxide**
   - Chlorhydrine
   - Chlorierte Ether (Mono- und Dichlorether)

   Chlorhydrine stellen Zwischenprodukte in der chemischen Industrie dar, z. B. bei der Herstellung von Epoxidharzen; chlorierte Ether finden als Alkylierungsmittel breite Verwendung bei der Synthetisierung zahlreicher chemischer Stoffe.

2. **Chlorierte Aryloxide**
   - Monochlorphenol
   - Dichlorphenol
   - Trichlorphenol
   - Pentachlorphenol (PCP)

   Chlorierte Aryloxide werden vorwiegend für die Herstellung von Desinfizientia und Antiseptika benötigt sowie als Holzkonservierungsmittel, Pestizide und Herbizide verwendet.

3. **Chlorierte Alkylaryloxide**

   Chlorkresole werden für die Herstellung von Desinfizientia und Antiseptika benötigt. **Einwirkungsmöglichkeiten** sind überall dort gegeben, wo die halogenierten Alkyl-, Aryl- und Alkylaryloxide hergestellt, verarbeitet oder angewendet werden. Der Personenkreis beruflich Exponierter ist in der chemischen Industrie ebenso anzutreffen wie in der gesamten gewerblichen Wirtschaft und der Landwirtschaft, Forstwirtschaft sowie im medizinischen Bereich.

Die **Aufnahme** dieser gefährlichen Stoffe in den Organismus geschieht durch Inhalation als Dampf oder Staub. Bei einigen Substanzen ist auch eine Resorption direkt über die Haut möglich (Ethylenchlorhydrin). Der Kontakt dieser Gefahrstoffe mit der Haut oder den Schleimhäuten führt zu örtlichen, z. T. heftigen Reizerscheinungen.

Nach Aufnahme dieser halogenierten chemischen Verbindungen entfalten die Substanzen ähnlich wie die halogenierten Kohlenwasserstoffe wegen ihrer Fettlöslichkeit Funktionsstörungen des peripheren und zentralen Nervensystems. Eine allgemeine toxische Wirkung ist durch Stoffwechselstörungen erkennbar. Leber und Nieren werden nicht selten betroffen.

Chlorierte Alkyloxide sind ganz besonders wegen ihrer lokalen Reizwirkung der Haut und Schleimhäute gefürchtet, sie können insbesondere die Schleimhäute der Augen und der Atemwege stark in Mitleidenschaft ziehen.

Bei stärkerer Exposition treten Schäden des Zentralnervensystems auf, die sich u. a. durch Verwirrtheitszustände und Benommenheit bei den Vergifteten bemerkbar machen. Die Entstehung eines Lungenödems als Folge einer **Reizgasinhalation** (toxisches Lungenödem) ist möglich. Eine Frühdiagnostik ist hier wegen einer erfolgsversprechenden Therapie besonders wichtig. Störungen der Leberfunktion, eine to-

xische Hepatitis sowie eine schwere irreparable Nierenschädigung (toxische Nephrose) sind mögliche Folgen einer beruflichen Exposition.
Epichlorhydrin, das sich im Tierversuch als kanzerogen erwiesen hat, findet bei der Kunstharzherstellung Verwendung.

Chlorierte Ether besitzen ebenfalls eine starke Reizwirkung auf die Schleimhäute. Die narkotische Wirkung ist bei dieser Stoffgruppe besonders ausgeprägt. Klinisch ist die Intoxikation an Übelkeit und Brechreiz zu erkennen. In jüngster Zeit ist die krebserzeugende Wirkung des Dichlordimethylethers (Bischlormethylether) bekannt geworden. Ebenso kann eine kanzerogene Wirkung des Monochlordimethylethers deshalb nicht ausgeschlossen werden, weil in dieser chemischen Substanz bis zu 7 % Dichlordimethylether als Verunreinigung angetroffen wird.

Chlorierte Aryloxide (Chlorphenole) verursachen wie Phenol bei Kontakt mit der Haut und den Schleimhäuten Reizungen, in schweren Fällen sogar Hautnekrosen. Da Trichlorphenol häufig mit **Tetrachlordibenzo-p-dioxin** (TCDD) verunreinigt ist, ist die Entstehung einer sogenannten Chlorakne (Pernakrankheit) nicht unwahrscheinlich, aber auch toxische Leberzellschädigungen und toxische Effekte des peripheren und zentralen Nervensystems (Polyneuropathie, Konzentrationsschwäche) sind möglich. Eine kanzerogene Potenz des TCDD ist bisher wissenschaftlich nicht bewiesen.

Bei **Pentachlorphenol** ist neben einer Schleimhautreizung durch die Dämpfe auch mit einer Dermatitis als Folge einer Einwirkung von flüssigen Gefahrstoffen zu rechnen. Nach Resorption größerer Mengen von Chlorphenolen treten auch narkotische Wirkungen auf: von einer motorischen Erregung (als Exzitationsstadium), über Tremor und Krämpfe bis zum Koma.

Bei Pentachlorphenol zeichnet sich die allgemeine Intoxikation u. a. durch Mattigkeit, Schweißausbrüche und Atemnot aus.

Chlorierte Alkylaryloxide zeigen in ihrem Vergiftungsbild ähnliche Erscheinungen wie die Chlorphenole.

Die **Diagnostik** dieser Berufskrankheit ist bei Berücksichtigung der Arbeitsanamnese sowie Hinzuziehung klinischer Befunde und Laboruntersuchungen (SGOT, SGPT, Gamma-GT, Urinbefunde usw.) rechtzeitig zu stellen.

Im Rahmen **arbeitsmedizinischer Vorsorgeuntersuchungen** ist bei der **Erstuntersuchung** vor Aufnahme einer Tätigkeit mit Einwirkung von halogenierten Alkyl-, Aryl-, Alkylaryloxiden darauf zu achten, daß Personen mit überstandenen oder bestehenden Leberparenchymerkrankungen sowie Arbeitnehmer mit einer Anlage zu Hauterkrankungen diesen gefährlichen Stoffen nicht ausgesetzt werden.

Sofern mit Gefahrstoffen, deren kanzerogene Wirkung unbestritten ist, umgegangen wird, sollte versucht werden, diese auszuschalten und durch andere ungefährliche Stoffe zu ersetzen. Die arbeitsmedizinische Vorsorgeuntersuchung entsprechend der Unfallverhütungsvorschrift „Arbeitsmedizinische Vorsorge" (VBG 100) und der

„Berufsgenossenschaftlichen Grundsätze" (G 24) „Hauterkrankungen (mit Ausnahme von Hautkrebs)", sehen vor Aufnahme einer Tätigkeit an Arbeitsplätzen eine **Erstuntersuchung** und während dieser Tätigkeit **Nachuntersuchungen** evtl. unter Hinzuziehung eines Hautarztverfahrens vor. Der Arbeitsplatzwechsel ist u. U. die bedeutsamste arbeitsmedizinische Präventivmaßnahme.

Im Rahmen der Nachuntersuchungen entsprechend G 24 sollten auch labortechnische Untersuchungen zur Feststellung evtl. bestehender toxischer Schäden herangezogen werden.

Therapie: Spezifische Antidote sind nicht bekannt. Symptomatische Behandlung.

Literatur:

TRIEBIG/KRAMER: Erkrankungen durch halogenierte Alkyl-, Aryl- oder Alkylaryloxide: Klinik und Therapie. Arbeitsmed. Sozialmed. Präventivmed. **21**, Heft 4 (1986), S. III
VALENTIN et al.: Arbeitsmedizin, 3. Aufl., Thieme Verlag Stuttgart, 1985
SCHÖNBERGER/MEHRTENS/VALENTIN: Arbeitsunfall und Berufskrankheit, 5. Aufl., E. Schmidt Verlag Berlin, 1993

VI – 2.1311
Erkrankungen durch halogenierte Alkyl-, Aryl- oder Alkylarylsulfide

Die Erkrankungen durch halogenierte Alkyl-, Aryl- oder Alkylarylsulfide sind erst mit der Verordnung zur Änderung der Siebenten Berufskrankheiten-Verordnung vom 8. 12. 1976 (BGBl. I S. 3329) als selbständige Berufskrankheit in die Liste der Berufskrankheiten aufgenommen worden. Dies wurde notwendig, weil sich gezeigt hatte, daß arbeitsmedizinisch fast ausnahmslos Erkrankungen durch den chemischen Kampfstoff Schwefellost (Lost) (2,2-Dichlordiethylsulfid) (als Hinterlassenschaft des Krieges) auftraten.

In den sechziger Jahren hatte man angenommen, daß Erkrankungen durch Schwefellost ihre Bedeutung vollständig verloren hätten. Leider war diese Einschätzung nicht richtig. Auch heute noch kommt es immer wieder zu Erkrankungsfällen.

Die Berufskrankheiten-Statistik (Unfallverhütungsberichte der Bundesregierung) verzeichnete von 1985 – 1992 insgesamt 5 erstmals entschädigte Fälle:

Jahr	Angezeigte Krankheiten	Erstmals entschädigte Fälle
1985	11	2
1986	15	2
1987	2	0
1988	5	0
1989	1	0
1990	0	0
1991	0	1
1992	2	0

Exponiert sind Angehörige von Kampfstoffräumungskommandos, die mit der Bergung, Vernichtung bzw. Entsorgung von Schwefellostfundmunition befaßt sind. Infolge von nicht ordnungsgemäßer Beseitigung des Kampfstoffes während des letzten Krieges bzw. in der Nachkriegszeit und wegen ungenügender Kenntnisse in der Entsorgung dieses hochtoxischen Kampfstoffes, der auch als Gelbkreuzkampfstoff bekannt ist, oder aber leider auch infolge vorsätzlichen Mißachtens bestehender Vorschriften durch Entsorgungsunternehmen müssen immer wieder z. T. größere Mengen des vermeintlich bereits unschädlich geglaubten, lebensgefährlichen Kampfstoffes erneut geborgen und endgültig vernichtet werden.

Eine Einwirkung von Alkyl-, Aryl- oder Alkylarylsulfiden ist darüber hinaus bei der Verwendung bestimmter Fungizide und Akarizide möglich.

Alkyl-, Aryl-, Alkylarylsulfide

Die **Aufnahme des Schwefellosts** in den Körper geschieht über die Haut und Schleimhäute sowohl in flüssiger als auch in Dampfform. Der Kampfstoff ist ein schweres Zellgift. Er kann Allgemein- und Organschäden hervorrufen. Diese treten meist wenige Stunden nach einer akuten Wirkung auf. Spätschäden, die sich erst nach Jahren einstellen, werden sowohl als Folge einer einmaligen Einwirkung, aber auch nach chronischer Exposition mit scheinbar ungefährlichen kleinsten Mengen beobachtet.
Bei der **Berührung** des Kampfstoffes mit der Haut oder den Schleimhäuten treten Schwellungen mit Blasenbildung und schwer heilende Geschwüre auf. Nach **Einatmen** des Schadstoffes kann es zum lebensgefährlichen toxischen Lungenödem oder zur Lungenentzündung kommen. Die Giftwirkung dieses Kampfstoffes drückt sich auch in Magenschleimhaut- und Darm-Entzündungen aus.
Ungünstig auf das Allgemeinbefinden wirkt sich eine Resistenzminderung des Organismus aus, die sich u. a. in einer Anfälligkeit gegenüber Infekten mit schlechter Heilungstendenz äußert.
Charakteristische **Spätschäden** sind u. a. chronische Bronchitis und Lungenemphysem sowie chronische Nasennebenhöhlenentzündungen. Die anhaltende Giftwirkung des Kampfstoffes im Körper ist oft an einer Untergewichtigkeit der erkrankten Person zu erkennen. Die Infektanfälligkeit bleibt jahrelang bestehen. 2,2-Dichlordiethylsulfid wird eine krebserzeugende Wirkung zugeschrieben.
Die **Diagnostik** dieser Berufskrankheit sollte bei Berücksichtigung einer exakten Arbeitsanamnese rechtzeitig gestellt werden können.
Die **Prävention** muß in passiven Arbeitsschutzmaßnahmen in der Form bestehen, daß ein Hautkontakt sowie die Inhalation dieses gefährlichen Giftes nicht möglich ist, z. B. durch entsprechende Schutzkleidung und Atemschutzgeräte.

Therapie: Symptomatische Behandlung. Lungenödembehandlung: O_2-Überdruckbeatmung. Prednisolon 1,0, Ödemabsaugung sowie Infusion von Trispuffer 500 ml.

Literatur:

JANSEN/HAAS (Hrsg.): Kompendium der Arbeitsmedizin. Verlag TÜV Rheinland, 1991
LEHNERT, G.: Erkrankungen durch halogenierte Alkyl-, Aryl- oder Alkylarylsulfide, in: VALENTIN et al., Arbeitsmedizin, 3. Aufl., Thieme-Verlag Stuttgart, 1985

VI – 2.1312
Erkrankungen der Zähne durch Säuren

Arbeitsmedizinisch besitzt diese Berufskrankheit, gemessen an den angezeigten Krankheiten (1973 – 1992 ca. 16 600), einen sehr hohen Stellenwert, obwohl die Berufskrankheiten-Statistik ausweist, daß in dem genannten Zeitraum lediglich bei einem Exponierten eine entschädigungspflichtige Berufskrankheit anerkannt wurde. Diese Diskrepanz ist u. a. dadurch bedingt, daß durch Zahnschäden selten eine rentenberechtigende Minderung der Erwerbsfähigkeit resultiert.

Jahr	Angezeigte Krankheiten	Erstmals entschädigte Fälle
1985	640	0
1986	1081	0
1987	932	0
1988	1132	0
1989	819	0
1990	851	0
1991	865	0
1992	900	0

Erkrankungen der Zähne durch dem Luftstrom beigemischte anorganische und organische Säuren.
Bei Umfang und der Verwendung sowie der Herstellung von **anorganischen Säuren**, sog. Mineralsäuren, kann es infolge des Auftretens der Säuredämpfe zu einer Einwirkung auf die Zähne kommen, die schließlich bei andauernder Exposition zu einer mehr oder minder schweren Schädigung des Gebisses führt.
Besonders die in der gewerblichen Wirtschaft, im Handwerk und der chemischen Industrie weit verbreitete Salz-, Schwefel- und Salpetersäure haben arbeitsmedizinische Bedeutung. Auch isoliert auftretende Schädigungen des Zahnschmelzes beim Umgang mit Flußsäure (vgl. BK-Nr. 1308 ,,Erkrankung durch Fluor oder seine Verbindungen'') gehören hierher.

Einwirkungsmöglichkeiten sind bei der Gewinnung der Mineralsäuren, in Metallbeizereien, bei der Zinkelektrolyse, in Akkumulatorenfabriken und bei der Wartung von Batterien sowie in bestimmten chemischen Laboratorien gegeben.
Auch **organische Säuren**, insbesondere Essig-, Ameisen-, Oxal-, Wein- und Zitronensäure müssen für die Entstehung von Erkrankungen der Zähne angeschuldigt werden.
Einwirkungsmöglichkeiten für Beschäftigte bestehen besonders in Textilfabriken beim

Säuren   **Berufskrankheiten**
VI – 2.1312

Stoffdruck, in Färbereien und Betrieben der chemischen Reinigung, in der pharmazeutischen Industrie und in Nährmittelfabriken sowie überall dort, wo mit diesen organischen Säuren umgegangen wird.

Die schädliche Wirkung der anorganischen und organischen Säuren kommt durch die ätzenden Eigenschaften der Säuren beim direkten Kontakt mit den Zähnen zustande.

Besonders die Stellen der Zähne, die bei geöffnetem Mund dem Luftstrom ausgesetzt sind, weisen die ersten Veränderungen auf. Gewöhnlich sind dies die Vorderseiten der Schneidezähne und deren Schneidekanten.

Dem Speichel wird eine Schutzfunktion bei der Säurewirkung zugesprochen. Erst bei Verlust der schützenden Speichelschicht der Zähne (bei geöffnetem Mund) kann die Säure ihre typischen Schädigungen entfalten.

Zunächst wird von den beruflichen Exponierten über ein „Stumpfwerden" der Zähne geklagt, objektiv findet sich eine **Zerstörung des Zahnschmelzes** als Folge der Säureeinwirkung. Die Zähne verlieren ihren Glanz, werden rauh und verfärben sich schließlich dunkel. Die betroffenen Personen klagen auch über eine Schmerzempfindlichkeit der Zähne gegenüber Temperaturunterschieden sowie süßen, salzigen und sauren Speisen. Dieses Symptom zeigt sich erstaunlicherweise nur wenige Wochen.

Nach der Zerstörung des Schmelzes treten infolge der großen mechanischen Belastung des Gebisses durch den Kauvorgang Defektbildungen an den Zähnen auf. Die Substanzverluste der Zähne bewirken ein Kürzerwerden einzelner Zähne, insbesondere der Schneidezähne. Hieraus resultiert der sog. offene Biß, d. h. bei geschlossenem Mund stoßen die Zähne nicht mehr aufeinander.

Wird die Säureexposition nicht abgestellt oder unterbleiben wirksame Gegenmaßnahmen (z. B. in Form konsequenter Zahnhygiene), besteht das so geschädigte Gebiß letztlich nur noch aus verfärbten Zahnstummeln.

Je nach dem Ausmaß der Expositionszeit und der Art der einwirkenden Säure (Salpetersäure ist besonders aggressiv) können sich die Säure-Zahnschäden bereits nach Monaten einstellen; meist entwickeln sie sich jedoch nach mehrjähriger Einwirkung.

Die **Diagnose** dieser Berufskrankheit kann auf Grund der recht typischen Zahnschädigungen bei Vorliegen einer positiven Arbeitsanamnese gestellt werden.

Erkrankungen der Zähne durch in der Mundhöhle sich bildende organische Säuren:
Diese Säureschäden der Zähne sind durch organische Säuren, die sich – im Gegensatz zu den vorgenannten Zahnerkrankungen – sekundär, infolge von Gärungsprozessen in der Mundhöhle bilden, verursacht. Es handelt sich insbesondere um Milch-, Butter- und Brenztraubensäure, die für die Entstehung dieser Zahnschäden verantwortlich zu machen sind.

Berufskrankheiten **Säuren**

Die Gärungsprozesse werden durch die Einwirkung von Mehl und Zucker bzw. Mehl und Hefe, besonders aber durch die gleichzeitige Einwirkung von Mehl, Zucker und Hefe ausgelöst.

Einwirkungsmöglichkeiten bestehen für die Beschäftigten in Bäckereien und Konditoreien und Betrieben, die Lebkuchen herstellen (Lebküchnereien) sowie in der Süßwarenindustrie.
Die Einwirkung erfolgt durch Mehl- und Zuckerstaub, der sich in der Luft befindet, oder aber durch ständigen Kontakt von Mehl und Zucker in der Mundhöhle. Diese ist ganz besonders bei Bäckern und Konditoren, z. B. beim Abschmecken von Mehl- und Zuckererzeugnissen, immer gegeben.
Anders als bei den Zahnsäureschäden, die durch dem Luftstrom beigemischte anorganische und organische Säuren hervorgerufen werden, können bei dieser Berufskrankheit *alle* Zähne befallen werden. Zucker und Mehl setzen sich vornehmlich an den Zahnhälsen ab und begünstigen so unter Beteiligung von Hefe die Gärungsprozesse mit der Bildung von organischen Säuren als Ursache der Zahnschäden. Unter der Einwirkung der organischen Säuren bildet sich eine echte Zahnkaries, die auch als **Zuckerbäckerkaries** bezeichnet wird, aber die Besonderheit gegenüber der nicht beruflich ausgelösten Zahnkaries aufweist, daß sie sich zunächst in der Nähe des Zahnfleisches bemerkbar macht.

Die **Diagnose** der sog. Zuckerbäckerkaries darf nur gestellt werden, wenn bei Berücksichtigung und Würdigung der Arbeitsanamnese die typischen ausgedehnten Zahndefekte im Sinne der Karies, jedoch vornehmlich zahnfleischnahe – an den Zahnhälsen – nachgewiesen werden.

Die **Prävention** der Erkrankungen der Zähne durch Säuren ist weitgehend ein ergonomisches Problem. Säuredämpfe und -nebel auf Arbeitsstätten sind durch lüftungstechnische Maßnahmen, z. B. durch Absauganlagen, zu beseitigen, wie dies in der Arbeitsstättenverordnung gefordert wird. Auf der Arbeitsstätte muß ausreichend gesundheitlich zuträgliche Atemluft vorhanden sein. Ist dies betriebstechnisch nicht möglich, muß passiver Arbeitsschutz gewährt werden, z. B. durch Zurverfügungstellung und Tragen von Atemschutzgeräten.
Arbeitsmedizinisch sind regelmäßig Mundspülungen zu empfehlen.
Arbeitsmedizinische Vorsorgeuntersuchungen sind entsprechend den ,,Berufsgenossenschaftlichen Grundsätzen für arbeitsmedizinische Vorsorgeuntersuchungen'' (G 22) ,,Säureschäden der Zähne'' vorgesehen.

Erstuntersuchungen sind vor Aufnahme einer Tätigkeit an Arbeitsplätzen mit Einwirkung auf die Zähne infolge organischer Säuren in der Mundhöhle, insbesondere bei der Herstellung von Back-, Konditorei- und Süßwaren sowie **Nachuntersuchungen** während dieser Tätigkeit vorgesehen.

Therapie: Zahnärztliche Behandlung.

Säuren
VI − 2.1312

Berufskrankheiten

Literatur:

VALENTIN et al.: Arbeitsmedizin, 3. Aufl., Thieme-Verlag Stuttgart, 1985

VI – 2.1313
Hornhautschädigungen des Auges durch Benzochinon

Diese Berufskrankheit hat arbeitsmedizinisch äußerst geringe Bedeutung, wie die Berufskrankheiten-Statistik (Unfallverhütungsberichte der Bundesregierung) aufzeigt.

Jahr	Angezeigte Krankheiten	Erstmals entschädigte Fälle
1985	3	0
1986	4	0
1987	2	0
1988	2	0
1989	1	0
1990	2	0
1991	2	0
1992	5	0

Benzochinon tritt u. a. als Zwischenprodukt bei der Hydrochinon-Erzeugung und bei der Oxidation des Hydrochinons auf.
Arbeitsmedizinisch ist der zur Reduktion von Brom-Silber zum metallischen Silber verwendete photographische Entwickler Hydrochinon besonders bedeutsam. Expositionsmöglichkeiten mit dieser weitverbreiteten Chemikalie sind daher vor allem in der chemischen Industrie, die Hydrochinon herstellt, gegeben.
Aber auch Arbeitnehmer in Betrieben, die mit diesem Entwickler umgehen, vorwiegend in Photo- und Röntgen-Laboratorien, sind diesem Gefahrstoff ausgesetzt.

Weitere **Einwirkungsmöglichkeiten** bestehen in der chemischen und pharmazeutischen Industrie (Herstellung von chemischen Reagenzien bzw. Antiseptika).
Mit dem Freiwerden dieses gewerblichen Gefahrstoffes ist überall dort zu rechnen, wo in nicht geschlossenen Fabrikationsverfahren Benzochinon und Hydrochinon hergestellt werden bzw. mit diesen Substanzen oder dem Oxidationsprodukt des Hydrochinons umgegangen wird.
Benzochinon und Hydrochinon können wegen ihrer Flüchtigkeit als Dampf die Raumluft von Arbeitsstätten verunreinigen oder als kristallisierte Substanz vom Wasserdampf der Luft aufgenommen werden und so zu einer Gefahrenquelle für die beruflich exponierten Personen werden.
In alkalischen Gewebsflüssigkeiten wird Hydrochinon zu gelblichbraunem Benzochinon oxidiert.

Benzochinon

Der Gefahrstoff **Benzochinon** gelangt direkt oder aber bei einer Einwirkung von Hydrochinon nach der Oxidation zu Benzochinon über Kontakt in das Epithel der Konjunktiven und der Cornea.

Das Benzochinon führt zu Binde- und Hornhautreizungen, die sich bei dem Erkrankten zuerst durch Brennen und Stechen der Augen bemerkbar machen. Nach mehrjähriger Exposition tritt eine gelblich-bräunliche Verfärbung innerhalb des Lidspaltenbereichs des Auges auf, die später unter Lichteinwirkung eine mehr dunkelbraune (sepiafarbene) Tönung annimmt. An den Augen kommt es zu punktförmigen Trübungen oder umschriebenen Defekten oberflächlicher Gewebsanteile der Cornea (Erosionen), die die Sehfähigkeit des Betroffenen beeinträchtigen können. Die Hornhaut kann sich verformen und zu einem nicht rückbildungsfähigen Astigmatismus führen.

Als Folge der beruflich ausgelösten Binde- und Hornhautschädigung bleibt häufig eine erhöhte Anfälligkeit gegenüber Sekundärinfektionen des Auges bestehen, so daß Geschwüre der Hornhaut (Ulcus serpens) zu weiteren Dauerschäden (punktförmige Trübung der Cornea, Keratektasie) führen können. Eine Erblindung oder der Verlust des Auges sind hierdurch möglich.

Die **Diagnose** ist bei Berücksichtigung der Arbeitsanamnese auf Grund der typischen Tingierungen im Lidspaltenbereich der Augen sowie der Cornealtrübungen leicht zu stellen. Die arbeitsmedizinische Vorsorge dieser seltenen Berufskrankheit hat sich in erster Linie auf die **Frühdiagnostik** und den damit zwangsläufig verbundenen Arbeitsplatzwechsel zu konzentrieren. Mit einer Rückbildung der Hornhautveränderungen ist nur in Frühstadien dieser Berufskrankheit zu rechnen.

Ergonomisch ist die offene Benzochinon- bzw. Hydrochinonherstellung abzulehnen und durch geschlossene Fabrikationssysteme zu ersetzen. Wo dies technisch nicht zu verwirklichen ist, z. B. bei der Verwendung dieser gefährlichen Stoffe in Photo- oder Röntgenlaboratorien, muß mit Hilfe von wirksamen Absaugeinrichtungen, evtl. lüftungstechnischen Anlagen, für gesundheitlich zuträgliche Atemluft, wie sie die Arbeitsstättenverordnung fordert, gesorgt werden.

Therapie: Fachophthalmologische Behandlung wie bei Keratitis anderer Ursachen, in keinem Fall Kortison lokal applizieren!

Literatur

THIELE, H.: Berufskrankheiten, Urban und Schwarzenberg, München, 1986

VI – 2.1314
Erkrankungen durch para-tertiär-Butylphenol

Diese Berufskrankheit wurde mit der Verordnung zur Änderung der Berufskrankheiten-Verordnung vom 22. März 1988 neu in die Liste der entschädigungspflichtigen Berufskrankheiten aufgenommen.

Über die Generalklausel des § 551 Abs. 2 RVO wurden in der Zeit von 1972 – 1987 insgesamt 13 Krankheitsfälle erstmals entschädigt. Die Berufskrankheiten-Statistik (Unfallverhütungsberichte der Bundesregierung) zeigt jetzt das folgende Bild:

Jahr	Angezeigte Krankheiten	Erstmals entschädigte Fälle
1987	7	2
1988	2	0
1989	3	0
1990	0	0
1991	3	0
1992	3	1

Die Berufskrankheit, die sich klinisch durch die Trias ,,Vitiligoartige Depigmentierung der Haut, Leberparenchymschäden und einer Schilddrüsenvergrößerung" manifestiert, wurde in Deutschland erstmalig von RODERMUND und WIELAND beobachtet und beschrieben. Die Erkrankung wird ursächlich auf den Umgang mit para-tertiär-Butylphenol zurückgeführt.

Para-tertiär-Butylphenol wird in der Industrie als Grundstoff zur Herstellung von Lackrohstoffen, Emulgatoren, Netzmitteln, Antioxidantien für die Kautschukverarbeitung, Mineralölkonfektionierung und Produktion von Klebemitteln verwendet.

Eine **Einwirkung** von para-tertiär-Butylphenol besteht in der Schuh- und Automobilindustrie (durch Klebstoffe, z. B. Neopren und Polychloropren sowie Kunstharze, insbesondere aber bei der Herstellung von para-tertiär-Butylphenol).

Para-tertiär-Butylphenol löst an der Haut nach mehrmonatigem Kontakt (wahrscheinlich auch Inhalation) fleckförmige Depigmentierungen im Sinne einer Vitiligo aus, die durch einen völligen Mangel der Melanin-Granula, einer Verminderung der Melanozyten und degenerativen Veränderungen der restlichen Pigmentzellen hervorgerufen werden.

Neben der Depigmentierung der Haut kann es zu Parenchymschäden der Leber und zum Auftreten einer euthyreoten Struma kommen. Der Gefahrstoff bewirkt nach intensivem Hautkontakt eine Rötung, Schwellung sowie Brennen und Juckreiz im Sinne einer Kontakt-Dermatitis.

Die Depigmentierungen sind meist symmetrisch angelegt, besonders am Handrücken, an den Dorsalseiten der Finger, übergreifend auf die Unterarme, den Fußrücken und den Stamm.

Nach einer Inhalation von erhitztem para-tertiär-Butylphenol werden subjektiv Kopfschmerzen und eine Müdigkeit angegeben und Schwindel sowie Erbrechen bei den Exponierten beobachtet.

Die **Prävention** muß ergonomisch, d.h. durch verfahrenstechnische Methoden und passiven Arbeitsschutz betrieben werden.

Hauterkrankungen, die durch para-tertiär-Butylphenol verursacht werden (Kontaktdermatitis) erfüllen die Bedingungen, um nach BK-Nr. 5101 beurteilt zu werden.

Therapie: Symptomatische Behandlung.

Literatur:

RODERMUND/WIELAND: Vitiligoartige Depigmentierung durch para-tertiär Butylphenol, Z. Hautkr. 49, (1974) 11, S. 459–465

Berufskrankheiten

VI – 2.1315
Erkrankungen durch Isocyanate, die zur Unterlassung aller Tätigkeiten gezwungen haben, die für die Entstehung, die Verschlimmerung oder das Wiederaufleben der Krankheit ursächlich waren oder sein können

Die Berufskrankheit wurde mit der Zweiten Verordnung zur Änderung der Berufskrankheiten-Verordnung vom 18. Dezember 1992 (BGBl. I. S. 2343) neu in die Liste der entschädigungspflichtigen Berufskrankheiten aufgenommen, da sich in der arbeitsmedizinisch-wissenschaftlichen Literatur zahlreiche neue Erkenntnisse entsprechend § 551 Abs. 2 RVO auf Schädigungsmöglichkeiten durch Isocyanate ergeben hatten.

Isocyanate sind Ester der Isocyansäure, als Di- und Polycyanate werden sie zur Herstellung von Polyurethanen (PU), die u. a. bei der Erzeugung von Schaum- und anderen Kunststoffen, Lacken, Oberflächenbeschichtungen, Klebern, Härtern, pharmazeutischen Präparaten und Pestiziden Verwendung finden, benötigt.

Einwirkungsmöglichkeiten sind auf Arbeitsplätzen gegeben, wo isocyanathaltige Dämpfe, Aerosole und Partikel frei werden, u. a. beim Spritzlackieren, beim Verarbeiten von Zwei-Komponenten-Reaktionssystemen. Eine weitere Exposition ist bei isocyanathaltigen Ein-Komponenten-Produkten möglich, wenn es zur Aushärtung mit dem Wasserdampf der Luft kommt oder infolge von Verdunstung der Lösemittel beim großflächigen Auftragen, Isocyanate mitgerissen und inhaliert werden können. Gesundheitliche Risiken bestehen überdies beim Verbrennen (Schweißen von polyurethanbeschichteten Metallen) oder beim Ein- und Abbrennen und Anschleifen von Polyurethan-Lackschichten, ebenso beim Bearbeiten von Hartschaumstoffen, durch das Freiwerden von Isocyanaten als thermische Zersetzungsprodukte.

Generell ist das Risiko einer Exposition durch **Inhalation** der Gefahrstoffe als Aerosol oder durch **Kontamination** der Haut und Schleimhäute) während der Produktionsprozesse, bei Verwenden und Bearbeiten isocyanathaltiger Ausgangsstoffe und Produkten gegeben.

Folgende Isocyanatverbindungen besitzen toxische Eigenschaften:

Diisocyanattoluol (TDI)

[Strukturformeln: 2,4-TDI und 2,6-TDI mit CH₃ und NCO-Gruppen am Benzolring]

Dient der Herstellung von Polyurethanen wie Weichschaumstoffe, Elastomere, Beschichtungen, Klebestoffe und Lackrohstoffe.

Diphenylmethan-Diisocyanat (MDI)

[Strukturformel: OCN—C₆H₄—CH₂—C₆H₄—NCO]

Findet Verwendung bei der exothermen Hartschaumproduktion für Maschinen- und Karosserieteile, zur Produktion von Automobilteilen, Beschichtung von Textilien und Leder, bei der Herstellung von Holzersatz, Fußböden und Sportartikeln sowie als Bindemittel für den Formsand in Metallgießereien und im untertägigen Bergbau zur Gesteinsverfestigung.

Hexamethylen-Diisocyanat (HDI)

$$(OCN-CH_2-CH_2-CH_2-CH_2-CH_2-CH_2-NCO)$$

und

Dicyclohexylmethan-4,4'-Diisocyanat (HMDI)

Werden Lacken und anderen Beschichtungsmaterialien zugesetzt.

Naphthylen-Diisocyanat (NDI)

Ausgangsstoff für die Fabrikation von Elastomeren.

Isophoron-Diisocyanat (IPDI)

Ausgangsstoff für die Herstellung von Zwei-Komponenten-Lacken und anderen Beschichtungsmaterialien.

Phenylisocyanat

Zwischenprodukt für die Synthese von Klebern, Kunststoffen, pharmazeutischen Wirkstoffen, Agrochemikalien und Farbstoffen.

Methylisocyanat

Syntheseausgangsstoff, der zur Herstellung von Pflanzenschutzmitteln und Fotochemikalien verwendet wird.

Die Toxizität der Isocyanate wird u. a. auf eine Hemmung der Acetylcholinesterase zurückgeführt. Isocyanate können eine Sensibilisierung im Sinne einer Typ-I-Allergie auslösen.

Das **Krankheitsbild** und die **Symptomatologie** richten sich nach dem Auftreten der unterschiedlichen Erscheinungsformen der Berufskrankheit:

Nach inhalativer Exposition können sich akute Atemwegserkrankungen (sog. Isocyanatasthma, ein akuter Asthma-Anfall) sowie eine chronisch-obstruktive Atemwegserkrankung und nicht-obstruktive Bronchitiden entwickeln. (Die chronisch-obstruktive Atemwegserkrankung wurde bisher der BK-Nr. 4302 zugerechnet und entschädigt. Bei der **obstruktiven Atemwegserkrankung** klagen die Patienten über Hustenreiz, retrosternales Druckgefühl, Brennen in der Luftröhre und Atemnot von Asthma-Charakter. Die **Diagnose** ist arbeitsanamnestisch, klinisch und mit Hilfe von Lungenfunktionstesten (Messung des Atemwiderstandes, der Ein-Sekunden-Kapazität bei forcierter Ausatmung, Fluß-Volumen-Diagramm und Peak-Flow-Messung) zu sichern. Inhalative Provokationsteste mit Isocyanaten sind meist entbehrlich, sie sollten stets unter klinischer Kontrolle durchgeführt werden. Nach schwerer Intoxikation kann sich ein **toxisches Lungenödem** entwickeln.

In seltenen Fällen entwickelt sich eine **Alveolitis**, die jedoch nicht zur Fibrosierung neigt. Die Diagnose ist auf Grund des klinischen Befundes und der Symptomatologie zu stellen: Es besteht Luftnot, Druck über der Brust, auskultatorisch finden sich feinblasige Rasselgeräusche, röntgenologisch ist eine vermehrte interstitielle Zeichnung und/oder kleinfleckig-alveolare Verdichtungen in den mittleren und unteren Lungenabschnitten auf der Röntgen-Thoraxaufnahme nachweisbar, außerdem findet sich meist eine Abnahme der Vitalkapazität, eine Reduzierung des O_2-Partialdruckes im arteriellen Blut nach Belastung und systemische Reaktionen wie Fieber und eine Leukozytose.

Gelegentlich finden sich Reizerscheinungen der Schleimhäute, die sich klinisch als **Rhinitiden** und **Konjunktividen** manifestieren.

Bei einer **Kontamination der Haut** mit Isocyanaten können eine **Urtikaria, makulopapuläre Läsionen** sowie ein **Kontaktekzem** oder eine **toxische Dermatitis** auftreten, meist nach ungeschütztem Umgang mit Dicyclohexylmethan-4,4'-Diisocyanat (HMDI) bei der Oberflächenbehandlung mit Lacken und anderen Beschichtungsmaterialien. Isocyanatinduzierte Hauterkrankungen fallen unter die Berufskrankheit Nr. 5101 (Schwere oder wiederholt rückfällige Hauterkrankungen, die zur Unterlassung aller Tätigkeiten gezwungen haben, die für die Entstehung, die Verschlimmerung oder das Wiederaufleben der Krankheit ursächlich waren oder sein können). Isocyanathaltige Spritzer, die ins Auge gelangen, lösen Hornhautschäden aus.

Im Rahmen der Beurteilung der Berufskrankheit müssen differentialdiagnostisch u.a. allergische Asthmaerkrankungen bei bestehender Sensibilisierung gegen Pflanzenpollen, Hausstaubmilben, Tierhaare und das nach Bronchitiden nicht selten auftretende Infektasthma („Intrinsic-Asthma") abgegrenzt werden. Ebenso müssen andere Noxen, die beim Produktionsprozess der Isocyanate verwendet werden, z. B. tertiäre aliphatische Amine als Katalysatoren Berücksichtigung finden.

Prävention: In der Rangfolge der Arbeitsschutzmaßnahmen stehen an erster Stelle technische Verfahren mit dem Ziel, die Gefahrstoffemission zu unterbinden, z. B. durch geschlossene technische Systeme.

Die Arbeitnehmer, die mit den Gefahrstoffen umgehen, z. B. Anstreicher, die beruflich oft einer jahrelangen Exposition ausgesetzt sind, müssen durch geeignete Schutzsysteme (Atemschutz, Schutzkleidung, Augenschutzbrillen, Hautschutz) vor den Risiken einer inhalativen Einwirkung und einer Kontamination der Haut geschützt werden.

Nach der geltenden Gefahrstoffverordnung und der Unfallverhütungsvorschrift „Arbeitsmedizinische Vorsorge" (VBG 100) sind die beruflich Exponierten arbeitsmedizinischen Vorsorgeuntersuchungen zu unterziehen.

Erstuntersuchungen sind vor Beginn einer Tätigkeit mit Einwirkung durch Isocyanate durchzuführen. Die **erste Nachuntersuchung** muß nach 3 – 6 Monaten, **die weiteren Nachuntersuchungen** müssen während der Tätigkeit mit einer Gefahrstoffeinwirkung innerhalb von 12 – 24 Monaten erfolgen. Nach dem Berufsgenossenschaftlichen Grundsatz „Isocyanate" (G 27) kommt der Erhebung der allgemeinen und Arbeitsanamnese besondere Bedeutung zu. Bei gehäuft auftretenden oder ernsteren Erkrankungen der oberen und unteren Atemwege sowie der Lunge (Tuberkulose, chronische Bronchitis, Emphysem, Pneumokoniose, kardio-pulmonale Erkrankungen oder andere Erkrankungen mit bleibender Einschränkung der Lungenfunktion und allergische Erkrankungen) sind dauernde gesundheitliche Bedenken bei der Erstuntersuchung auszusprechen.

Neben einem allgemeinen Status und einer Untersuchung im Hinblick auf die Tätigkeit ist die Anfertigung einer Röntgen-Thoraxaufnahme im Großformat und als Lungenfunktionstest die Ruhespirometrie gefordert.

Im Rahmen der Nachuntersuchung sollte bei unklaren Fällen das Differential-Blutbild (Zählung der eosinophilen Leukozyten) angefertigt werden, insbesondere vor und

Berufskrankheiten **Isocyanate**

nach der Arbeit und die Blutkörperchensenkungsgeschwindigkeit gemessen sowie ein EKG in Ruhe und nach Belastung mit einer Ergometerbelastung mindestens bis 120 W 5 Minuten lang durchgeführt werden.

Therapie: Weitgehend symptomatisch. Bei Augenschädigungen ist der Augenarzt, bei den Hauterkrankungen der Dermatologe hinzuzuziehen.
Bei einem toxischen Lungenödem ist die O_2-Überdruckbeatmung, Prednisolon-Medikation und die Ödemabsaugung sowie Infusion von Trispuffer 500 ml angezeigt. In jedem Fall stationär-klinische Behandlung.

Literatur:

FRUHMANN, G.: Arbeitsmedizinische Vorsorgeuntersuchungen von Diisocyanat-Exponierten nach G 27 Arbeitsmed. Sozialmed. Präventivmed. 22, 1987, S. 50–60
JANSEN/HAAS (Hrsg): Kompendium der Arbeitsmedizin Verlag TÜV Rheinland Köln, 1991
WOITOWITZ/SOST: Erkrankungen durch Isocyanate. Zbl. Arbeitsmedizin, 38, 1988, S. 274–278

Berufskrankheiten   **Erkrankungen der Sehnen**
                                                                     VI – 2.2101

VI – 2.2101
Erkrankungen der Sehnenscheiden oder des Sehnengleitgewebes sowie der Sehnen- und Muskelansätze, die zur Unterlassung aller Tätigkeiten gezwungen haben, die für die Entstehung, die Verschlimmerung oder das Wiederaufleben der Krankheit ursächlich waren oder sein können

Diese auch heute noch bedeutsame Berufskrankheit wies in der Zeit von 1985 bis 1992 eine sehr hohe Zahl von angezeigten Krankheiten – etwa 17 587 – auf (Unfallverhütungsberichte der Bundesregierung).

Jahr	Angezeigte Krankheiten	Erstmals entschädigte Fälle
1985	1175	3
1986	1707	4
1987	1735	7
1988	1724	5
1989	2096	7
1990	1829	7
1991	1829	5
1992	1779	13

Hingegen betrug die Zahl der erstmals entschädigten Fälle im selben Zeitraum lediglich 51. Diese relativ geringe Zahl erklärt sich durch den Umstand, daß diese Berufskrankheit nur zur Anerkennung gebracht werden kann, wenn sie „zur Unterlassung aller Tätigkeiten gezwungen hat, die für die Entstehung, die Verschlimmerung oder das Wiederaufleben der Krankheit ursächlich waren oder sein können".

Berufliche Belastungen, insbesondere Arbeitserschwernisse, die mit wiederholter einseitiger Beanspruchung, vorwiegend der Hände und Arme einhergehen bzw. Arbeiten, die die individuell unterschiedlichen physiologischen Leistungsgrenzen infolge Überlastung des arbeitenden Menschen überschreiten, können krankhafte Prozesse der Sehnenscheiden und des Sehnengleitgewebes sowie der Sehnen- und Muskelansätze hervorrufen.

Es handelt sich um aseptische Entzündungen der Sehnenscheiden und des Sehnengleitgewebes bzw. um vom Knochenansatzpunkt ausgehende Schädigungen der Sehnen und der Muskeln.

Verursachende Arbeitserschwernisse liegen u. a. bei Tätigkeiten mit überwiegend statischer Muskelarbeit (Haltearbeit), Arbeiten in Zwangshaltung, bei Beschäftigungen mit monotonem Arbeitsablauf (Fließbandarbeit) und bei körperlicher Überanstrengung vor. Einige dieser Arbeiten seien hier angeführt (in alphabetischer Reihenfolge ohne Wertung der Belastungsgrößen!): Anstreichen, Bügeln, Feilen, Hacken, Halten von Arbeitsgeräten und -maschinen, Hämmern, Hobeln, Klopfen, Maschinenschreiben, Mauern, Nieten, Sägen, Schaufeln, Schmieden, Schrauben, Spachteln, Spalten, Stampfen, Stoßen, Tragen, Verputzen, Weben, Werfen, Zerren.

Die verschiedenen Formen dieser Berufskrankheit treten an den Gließmaßen, überwiegend an den Armen, besonders den Unterarmen, auf. Die Entstehung der beruflichen Gesundheitsschäden ist durch das Zusammenwirken mehrerer Faktoren zu erklären. Hierzu gehören u. a. eine Dauerbelastung der Sehnenscheiden, der Sehnen- und Muskelansätze sowie Durchblutungsverminderung infolge einer anhaltenden Muskelanspannung bei statischer Arbeit.

Die arbeitsmedizinisch bedeutendste Erkrankung aus dieser Gruppe ist die **Tendovaginitis** bzw. **Paratenonitis crepitans** im Verlauf der Strecksehnen der Finger, insbesondere des Daumens. Sie ist durch eine Schädigung des Sehnengleitgewebes begründet. Die Erkrankten klagen über hartnäckige Schmerzen, Kraftlosigkeit und ein Ermüdungsgefühl beim Zugreifen mit der Hand oder beim Faustschluß. Krankheitserscheinungen, die meist so heftig sind, daß eine oft lange bestehende Arbeitsunfähigkeit hieraus resultiert. Beim Bewegen der Hand ist ein ,,schneeballartiges Knirschen'', das sogenannte Krepitieren, im Bereich der befallenen Sehnen am Unterarm wahrnehmbar.

Die **Tendovaginitis stenosans** befällt überwiegend die Sehnenscheiden der Daumen. Diese Erkrankung führt zu einer Beugehemmung des Daumens oder der Finger, die erst nach Überwindung des Widerstandes beseitigt wird. Es kommt zum Phänomen des ,,schnellenden Fingers''.

Zu den Erkrankungen an den Sehnen- und Muskelansätzen zählen die Epicondylitiden und die Styloiditiden.

Bei der **Epicondylitis** stehen im Vordergrund der Beschwerden Schmerzen, die vom Ellenbogen ausgehen und in den Unterarm ausstrahlen. Im Bereich des betroffenen Epicondylus besteht am Ellenbogengelenk ein mehr oder minder starker Schmerz. Die Erkrankung ist als ,,Tennisellenbogen'' in der Sportmedizin ebenfalls bekannt.

Die **Styloiditis**, eine Erkrankung des Processus styloides radii äußert sich in einer Schmerzhaftigkeit und Bewegungseinschränkung im Handgelenk, vornehmlich an der Innenseite.

Diagnostisch bereiten die verschiedenen Formen der Berufskrankheiten wenig Schwierigkeiten, allerdings muß bei der Anerkennung dieser Gesundheitsschäden als Berufskrankheit eine genaue Erhebung und Prüfung der Arbeitsanamnese sowie eine Arbeitsplatzbegehung erfolgen; denn diese Erkrankungen werden ebenso bei nichtberuflichen Belastungen, z. B. bei Sport und Freizeit- oder Heimwerkerbeschäftigung sowie im Haushalt beobachtet.

Eine weitere, wichtige Voraussetzung für eine Anerkennung ist, daß die Erkrankungen zur Unterlassung der Tätigkeit geführt haben. In besonders schweren Fällen ist u. U. eine Arbeitsplatzumsetzung erforderlich.

Eine ergonomisch einwandfreie Gestaltung des Arbeitsplatzes sowie der Arbeitsmittel und -geräte, aber auch Verbesserungen organisatorischer und technischer Art im Arbeitsablauf der die Gesundheitsschäden auslösenden Tätigkeiten sind die besten Methoden zur **Prävention** dieser Berufskrankheiten (Humanisierung der Arbeitswelt = Anpassung der Arbeit an den Menschen).

Belastungen in Form der statischen Muskelarbeit (Haltearbeit) sollten ausgeschaltet werden. Am Beispiel des Maschinenschreibens und der Bildschirmarbeit sei dieses ergonomische Prinzip erläutert: Richtige Schreibmaschinentisch- bzw. Bildschirm- und Arbeitsstuhlhöhe sind ebenso wichtig wie die optimale Anordnung einer Rückenlehne und eines Konzepthalters zur Vermeidung von Fehlhaltungen der Wirbelsäule. Die Benutzung einer elektronischen Schreibmaschine führt wie bei der Bildschirmarbeit zur Verminderung des Tastendrucks und damit zur Entlastung der Fingerarbeit, die dadurch gesteigert werden kann, daß die Handballen während des Schreibens am Arbeitstisch oder an der Schreibmaschine aufgelegt werden können (Reduzierung statischer Arbeit). Arbeitsmedizinisch sind Kurzpausen zur Durchführung von körperlichen Ausgleichsübungen geeignet, diesen Berufskrankheiten entgegenzuwirken. Können diese Übungen nicht in den Arbeitsräumen oder an geeigneter Stelle im Freien durchgeführt werden, hat der Arbeitgeber gemäß der Arbeitsstättenverordnung ,,Räume für körperliche Ausgleichsübungen'' zur Verfügung zu stellen.

Diese Räume sollten die Möglichkeit zur Gymnastik zulassen und mit Turn- und Trainingsgeräten, z. B. Bällen, Expandern, Rudergeräten, Standfahrrädern ausgestattet sein.

Therapie: Ruhigstellung im Gips. Fachorthopädische Behandlung. Physiotherapie, körperliche Ausgleichsübungen.

Literatur:

GREINEMANN, H.: Behandlungsmöglichkeiten und -aussichten bei berufsbedingten Erkrankungen des Bewegungsapparates. Arbeitsmed. Sozialmed. Präventivmedizin 16, (1981) S. 272–279

VI – 2.2102
Meniskusschäden nach mehrjährigen andauernden oder häufig wiederkehrenden, die Kniegelenke überdurchschnittlich belastenden Tätigkeiten

Der Berufskrankheiten-Statistik ist zu entnehmen, daß 1985 in der Bundesrepublik Deutschland 891 Fälle von Meniskusschäden bei Bergleuten, die mindestens 3 Jahre regelmäßig unter Tage tätig waren, angezeigt wurden. Die Zahl war bis 1987 rückläufig.

Der Gesamtbestand der entschädigten Fälle dieser Berufskrankheit betrug 1982 fast 6 000. Von 1973 bis 1992 wurden etwa 27 151 Fälle nach der BK-Nr. 2102 angezeigt, im selben Zeitraum ca. 8 415 Berufskrankheitenfälle erstmals entschädigt. Bei dieser Gesamtzahl scheint die Berufskrankheit „Meniskusschaden" somit recht bedeutsam (Unfallverhütungsberichte).

Jahr	Angezeigte Krankheiten	Erstmals entschädigte Fälle
1985	891	250
1986	943	241
1987	965	244
1988	1884	269
1989	2193	250
1990	1809	277
1991	1530	315
1992	1751	315

Mit der Verordnung zur Änderung der Berufskrankheiten-Verordnung vom 22. März 1988 (BGBl. I S. 400) wurde diese bisher auf den Untertagebergbau begrenzte Berufskrankheit nunmehr auch auf Tätigkeiten, die biomechanisch gebunden sind an belastende Dauerzwangshaltung, wie Hocken oder Knien bei gleichzeitiger Kraftaufwendung oder an häufig wiederkehrende, erhebliche Bewegungsbeanspruchung, wie Laufen oder Springen auf grob unebener Unterlage, erweitert.

Der Anstieg der angezeigten Krankheiten und erstmals entschädigten Fälle ist auf die Erweiterung der Schadensursachen der Meniskusschäden zurückzuführen.

Der **Meniskusschaden** (Meniskopathie) wird zu den Erkrankungen des Bindegewebes, das in besonderem Maße zur Degeneration neigt, gerechnet.
Pathologisch-anatomisch handelt es sich um vorzeitig auftretende degenerative Prozesse, Deformierungen und Ernährungsstörungen der Menisken (Innen- und Au-

Meniskusschäden **Berufskrankheiten**
VI – 2.2102

ßenmeniskus), zweier mondsichelförmiger Gelenkzwischenscheiben der Kniegelenke, die aus Binde- und Faserknorpelgewebe bestehen. Meniskusschäden werden z. B. durch berufliche oder sportliche, unphysiologische und Überbelastung im Sinne einer wesentlichen Mitverursachung ausgelöst. Neuerdings wird der Meniskusschaden des Bergmanns, das sog. Bergmannsknie, ausschließlich als Erkrankung bei bereits bestehender besonderer Krankheitsbereitschaft (Disposition) gedeutet, d. h. diese Berufskrankheit ist lediglich als Verschlimmerung einer (latenten) Krankheitsanlage – die innere Ursache – anzusehen. Erst bei der ,,besonderen Einwirkung", der der Untertage-Bergmann in der Tat ausgesetzt ist, kommt diese Anlage zum Tragen, die Berufskrankheit ,,Meniskusschaden" wird manifest.

Die Berufskrankheit tritt bei Bergleuten meist nach jahrelanger Tätigkeit unter Tage auf. Für die Entwicklung zum ,,Bergmannsknie" ist insbesondere die aus der räumlichen Enge vor Ort und den besonderen Wegeverhältnissen unter Tage zwangsläufig resultierende Fehlbelastung der Kniegelenke von Bedeutung. Oft muß der Bergmann stundenlang eine Körperhaltung einnehmen, die mit Knien, Hocken, Beugung der Kniegelenke bzw. mit häufigem Kniebeugen oder mit nach außen rotierten Unterschenkeln einhergeht.

Gleiche einwirkende Faktoren liegen auch bei Arbeiten vor, die analog zur Tätigkeit unter Tage durch eine einseitige Belastung der Kniegelenke im Sinne einer Arbeit im Knien oder Hocken charakterisiert sind. Beim Berufssport, insbesondere beim Berufsfußball oder -Skilauf können infolge unphysiologischer Belastung der Kniegelenke Meniskopathien auftreten. Ebenso liegt beim Rangierer im Bahnbetrieb eine ,,überdurchschnittlich belastende Tätigkeit" vor.

Meist werden subjektive **Beschwerden** von den Erkrankten erst dann vorgebracht, wenn die Schädigung des Meniskus bestimmte Stadien überschritten hat. Zunächst kommt es zu einem Gewebszerfall im Innern der Meniskusscheiben, dann treten Spaltbildungen oder Risse hinzu, später können sich Teile der geschädigten Menisken ablösen und Ursache für eine Einklemmung von Meniskusgewebe werden.

Vor allem sind es Schmerzen an der Innen- und Außenseite des Kniegelenks, die von den Bergleuten bemerkt werden, die sie zum Arzt führen und auf eine Meniskusschädigung hinweisen. Aber auch Schmerzen, isoliert an der Innenseite des Kniegelenks, müssen bei entsprechender Anamnese bei dem Untersucher den Verdacht einer Berufskrankheit ,,Meniskusschaden" begründen, da der innere Meniskus häufiger betroffen ist. Objektiv ist häufig eine Schwellung des Kniegelenks oder gar ein Kniegelenkserguß nachweisbar. Sofern es zu einem Ein- oder Abriß des Meniskus mit nachfolgender Einklemmung der Meniskusknorpelfragmente gekommen ist, treten äußerst schmerzhafte Funktionsbehinderungen im Kniegelenk auf, die sich durch eine Streckhemmung bzw. vollständige Gelenksperre äußern können. Auch ein sog. Schlotterknie, das diagnostisch durch ein ,,Schubladenphänomen" bei gebeugtem Kniegelenk nachzuweisen ist, kann Spätfolge einer Meniskusschädigung sein.

Mit Hilfe der klinischen Befunde und einer sorgfältigen Arbeitsanamnese ist in den

Berufskrankheiten   **Meniskusschäden**

meisten Fällen die Diagnose Berufskrankheit „Meniskusschaden" zu stellen. Erst nach diesen diagnostischen Maßnahmen sollten durch den Spezialisten weiterführende Untersuchungsverfahren durchgeführt werden.
Hierzu gehören u. a. Röntgenaufnahmen des Kniegelenks, röntgenologische Darstellung des geschädigten Meniskus mit Hilfe einer Arthrographie durch Luft- und Kontrastmittelinjektion in das Gelenk.

Die **arbeitsmedizinische Vorbeugung** dieser Berufskrankheit sollte u. a. mit einer **Erstuntersuchung**, d. h. Untersuchung vor Beginn einer Tätigkeit mit entsprechender beruflicher Einwirkung einsetzen. Im Bergbau sind diese Untersuchungen gem. GesBergV*) zwingend. Arbeitnehmer im Bergbau sollten keine Anlage zu Gelenkerkrankungen oder bereits bestehende Gelenkprozesse aufweisen; genaue klinische Untersuchungen, evtl. einschließlich röntgenologischer Untersuchungsverfahren, sind unerläßlich. Beim Berufssportler ist ein intensives Konditionstraining zur Minderung des Berufskrankheiten Risikos unerläßlich.

Nachuntersuchungen, die während der Tätigkeit mit beruflicher Einwirkung durchzuführen sind, werden nicht gefordert. Im Rahmen der arbeitsmedizinischen Vorsorgeuntersuchungen lassen sich diese Nachuntersuchungen ohne großen Mehraufwand mit anderen Vorsorgeuntersuchungen verbinden.

Die **Anerkennung der Berufskrankheit** ist an verschiedene Bedingungen geknüpft. Bei der Erhebung der Anamnese, insbesondere Arbeitsanamnese, im Rahmen einer Berufskrankheitenanzeige sind andere schädigende Einflüsse, z. B. Amateursport, gebührend zu berücksichtigen.

Als **therapeutische Maßnahme** bei bestehender Meniskusschädigung hat sich die operative, arthroskopisch-chirurgische Resektion bzw. Teilresektion des degenerierten gerissenen Meniskus sehr bewährt. Eine genügend lange postoperative Behandlung, die u. a. darin besteht, aktive Bewegungsübungen unter Anleitung einer Krankengymnastin auszuführen, ist Voraussetzung für die Rehabilitierung des Berufskranken. Physiotherapeutische Betreuung, z. B. Anwendung von Reizstrombehandlungen, fördern ebenfalls den Heilungsprozeß. Nicht zuletzt sollte der Operierte von der belastenden Tätigkeit abgelöst werden. Beim Berufssportler läßt sich dies kaum realisieren.

---

*) Verordnung zum gesundheitlichen Schutz der Arbeitnehmer im Bergbau vom 31. Juli 1991 (BGBl. I S. 1751)

Literatur

GREINEMANN, H.: Behandlungsmöglichkeiten und -aussichten bei berufsbedingten Erkrankungen des Bewegungsapparates, Arbeitsmed. Sozialmed., Präventivmed. 1981, S. 272–279

HAMACHER, E.: Die Berufskrankheit ,,Meniskusschäden''; in: Arbeitsmed. Sozialmed. und Präventivmed. 1988, S. 115–117.

PRESSEL, G.: Meniskusschäden In: KONIETZKO/DUPUIS, Handbuch der Arbeitsmedizin, Ecomed Verlag, Landsberg 1989

VI – 2.2103
Erkrankungen durch Erschütterung bei Arbeit mit Druckluftwerkzeugen oder gleichartig wirkenden Werkzeugen oder Maschinen

Zahlreiche Werkzeuge, Maschinen oder Antriebsmittel in Form mobiler, aber auch stationärer Arbeitsgeräte sind Quellen zum Teil starker, rhythmischer Rückstoßerschütterungen oder unangenehmer Vibrationen mit relativ hoher Schwingungsfrequenz. Diese Schwingungen werden überwiegend in die haltenden oder stützenden Hände und Arme, der mit diesen Arbeitsmitteln umgehenden Arbeitnehmer eingeleitet und können zu Erkrankungen der Gelenke, insbesondere der Hände, der Ellenbogen und der Schultern sowie einzelner Handwurzelknochen führen.
Es handelt sich um echte Abnutzungserkrankungen bzw. Ernährungsstörungen infolge mechanischer Gefäßabdrosselung sowie um Ermüdungsschäden der betroffenen Skelettanteile.

Die Erkrankungen haben arbeitsmedizinisch trotz intensiver ergonomischer Bemühungen kaum an Bedeutung verloren, wie der Berufskrankheiten-Statistik (Unfallverhütungsberichte der Bundesregierung) zu entnehmen ist:

Jahr	Angezeigte Krankheiten	Erstmals entschädigte Fälle
1985	669	149
1986	690	151
1987	727	156
1988	651	160
1989	631	121
1990	619	125
1991	601	111
1992	874	110

Werkzeuge, die mit Druckluft betrieben werden, wie Schlaghämmer und -bohrer, Preßluftmeißel, z. B. zum Schneiden von Metallen, Niethämmer und Druckluftschrauber, Stampfer, aber auch gleichartig wirkende Werkzeuge, wie z. B. elektrisch betriebene Schlagbohrer, bewirken eine Übertragung der beim Betrieb dieser Werkzeuge auftretenden Stöße oder Vibrationen auf die beruflich exponierten Personen. Besonders anfällig für Rückstoß- und Vibrationsschäden, z. B. Arthrose, sind das Ellenbogen- und das Schulter-Schlüsselbeingelenk sowie die Handwurzelknochen. Bei Vorliegen von Knochenschäden nach Vibrationsbelastung klagen die Erkrankten über Ermüdungserscheinungen, Kraftlosigkeit, Schmerzen bei Beginn der Arbeit und in Ruhe sowie eine Bewegungseinschränkung und Druckschmerzhaftigkeit

in den betroffenen Gelenken. Nicht selten verläuft die Arthrose allerdings klinisch stumm und verursacht kaum subjektive Beschwerden. Nach Greinemann erkranken nur 1,1 % der Arbeitnehmer, die mit Druckluftwerkzeugen umgehen.
Auch die peripheren Nerven können geschädigt werden. Es treten dann Sensibilitätsstörungen und Tremor der Hände auf.
Die Knochenveränderungen lassen sich röntgenologisch sehr gut nachweisen. Die Schäden sind nicht spezifisch, sie entsprechen u. a. degenerativen Veränderungen an den Gelenken, z. B. wie bei einer **Arthrosis**. Befallen von diesem Vibrationsschaden im Sinne vorzeitiger Abnutzung bzw. Aufbrauchs sind vorwiegend die Schulter-Schlüsselbeingelenke, Ellenbogengelenke, Unterarmdrehgelenke und die Daumensattelgelenke. Auf dem Röntgenbild stellen sich spornartige Knochenwucherungen und Deformierungen der Gelenkflächen (Abnutzungsschäden) dar. Ebenso werden Kalk- bzw. Knocheneinlagerungen in der Gegend der Ansatzstelle der Gelenkkapseln oder der Muskeln sichtbar.

Vorwiegend mechanische Ursachen haben die berufsbedingten, krankhaften Prozesse der Handwurzelknochen. Wahrscheinlich durch eine Gefäßabdrosselung infolge einer ungünstigen Arbeitsstellung der Hände (Streckhaltung) beim Halten von Vibrationsgeräten bedingt, kann es nach jahrelanger lokaler Schwingungsbelastung der Hände zur **Lunatummalazie** kommen. Diese Berufskrankheit ist durch eine isolierte Nekrose des Mondbeins gekennzeichnet.

Das **Kahnbein** neigt bereits nach relativ kurzer Vibrationseinwirkung zu einem **Ermüdungsbruch**. Oft wird diese berufsbedingte Knochenschädigung von Exponierten nicht bemerkt, da zunächst Beschwerden fehlen können.
Dieser Ermüdungsbruch kommt dadurch zustande, daß Auflösungsprozesse im Gewebe auftreten, die eine direkte Folge der chronischen Vibrationsbelastung des Knochens (Stoßwirkung) darstellen. Ein solcher Ermüdungsbruch zeigt äußerst schlechte Heilungstendenzen und führt nicht selten zu einer Pseudarthrose.
Bei der Arbeit mit Druckluftwerkzeugen kann es auch zur **Osteochondrosis dissecans** im Ellenbogengelenk kommen.

Bei der **Diagnosestellung** dieser Berufskrankheiten ist zu berücksichtigen, daß die gleichen Veränderungen durchaus auch andere Entstehungsursachen haben können. Der sorgfältig erhobenen Arbeitsanamnese ist daher ein besonderes Gewicht zu verleihen.

Die **Prävention** dieser berufsbedingten Gelenk- und Knochenerkrankungen ist weitgehend ergonomisch anzugehen. Die Werkzeuge sollten so gestaltet sein, daß die auftretenden Stöße und Vibrationen durch geeignete technische Vorkehrungen gedämpft werden (Vibrationsschutzhandschuhe, Anti-Vibrations-Griffsysteme). Sofern andere Technologien zur Erreichung des gleichen Ziels angewandt werden können, sollten diese genutzt werden. So kann z. B. in bestimmten Industriezweigen

das Nieten durch Schweißen ersetzt werden. Dann wird nicht nur die Vibrationsbelastung vermieden, die Lärmbelästigung entfällt ebenfalls.
Arbeitsmedizinisch muß bei Feststellung einer Vibrationsschädigung in jedem Fall ein Arbeitsplatzwechsel vorgeschlagen werden. Allerdings ist bekannt, daß nach Wegfall der Vibrationseinwirkung die degenerativen Veränderungen an den Gelenken bzw. die Schädigung an den Handwurzelknochen fortschreiten können.

Durchblutungsstörungen an den Händen, die ebenfalls durch ein chronisches Vibrationstrauma ausgelöst werden können, stellen ein eigenes Berufskrankheitenbild (BK-Nr. 2104) dar.

Therapie: Arthrotische Reizzustände in den Armgelenken werden durch Ruhigstellung behandelt.
Allgemein: Physiotherapie, Krankengymnastik, Reizstrombehandlung.

Literatur:

DUPUIS, H.: Erkrankungen durch Hand-Arm-Schwingungen, in: KONIETZKO/DUPUIS, Handbuch der Arbeitsmedizin, Ecomed Verlag, Landsberg 1990
GREINEMANN, H.: Behandlungsmöglichkeiten und -aussichten bei berufsbedingten Erkrankungen des Bewegungsapparates. Arbeitsmed. Sozialmed. Präventivmedizin 1981, S. 272–279
LAARMANN, A.: Berufskrankheiten nach mechanischen Einwirkungen, 2. Aufl., Enke Verlag, Stuttgart 1977

VI – 2.2104
Vibrationsbedingte Durchblutungsstörungen an den Händen, die zur Unterlassung aller Tätigkeiten gezwungen haben, die für die Entstehung, die Verschlimmerung oder das Wiederaufleben der Krankheit ursächlich waren oder sein können

Vibrationsbedingte Durchblutungsstörungen an den Händen wurden in den vergangenen Jahren in zunehmendem Maße bei Arbeitern festgestellt, die beruflich den Schwingungen von Preßlufthämmern, Schlagbohrern und -schraubern sowie insbesondere Motor- bzw. Kettensägen ausgesetzt waren, dabei aber in der Regel nicht die typischen Knochenveränderungen aufwiesen, wie sie bei der Berufskrankheit durch Erschütterung bei der Arbeit mit ähnlichen Druckluftwerkzeugen (BK-Nr. 2103) bisher beobachtet wurden. In die Berufskrankheiten-Verordnung (BeKV) vom 8. Dezember 1976 (BGBl. I S. 3329) ist diese beruflich ausgelöste Gesundheitsschädigung, die auf Grund des § 551 Abs. 2 RVO (sog. Generalklausel) wie eine Berufskrankheit angesehen und auch entschädigt wurde, in die Liste der Berufskrankheiten als eigenes Berufskrankheitenbild aufgenommen worden.

Die Berufskrankheiten-Statistik (Unfallverhütungsberichte der Bundesregierung) zeigt eine Zunahme der erstmals entschädigten Fälle:

Jahr	Angezeigte Krankheiten	Erstmals entschädigte Fälle
1985	29	12
1986	47	9
1987	76	6
1988	74	10
1989	69	18
1990	105	20
1991	119	17
1992	110	33

Die Antwort des Organismus auf eine Vibrationsbelastung durch Arbeitsgeräte und Werkzeuge, die in die Hände bzw. Arme eingeleitet werden, ist unterschiedlich: Sowohl Veränderungen an den Schulter-, Arm- und Handgelenken, z. B. **Ermüdungsbrüche** des Kahnbeins, **Nekrosen** des Mondbeins oder **Arthrosen** als auch Durchblutungsstörungen an den Händen werden beobachtet. Es hat sich herausgestellt, daß die Frequenz der mechanischen Schwingungen, die diese Arbeitsgeräte bei der Arbeit emittieren, entscheidend ist, ob überwiegend Knochenschäden oder Durchblutungsstörungen an den Händen auftreten. Arbeitsgeräte oder Werkzeuge, wie

Niethämmer, Bohrhämmer, Aufbruchhämmer, Meißeln, Fräsen, Schneide-, Schleif- und Poliermaschinen und ganz besonders Motor- bzw. Kettensägen, die elektrisch oder durch Verbrennungsmotoren bzw. durch Druckluft angetrieben werden und relativ hohe Schwingungsfrequenzen, d. h. von ca. 20 bis 1 000 Hz, aufweisen, können bei den beruflich Exponierten, die diese Arbeitsgeräte mit den Händen halten oder bedienen, bei langdauernder Tätigkeit, aber auch schon nach 1 – 2 Jahren chronischer Einwirkung zu dem typischen Krankheitsbild einer Durchblutungsstörung der Hände führen.

Es handelt sich um das ,,**Vibrationsbedingte vasospastische Syndrom**'' (VVS), das insbesondere bei Arbeitern der Forstwirtschaft, aber auch der metallverarbeitenden Industrie (Gußputzer), Beschäftigten im Hoch- und Tiefbau sowie Schiffsbau bei einem kleinen Anteil der Exponierten beobachtet wird.

Zunächst zeigen die beruflich Exponierten eine oft nur vorübergehende Verminderung der Durchblutung der Hand bzw. der Finger, die sich in einer weißlichen Verfärbung der betroffenen Finger äußern kann (sog. Weißfingerkrankheit). Die Erkrankten klagen auch über Sensibilitätsstörungen und Parästhesien, die als ,,Absterben der Finger'' gedeutet werden.

Diese Veränderungen sind der Ausdruck von Gefäß-Spasmen, insbesondere der Arteriolen der Hand und der Finger. Oft ist nur ein Finger betroffen; in der Regel sind es die Finger 2 bis 5 der Hand, die das vibrierende Gerät hält oder bedient.

Diese Gefäß-Spasmen treten anfallsweise während der belastenden Tätigkeit auf, sie können schmerzhaft sein. Zu berücksichtigen ist jedoch, daß Schmerzen in der Hand evtl. auch durch Knochenprozesse bedingt sein können. Bei Arbeiten in Kälte und im Winter werden diese vasomotorischen Störungen häufiger beobachtet.

Bei anderen Exponierten manifestiert sich die Berufskrankheit in einer umschriebenen Nekrose, meist an der Fingerkuppe – ebenfalls Zeichen einer arteriellen Durchblutungsstörung. Diese lokale Gewebsnekrose wird von dem Vibrationsbelasteten leicht fehlgedeutet und nicht selten als ,,schlecht heilende Wunde'' interpretiert. Wenn auch bei Vorliegen der entsprechenden Arbeitsanamnese (Umgang mit Werkzeugen und Arbeitsgeräten, die hochfrequente Schwingungen in die Hände einleiten können) das Auftreten einer Durchblutungsstörung an den Händen als Berufskrankheit gedeutet werden muß, so ist ein Anlagefaktor zu dieser Gesundheitsschädigung nicht ganz auszuschließen.

DUPUIS teilt das vibrationsbedingte Vasospastische Syndrom auf Grund ihrer Symptomatologie und ihren Beeinträchtigungen in fünf Stadien ein:

Berufskrankheiten

Durchblutungsstörungen
VI – 2.2104

Stadien	Merkmale/Symptome	Beeinträchtigungen
0	Kein Weißwerden der Finger	Keine
0_T	Gelegentliches Prickeln in den Fingerspitzen	Keine Arbeitsbehinderung
0_N	Gelegentliche Taubheitsempfindung in den Fingerspitzen	Keine Arbeitsbehinderung
1	Weißwerden einer oder mehrerer Fingerspitzen mit oder ohne Prickeln und Taubheit	Keine Arbeitsbehinderung
2	Weißwerden eines oder mehrerer ganzer Finger mit Taubheit, auf die Winterzeit beschränkt	Leichte Beeinträchtigung im privaten und sozialen Bereich. Leichte Arbeitsbehinderung
3	Umfassendes Weißwerden der Finger meist beider Hände. Häufige Attacken sowohl im Winter als auch im Sommer	Starke Beeinträchtigung bei der Arbeit, im privaten und sozialen Bereich (Hobbys)
4	Symptome wie bei 3, jedoch stärker und häufiger	Beschwerden werden nicht mehr toleriert. Sehr starke Beeinträchtigung. Erfordert Wechsel der Beschäftigung.

Für die **Entstehung** der Berufskrankheit wurden verschiedene Hypothesen angeführt: Die Vibrationen schädigten primär periphere Nerven, die sekundär zur Durchblutungsstörung führten; durch die Vibrationsbelastung käme es über die Reizung der Pacinischen Körperchen zum sympathischen Reflex mit Gefäßkontraktion. DUPUIS neigt zu der Auffassung, daß morphologische und funktionelle Veränderungen der Gefäße und des peripheren Nervensystems gemeinsam für die Entstehung der Berufskrankheit verantwortlich zu machen seien.

Präventiv kommen sowohl organisatorische Schutzmaßnahmen (z. B. Minderung der täglichen Schwingungsdosen durch Reduzierung der täglichen Exposition) als auch persönliche Schwingungsschutzmaßnahmen mit Hilfe von Vibrationsschutzhandschuhen und Anti-Vibrations-Griffsystemen in Betracht.

Arbeitnehmer, die auf Arbeitsplätzen mit handgeführten Arbeitsgeräten, die hochfrequente Schwingungen emittieren, umgehen, sollten vor **Aufnahme ihrer Tätigkeit** und regelmäßig während dieser Tätigkeit **arbeitsmedizinischen Vorsorgeuntersuchungen** unterzogen werden.

Als **besondere Untersuchungsverfahren** zur Früherkennung von Durchblutungsstörungen der Finger eignen sich der Kälte-Provokationstest*), die Messung der Haut-

---

*) Es ist darauf zu achten, daß bei diesem Kaltwassertest bei 12 Grad C von einer nivellierten Ausgangstemperatur ausgegangen wird, die durch eine vorgeschaltete standardisierte Kreislaufbelastung (Ergometer) erreicht wird. Außerdem ist die Wiedererwärmung jedes einzelnen Fingers zu messen (DUPUIS).

temperatur der betroffenen Finger, die Bestimmung der Wiedererwärmungszeit, der Fingernagel-Preßversuch und die Prüfung der Sensibilität und Motorik. DUPUIS schlägt zur Prüfung normaler Fingerdurchblutung die Flüssigkristall-Thermographie vor, die eine photographische Dokumentation erlaubt.

So ist auszuschließen, daß Personen mit einer Anlage zu Gefäßspasmen oder Knochenerkrankungen der Schulter, Arme oder Hände der beruflichen Einwirkung durch Vibration ausgesetzt werden.

Therapie: Arbeitsplatzumsetzung

Literatur:

DUPUIS, H.: Mechanische Schwingungen. In: FLORIAN/FRANZ/ZERLETT, Handbuch Betriebsärztlicher Dienst, Ecomed-Verlag, Landsberg, 1992

DUPUIS, H.: Untersuchung zu vibrationsbedingten Durchblutungsstörungen der Hände, Schriftenreihe des Hauptverbandes der gewerblichen Berufsgenossenschaften e. V., Bonn 1986

GREINEMANN, H.: Behandlungsmöglichkeiten und -aussichten bei berufsbedingten Erkrankungen des Bewegungsapparates. Arbeitsmed. Sozialmed. Präventivmed. 1981 S. 272–279

VI – 2.2105
Chronische Erkrankungen der Schleimbeutel durch ständigen Druck

Von 1985 – 1992 wurden in der Bundesrepublik 4 252 Fälle der Berufskrankheit „Chronische Erkrankungen der Schleimbeutel durch ständigen Druck" den Berufsgenossenschaften angezeigt. Als Berufskrankheit wurden jedoch im selben Zeitraum insgesamt lediglich 33 erstmalig entschädigt.

Jahr	Angezeigte Krankheiten	Erstmals entschädigte Fälle
1985	393	4
1986	440	2
1987	435	2
1988	517	5
1989	662	6
1990	581	6
1991	618	8
1992	606	11

Bei dieser Berufskrankheit handelt es sich um eine Schädigung der Schleimbeutel der großen Gelenke, insbesondere der Knie-, Ellenbogen- und Schultergelenke, aber auch der Fußgelenke durch mechanische Einwirkungen in Form eines ständigen stärkeren Drucks bei der beruflichen Tätigkeit.

Schleimbeutel stellen elastische Polster an besonders exponierten Stellen des Körpers dar, sind Gelenken und Muskeln vorgelagert und fangen besonders heftige, unphysiologische Druck- und Stoßbelastungen auf.

Arbeitnehmer, die ihre Tätigkeit überwiegend im Knien ausüben (Fußbodenverleger, Fliesenleger, Parkettverleger bzw. -abzieher, Bergleute unter Tage, Straßenbauarbeiter, Raumpflegepersonal, Asphaltarbeiter u. v. m.) erkranken nicht selten an dem Schleimbeutel, der der Kniescheibe zugehört (Bursa praepatellaris). Eine ältere Bezeichnung für diese Form der Berufskrankheit lautet auch „Scheuerknie".

Bei Arbeiten, die mit aufgestützten Ellenbogen ausgeführt werden müssen, z. B. bei Glas- und Edelsteinschleifern, ist der Schleimbeutel des Ellenbogens (Bursa olecrani) gefährdet. Der Schleimbeutel des Schultergelenks (Bursa acromialis) wird insbesondere durch Druckeinwirkung, wie sie beim Lastentragen auf den Schultern auftritt, z. B. bei Lastenträgern und Transportarbeitern, geschädigt.

Der chronische Druckreiz führt zunächst zu einer Schwielenbildung der Haut, später zeigt sich eine Anschwellung der unphysiologisch belasteten Schleimbeutel, die durch eine seröse Flüssigkeitsansammlung bedingt ist und Ausdruck einer entzündlichen Reaktion darstellt. Es kann auch zu Blutungen in die Schleimbeutel kommen. Die so geschädigten Schleimbeutel sind besonders anfällig für bakterielle Infektionen, die selbst durch kleinste Hautverletzungen nach innen getragen werden. Nicht selten ist ein eitrig-entzündeter Schleimbeutel Ursprung einer weiteren Ausbreitung des entzündlichen Prozesses in das umliegende Gewebe, so daß z. B. Zellgewebsentzündungen der Haut komplizierend hinzutreten.

Selbstheilungen der beruflich ausgelösten chronischen Schleimbeutelerkrankungen sind möglich, wenn es zu schwieliger Umwandlung des entzündlich veränderten Gewebes, in das sich später Kalk einlagern kann, kommt.

Die Erkrankten klagen über Schmerzen, ein Spannungsgefühl, eine Schwellung und Bewegungseinschränkung der so mitbetroffenen Gelenke; eine längere Arbeitsunfähigkeit ist meist die Folge. Zum Ausschluß von nicht beruflich verursachten Schleimbeutelerkrankungen kommt der **Arbeitsanamnese** bei der Beurteilung und Anerkennung dieser Berufskrankheit ganz besondere Bedeutung zu.

Arbeitsmedizinisch stellt die Ruhigstellung der betroffenen Gelenke eine Möglichkeit der Behandlung dar, allerdings sind chirurgische Eingriffe nicht immer zu umgehen.

Zur **Vorbeugung** dieser Berufskrankheit ist ergonomisch in erster Linie die Ausschaltung der unphysiologischen Druckbelastung der Schleimbeutel zu fordern. Wo dies nicht möglich ist, sollte durch Anbringung von Polstern an den exponierten Körperstellen (Knieschützer, Ellenbogen- und Schulterpolster) als passive Arbeitsschutzmaßnahme das Risiko der Entstehung dieser Berufskrankheit gemindert werden.

Therapie: Ruhigstellung der betroffenen Gelenke, Wärmebehandlung, u.U. Punktion oder chirurgische Behandlung).

Literatur:

GREINEMANN, H.: Behandlungsmöglichkeiten und -aussichten bei berufsbedingten Erkrankungen des Bewegungsapparates. Arbeitsmed. Sozialmed. Präventivmed. 1981 S. 272–279

PRESSEL, G.: Chronische Schleimbeutelerkrankungen durch ständigen Druck, in: KONIETZKO/DUPUIS: Handbuch der Arbeitsmedizin, Ecomed-Verlag, Landsberg 1989

VI – 2.2106
Drucklähmungen der Nerven

Drucklähmungen werden durch eine Druckwirkung verschiedenartiger äußerer Einwirkungen auf periphere Nerven oder Plexus hervorgerufen. Eine Berufskrankheit ist dann anzunehmen, wenn es sich bei der Exposition um bestimmte Arbeitserschwernisse und berufliche Belastungen handelt.
Diese können besonders bei beruflichen Tätigkeiten auftreten, die ergonomisch nicht den physiologischen Gegebenheiten des arbeitenden Menschen entsprechen.
Die Berufskrankheit tritt in der Bundesrepublik relativ selten auf (in den Jahren 1985 bis 1992 wurden insgesamt 456 Berufskrankheiten angezeigt, jedoch nur 32 als entschädigungspflichtig anerkannt, allerdings muß mit einer Dunkelziffer gerechnet werden, weil nicht jede Lähmung peripherer Nerven auf die Frage einer Drucklähmung i. S. einer Berufskrankheit hin geprüft wird.

Jahr	Angezeigte Krankheiten	Erstmals entschädigte Fälle
1985	36	6
1986	39	4
1987	45	3
1988	40	3
1989	75	2
1990	70	5
1991	56	5
1992	95	4

Einwirkungsmöglichkeiten sind überall dort gegeben, wo Arbeiten bei körperlicher Zwangshaltung ausgeführt werden müssen oder mit einseitiger körperlicher Belastung verbunden sind und ganz besonders bei Tätigkeiten, die mit einem direkten Druck von Lasten oder Arbeitsmitteln und -geräten auf periphere Nerven bzw. Plexus einhergehen. Dies kann möglich sein beim Tragen von Lasten auf den Schultern (Lastenträger, Transportarbeiter u. a.), durch Aufstützen der Ellenbogen (Uhrmacher, technische Zeichner, Graveure u. a.), durch Druck von Arbeitsgeräten gegen die umfassende Arbeitshand (Schuster, Drechsler, Bügler, Melker u. a.) sowie bei knieender und hockender Arbeit (landwirtschaftliche Arbeiter, Fliesenleger, Asphaltierer u. a.).
Drucklähmungen treten dort besonders in Erscheinung, wo anatomische Voraussetzungen ihre Entstehung begünstigen, z. B. an Körperstellen, bei denen Nerven einem Knochen aufliegen, oberflächlich unter der Haut verlaufen oder über vorspringenden Knochenteilen gelegen sind.

Drucklähmungen der Nerven   **Berufskrankheiten**
VI – 2.2106

Die Erkrankten klagen **klinisch** zunächst über Erscheinungen, wie sie auch bei einer Nervenentzündung typisch sind, Paraesthesien im Verlauf der betroffenen Nerven. Aber auch Schmerzen und Taubheitsgefühl im Ausbreitungsgebiet des geschädigten Nervs werden von den Exponierten angegeben. Wird in diesem Stadium die Berufskrankheit nicht erkannt, nimmt die Druckschädigung des Nervs weiter zu und kann schließlich zu einer Parese von Gliedmaßen führen. Die Expositionszeit kann äußerst kurz sein. Schon wenige Tage nach einer entsprechenden beruflichen Einwirkung sind Krankheitssymptome möglich. In diesem Stadium der Berufskrankheit ist die Prognose quoad sanationem gut zu stellen. Sofern die schädigenden Noxen beseitigt werden, können sich die Drucklähmungen zurückbilden, allerdings resultiert hierdurch oft eine wochen- bzw. monatelange Arbeitsunfähigkeit.

Die **Diagnose** ist bei Berücksichtigung einer genauen Arbeitsanamnese in der Regel leicht zu stellen. Neurologisch finden sich neben der klinischen Symptomatologie oft eine Sensibilitätsstörung, eine Atrophie der in Mitleidenschaft gezogenen Muskulatur sowie typische elektromyographische und andere elektrophysiologische Phänomene.

Zu einer **Lähmung der Schulternerven** kann es kommen bei beruflichen Beschäftigungen, die mit dem Tragen schwerer, kantiger oder starrer Lasten auf den Schultern verbunden sind. Aber auch Arbeitsmittel (Tornister, Arbeitsgeräte auf dem Rücken usw.) sind imstande, eine solche Drucklähmung auszulösen. Das Krankheitsbild wird hier je nach der beruflich ausgelösten Schädigung z. B. als sog. Tornister- und Steinträgerlähmung bezeichnet. Betroffen sind bei der Drucklähmung der Schulternerven u. a. der N. axillaris, N. suprascapularis, N. dorsalis scapulae und des N. thoracicus longus sowie des Plexus brachialis.
Zu einer Drucklähmung der Schulternerven kann es auch kommen, wenn Arbeitnehmer Arbeiten in liegender Körperstellung verrichten müssen.
Klinisch imponieren bei diesen Lähmungen eine Schwäche beim Anheben der Arme im Schultergelenk sowie Sensibilitätsstörungen in den Armen.
Bei Tätigkeiten, die mit dem Aufstützen der Ellenbogen einhergehen, besteht das Risiko einer arbeitsbedingten **Ellenbogennervenlähmung**. Hier ist vor allem der **N. ulnaris** betroffen, klinisch häufig durch eine Schwäche des Unterarms erkennbar. Differentialdiagnostisch ist ein sog. Sulcus-nervi-ulnaris-Syndrom auszuschließen.

Berufe, die bei ihrer Ausübung zu einem andauernden Druck von Arbeitsgeräten und Werkzeugen gegen die Arbeitshand (Hohlhand) führen, sind für die Entstehung einer **Lähmung des Nervus medianus** verantwortlich zu machen. Eine Parese der betroffenen Hand steht im Vordergrund der Symptome.
Mit einer **Lähmung des Nervus fibularis** muß immer dann gerechnet werden, wenn Arbeiten bei extrem gebeugtem Kniegelenk ausgeführt werden müssen, wobei es zu einer Kompression der Nerven zwischen Bizepssehne und Fibulaköpfchen kommt.
Eine **Drucklähmung des Nervus tibialis** ist möglich bei Arbeiten im Knieen mit zu-

rückgelagerter Körperhaltung. Die Schädigung der Schienbeinnerven wird durch den Druck auf den Nerv in der Wadenmuskulatur verursacht.
Bei den letztgenannten Drucklähmungen sind Paresen der Unterschenkelmuskulatur besonders deutlich.

Die **Prävention** dieser Berufskrankheit ist weitgehend eine ergonomische Aufgabe. Alle Arbeitserschwernisse, die in der Lage sind, Drucklähmungen der Nerven auszulösen, sind auszuschalten, z. B. Arbeiten mit einseitiger körperlicher Belastung, im Liegen, mit körperlicher Zwangshaltung sowie Arbeiten, die mit dem Tragen und Fortbewegen schwerer und kantiger Lasten oder Arbeitsmittel auf der Schulter oder dem Rücken verbunden sind. Diese Arbeiten sind mit Hilfsmitteln und -geräten, wie Stapler-Fahrzeuge, Lastenfahrstühle und Kräne, menschengemäßer zu gestalten; ebenso sollte darauf geachtet werden, daß Maßnahmen durchgeführt werden, die zu einer Änderung des schädigenden Arbeitsablaufes beitragen bzw. zur ergonomischen Gestaltung von Arbeitsmitteln und Werkzeugen führen.

Arbeitsmedizinisch muß bei Vorliegen geringster Krankheitserscheinungen einer Drucklähmung von Nerven ein sofortiger Arbeitsplatzwechsel vorgenommen werden. Eine fachneurologische Untersuchung sollte in jedem Falle veranlaßt werden.

Therapie: Neurologische Therapiemaßnahmen: Operative Verlagerung des N. ulnaris zur Beugeseite des Ellenbogengelenkes. Operative Behandlung des N. medianus durch Spaltung des queren Hohlhandbandes im Carpaltunnel.

Literatur:

GREINEMANN, H.: Behandlungsmöglichkeiten und -aussichten bei berufsbedingten Erkrankungen des Bewegungsapparates. Arbeitsmed. Sozialmed. Präventivmed. 1981 S. 272–279
LAARMANN, A.: Berufskrankheiten nach mechanischen Einwirkungen, 2. Aufl., Enke Verlag, Stuttgart 1977

VI – 2.2107
Abrißbrüche der Wirbelfortsätze

Beim Bau des Nord-Ostseekanals Ende des vergangenen und bei der Errichtung der Autobahnen in den dreißiger Jahren dieses Jahrhunderts wurde bei Arbeitern, die bei Erdaushubarbeiten ohne technische Hilfsmittel mit Hacke und Schaufel beschäftigt waren, gehäuft ein Krankheitsbild beobachtet, das sich als Abrißbruch einzelner Dornfortsätze von Wirbelkörpern der Hals- und oberen Brustwirbelsäule erwies. Diese arbeitsbedingte Erkrankung wurde seinerzeit wegen ihrer recht charakteristischen Symptomatik als **"Schipperkrankheit"** bezeichnet.

Infolge der Verwendung von Hilfsgeräten und insbesondere Erdbaumaschinen mit hoher technischer Leistung ist diese Berufskrankheit erheblich in ihrer Bedeutung gesunken. Von 1974 bis 1992 sind insgesamt 3 Fälle erstmalig entschädigt worden! Die Berufskrankheiten-Statistik (Unfallverhütungsberichte der Bundesregierung) weist für die Zeit 1985 – 1992 insgesamt 321 angezeigte Krankheiten aus:

Jahr	Angezeigte Krankheiten	Erstmals entschädigte Fälle
1985	19	0
1986	53	0
1987	34	0
1988	39	0
1989	48	0
1990	40	0
1991	34	0
1992	64	1

Diese Berufskrankheit ist ein typisches Beispiel dafür, wie eine ergonomisch unbefriedigend gelöste einseitige und körperlich schwere Arbeit als vermeidbare Belastung bei beruflicher Einwirkung zu gesundheitlichen Schäden führen kann.
Bei längerer Expositionszeit im Tief- und Straßenbau sowie im Übertagebergbau kann es zu diesen Abrißbrüchen kommen, sofern Schaufelarbeiten verrichtet werden. Bei den Abrißbrüchen der Dornfortsätze der Hals- bzw. der oberen Brustwirbelsäule handelt es sich um sog. Ermüdungsbrüche. Die chronisch auf die Dornfortsätze einwirkenden unphysiologischen Belastungen über die Hals- und Nackenmuskulatur führen bei den Erdbauarbeitern zu Auflösungsvorgängen in der Knochenstruktur der Dornfortsätze. Der Abrißbruch tritt zwar akut auf, jedoch bedarf es bis zu diesem Ereignis einer bestimmten Einwirkungsdauer.

Abrißbrüche **Berufskrankheiten**

Oft kündigt sich ein **drohender Abrißbruch** beim Exponierten durch Beschwerden, die auf die Wirbelsäule bezogen werden, z. B. ziehende Schmerzen zwischen den Schulterblättern und im Nacken.

Der **Abrißbruch** macht sich im akuten Stadium durch einen plötzlich auftretenden starken Schmerz im Nacken bzw. in der Brustwirbelsäule bemerkbar. Reflektorisch wird der Kopf der Erkrankten steif gehalten. Die Arme sind kraftlos und in ihrer Beweglichkeit mehr oder minder stark behindert. In dieser Phase der Berufskrankheit können die Symptome im Sinne eines Zervikalsyndroms bei Vorliegen von degenerativen Erkrankungen der Wirbelsäule fehlgedeutet werden. Erst die exakte aufgenommene Arbeitsanamnese verdichtet die Verdachtsdiagnose. Die Arbeiter, die an dieser Berufskrankheit leiden, klagen auch über eine Zunahme der Beschwerden, insbesondere der Schmerzen beim Heben, Tragen und Fortbewegen von schweren Lasten. Bei der klinischen Untersuchung ist oft eine Lokalisation des Abrißbruches infolge ausgeprägter Druckschmerzhaftigkeit in dem betroffenen Wirbelsegment möglich.

Die **Diagnose** ist bei Berücksichtigung der Arbeitsanamnese nach Anfertigung einer Röntgenaufnahme der Halswirbelsäule im seitlichen Strahlengang relativ einfach zu stellen. Die Röntgenaufnahme zeigt den Abrißbruch in seiner charakteristischen Form: Das Abrißfragment des Dornfortsatzes ist infolge des starken Zuges der Nacken- bzw. Schultermuskulatur in vielen Fällen deutlich nach rückwärts versetzt. Der Bruchspalt tritt auf dem Röntgenbild ebenfalls sichtbar in Erscheinung. (Siehe schematische Darstellung eines Abrißbruches des 7. Halswirbels).

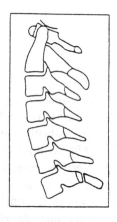

Abb.: Abrißbruch des Dornfortsatzes des 7. Halswirbels (Schematisch nach einer Röntgenaufnahme der Halswirbelsäule im seitlichen Strahlengang).

Bleibende Schäden werden nur selten beobachtet. Allerdings kann das Risiko einer Pseudarthrose an den Bruchenden nicht ausgeschlossen werden, besonders wenn ein Arbeitsplatzwechsel unterblieb oder eine sachgemäße orthopädische Behandlung nicht durchgeführt wurde.

Verletzungen des Rückenmarks oder der Nevenwurzeln der geschädigten Wirbelsegmente sind wegen der anatomischen Gegebenheiten der Dornfortsätze nicht zu erwarten. Eine Anerkennung als Berufskrankheit kann nur dann in Frage kommen, wenn die anamnestischen Voraussetzungen gegeben sind und die Erkrankung zu einer Minderung der Erwerbsfähigkeit von mindestens 20 Prozent bzw. 10 Prozent im Stützrentenfall geführt hat.

Die Vorbeugung dieser Berufskrankheit ist durch Errichtung ergonomisch einwandfreier Arbeitsplätze im Tief- und Straßenbau und ähnlichen Gewerbezweigen möglich. Die Verwendung von Erdbaugeräten und anderen Hilfsmitteln haben diese Berufskrankheit in den letzten zwei Jahrzehnten stark zurückgedrängt.

Allerdings ist zu berücksichtigen, daß eine große Anzahl von Erdbaugeräten andere Arbeitserschwernisse, z. B. eine Ganzkörpervibrationsbelastung mit sich gebracht haben. Bei den Fahrern solcher Erdbaugeräte werden zunehmend Abrißbrüche der Dornfortsätze der unteren Halswirbelsäule beobachtet. Auch hier handelt es sich um Ermüdungsbrüche infolge statischer Belastung der Nackenmuskulatur.

Therapie: Physiotherapeutische Maßnahmen. Symptomatische lokale Behandlung.

Literatur:

Dupuis/Zerlett: Beanspruchung des Menschen durch mechanische Schwingungen, Bonn 1984.
Greinemann, H.: Behandlungsmöglichkeiten und -aussichten bei berufsbedingten Erkrankungen des Bewegungsapparates. Arbeitsmed. Sozialmed. Präventivmed. 1981, S. 272–279
Laarmann, A.: Berufskrankheiten nach mechanischen Einwirkungen, 2. Aufl., Enke-Verlag, Stuttgart 1977

VI – 2.2108
Bandscheibenbedingte Erkrankungen der Lendenwirbelsäule durch langjähriges Heben und Tragen schwerer Lasten oder durch langjährige Tätigkeit in extremer Rumpfbeugehaltung, die zur Unterlassung aller Tätigkeiten gezwungen haben, die für die Entstehung, die Verschlimmerung oder das Wiederaufleben der Krankheit ursächlich waren oder sein können

Diese Berufskrankheit wurde mit der Zweiten Verordnung zur Änderung der Berufskrankheiten-Verordnung vom 18. Dezember 1992 (BGBl. I S. 2343) neu in die Liste der entschädigungspflichtigen Berufskrankheiten aufgenommen.

Neue Erkenntnisse entsprechend § 551 Abs. 2 RVO machten hinreichend wahrscheinlich, daß die schädigende Einwirkung (berufliche Belastung) für diese, durch die versicherte Tätigkeit ausgelöste bzw. verschlimmerte Erkrankung, von ursächlicher Bedeutung ist.

Einwirkungsmöglichkeiten sind bei allen Tätigkeiten gegeben, bei denen die Arbeitnehmer beruflichen Belastungen durch Heben oder Tragen schwerer Lasten ausgesetzt sind.

Der Grad der beruflichen Belastung nimmt erheblich zu, wenn die Hebe- und Tragearbeit in extremer Rumpfbeugehaltung bei verdrehter Körperhaltung ausgeführt werden muß.

Bandscheibengefährdende Faktoren gehen insbesondere von folgenden Berufen und Tätigkeiten aus: Untertage-Bergmann, Maurer, Arbeiter im Hoch- und Tiefbau, Steinsetzer, Stahlbetonbauer, Schauermann, Möbel-, Kohlen-, Fleisch- und andere Lastenträger, z. B. in innerbetrieblichen Bereichen, Landwirt, Fischer, Wald- und Forstarbeiter, Krankenpfleger(in), Altenpfleger(in) und Schwerbehindertenpfleger(in).

Das **Krankheitsbild** ist auf Grund der unterschiedlichen Manifestationen geprägt:

– **Lokales Lumbalsyndrom**
  mit akuter Symptomatologie im Sinne einer Lumbago oder chronisch-rezidivierend mit Beschwerden in der Kreuz-Lendenregion, die sich durch Belastungs-, Entlastungs- und Hyperlordoseschmerz unterscheiden; eine pseudoradikuläre Schmerzausstrahlung in die Oberschenkelmuskulatur ist möglich. Störungen der Funktion: Bewegungseinschränkungen, Kraftabschwächung, Störung der Sensibilität

– **Mono- oder polyradikuläre lumbale Wurzelsyndrome (Ischias)**
  Ein- oder beidseitig segmental ins Bein ausstrahlende Schmerzen im Verlauf des

Nervus ischiadicus, meist verbunden mit der Symptomatologie des lokalen Lumbalsyndroms.
Klinisch: Positives Lasègue-Zeichen, Fehlhaltung der Wirbelsäule im Sinne einer mehr oder minder ausgeprägten Skoliose und einem Hartspann der entsprechenden Lendenmuskulatur, segmentale Sensibilitätsstörungen, Reflexabweichungen, motorische Störungen.

- **Kaudasyndrom**
  Besondere Manifestation der polyradikulären lumbalen Wurzelsyndrome. Klinisch: Reithosenanaesthesie, Schwäche der Wadenmuskulatur, Sphinkter-Insuffizienz von Blase und Mastdarm, in einigen Erkrankungsfällen auch Potenzstörungen.

Das *lokale Lumbalsyndrom* wird durch eine mechanische Irritation des hinteren Längsbandes, z. B. durch intradiskale Massenverschiebung der Wirbelgelenkkapsel und des Wirbelperiosts verursacht.

Die Pathophysiologie des *Mono- oder polyradikulären Wurzelsyndroms* ist durch eine mechanische Irritation der Nervenwurzeln L III – S I infolge degenerativer Prozesse der lumbalen Bandscheiben (Protrusio und Prolaps, Lockerung und Volumenänderung der Bandscheiben, Instabilität im Bewegungssegment, Osteophyten an den Hinterkanten der Wirbelkörper) gekennzeichnet. Selten treten lumbale Wurzelsyndrome (L I und L II) auf. Diese sind durch eine Kompression der ventralen Spinalnervenäste verursacht.

Dem *Kaudasyndrom* liegt ein medianer Massenprolaps bei L III/L IV oder L IV/L V mit Kompression aller Nervenwurzeln der Cauda equina zugrunde.

Pathogenetisch führt die anhaltende Kompressionsbelastung der Zwischenwirbelscheiben (Bandscheiben) infolge der außergewöhnlichen beruflichen Einwirkung zu druckabhängigen Flüssigkeitsverschiebungen und damit verbundener Stoffwechselstörung im Diskusgewebe schließlich zum Flüssigkeitsverlust und zur Abflachung der Bandscheibe infolge einer Protrusio bzw. eines Prolapses.
Die arthrotischen Prozesse an den Wirbelkörpern und kleinen Wirbelgelenken sind als reaktiv entstanden zu deuten, sie sind weder typisch noch spezifisch für die Berufskrankheit, sondern unspezifisch, wie sie auch bei Alterungs-(Aufbrauch-)prozessen zu finden sind.

Bei der Beurteilung oder Begutachtung der Berufskrankheit müssen für eine Anerkennung die folgenden Bedingungen erfüllt sein:

1) Es muß zur **Unterlassung** aller beruflichen Tätigkeiten kommen, die für die Entstehung, die Verschlimmerung oder das Wiederaufleben der Krankheit ursächlich waren oder sein können.

Berufskrankheiten   **Lendenwirbelsäule, Tragen schwerer Lasten VI – 2.2108**

(Die Aufgabe der gefährdenden Tätigkeit ist nicht Voraussetzung für die Anzeige als Berufskrankheit).

2) Eine mindestens 10jährige Tätigkeit mit Heben oder Tragen schwerer Lasten oder Arbeit in extremer Rumpfbeugehaltung. Der Begriff „schwere Last" ist in dem Merkblatt für die ärztliche Untersuchung zu BK-Nr. 2108 (BArbBl. 3/1993 S. 50) definiert: „Lastgewicht, deren regelmäßiges Heben oder Tragen mit einem erhöhten Risiko für die Entwicklung bandscheibenbedingter Erkrankungen der Lendenwirbelsäule verbunden sind:

Alter	Last in kg – Frauen	Last in kg – Männer
15 – 17 Jahre	10	15
18 – 39 Jahre	15	25
ab 40 Jahre	10	20

Diese Werte gelten für Lastgewichte, die eng am Körper getragen werden. Bei weit vom Körper entfernt getragenen Gewichten, z. B. beim einhändigen Mauern von Steinen, können auch geringere Lastgewichte mit einem Risiko für die Entwicklung von bandscheibenbedingten Erkrankungen der Wirbelsäule verbunden sein".

3) Die Lasten müssen mit einer gewissen Regelmäßigkeit und Häufigkeit in der überwiegenden Zahl der Arbeitsschichten gehoben oder getragen worden sein.
4) Unter Arbeit in extremer Rumpfbeugehaltung sind Tätigkeiten in Arbeitsräumen zu verstehen, die niedriger als 100 cm sind, zum Beispiel im untertägigen Bergbau sowie Arbeiten mit einer Beugung des Oberkörpers aus der aufrechten Haltung um 90° und mehr.
5) Differentialdiagnostisch müssen andere Krankheiten als Verursacher (nichtberuflicher Ätiologie) ausgeschlossen sein.

Der alleinige röntgenologisch-morphologischer Befund, wie Spondylosis deformans, Spondylarthrosis oder Spondylosteochondrose, entspricht nicht den Forderungen, die für die Anerkennung als Berufskrankheit zu stellen sind.

Die **Prävention** ist entsprechend der Rangfolge von Schutzmaßnahmen vorrangig ergonomisch zu betreiben. Die Arbeitsverfahren sind so zu gestalten, daß die beruflichen Belastungsfaktoren „Heben und Tragen schwerer Lasten" bzw. „Tätigkeiten in extremer Rumpfbeugehaltung" ausgeschaltet werden. Dies kann z. B. durch mechanische Hilfsmittel erreicht werden. Arbeitsmedizinisch sollte durch **Vorsorgeuntersuchungen** (Erst- und Nachuntersuchungen) sichergestellt sein, daß bei Arbeitnehmern mit Vorschädigungen der Lendenwirbelsäule dauernde gesundheitliche Bedenken vor Aufnahme der Tätigkeit bzw. während dieser vorgetragen werden können.

Therapie: Bei Auftreten von Beschwerden einer bandscheibenbedingten Erkrankung der Lendenwirbelsäule ist eine konsequente Physiotherapie (Massagen, Unterwasserbaden, Thermalbäder, Bewegungsübungen, Gymnastik) zur Entlastung der Zwischenwirbelscheiben indiziert. Die Teilnahme an Rückenschul-Kursen sollte ermöglicht werden. In jedem Fall sollte eine fachorthopädische bzw. fachneurologische Behandlung durchgeführt werden. Unter Umständen muß ein Arbeitsplatzwechsel vorgenommen werden.

Literatur:

HEUCHERT, G.: Krankheiten durch fortgesetzte mechanische Überbelastung des Bewegungsapparates. In: KONETZE, G. et al. (Hrsg.): Berufskrankheiten − gesetzliche Grundlagen zur Meldung, Begutachtung und Entschädigung. Verlag Volk und Gesundheit, Berlin 1988 S. 104−113

JÄGER/LUTTMANN/LAURIG: Die Belastung der Wirbelsäule beim Handhaben von Lasten. Orthopäde, 1990 S. 132−139

KRÄMER, J.: Bandscheibenbedingte Erkrankungen, Ursachen, Diagnose, Behandlung und Begutachtung. Thieme Verlag Stuttgart, 1986

PANGERT/HARTMANN: Epidemiologische Bestimmung der kritischen Belastung der Lendenwirbelsäule beim Heben von Lasten. Zbl. Arbeitsmed. 1991 S. 352−354

VI – 2.2109
Bandscheibenbedingte Erkrankungen der Halswirbelsäule durch langjähriges Tragen schwerer Lasten auf der Schulter, die zur Unterlassung aller Tätigkeiten gezwungen haben, die für die Entstehung, die Verschlimmerung oder das Wiederaufleben der Krankheit ursächlich waren oder sein können

Diese Berufskrankheit wurde mit der Zweiten Verordnung zur Änderung der Berufskrankheiten-Verordnung vom 18. Dezember 1992 (BGBl. I S. 2343) neu in die Liste der entschädigungspflichtigen Berufskrankheiten aufgenommen. Neue Erkenntnisse, entsprechend § 551 Abs. 2 RVO, machten hinreichend wahrscheinlich, daß die schädigende Einwirkung für diese, durch die versicherte Tätigkeit ausgelöste bzw. verschlimmerte Erkrankung von ursächlicher Bedeutung ist.

Einwirkungsmöglichkeiten sind bei Tätigkeiten gegeben, die mit dem Tragen von schweren Lasten auf den Schultern oder über Kopf verbunden sind. Zu den beruflich Exponierten zählen insbesondere Fleischträger in Schlachthöfen, die Tierhälften oder -viertel auf der Schulter und über Kopf unter Zwangshaltung im Bereich der Halswirbelsäule und maximaler Anspannung der Nackenmuskulatur tragen und fortbringen.

Arbeiten mit vergleichbarer Belastung (langjährige außergewöhnliche intensive mechanische Belastung), wie sie u.a. auftreten bei Arbeitern, die Braunkohlenbriketts oder anderen Hausbrand in Säcken (Kohlenträger) in die Keller oder Wohnungen privater Haushalte „schleppen" sowie bei Arbeitnehmern im Speditions- und Transport-, insbesondere Möbeltransportgewerbe, rechnen zum Kreis der Exponierten. Auch Schauerleute und Träger auf Bahnhöfen und Flughäfen sind exponiert.

Die **Krankheit** manifestiert sich in einem chronischen unspezifischen Degenerationsprozess der Zwischenwirbelscheiben und der Halswirbel (Spondylosis deformans, Spondyloseochondrose und Spondylarthrosis) mit klinischen, orthopädisch-neurologischen Funktionsstörungen. Im einzelnen handelt es sich um folgende Erscheinungsformen der Berufskrankheit:

- **Lokales Zervikalsyndrom**
  mit Beschwerden, die sich auf die Halsregion beschränken und chronisch rezidivieren. Klinisch treten positionsabhängige Nacken- und Schulterschmerzen, Muskelverspannungen und Bewegungseinschränkungen der Halswirbelsäule auf.

- **Zervikobrachiales Syndrom**
  mit Brachialgien, die von den Segmenten C V – C VI ausgehen (Schmerzen, Sensibilitätsstörungen oder motorische Ausfälle), meistens in Verbindung mit den Symptomen eines Zervikalsyndroms. Ausstrahlende Schmerzen entlang der Dermatomstreifen.

- **Zervikozephales Syndrom**
  mit Kopfschmerzen oder Schwindelattacken.

Das *lokale Zervikalsyndrom* ist durch eine mechanische Irritation des hinteren Längsbandes, der Wirbelgelenkkapseln und des Wirbelperiosts durch degenerative Prozesse verursacht.

Das *Zervikobrachiale Syndrom* resultiert aus einer Irritation des Ramus ventralis des Spinalnerven infolge dorsolateralen Diskusprolapses bzw. durch unkovertebrale Osteophyten in Verbindung mit einer Segmentlockerung. Die Differenzierung der monoradikulären zervikobrachialen Syndrome erfolgt durch ihre typische segmentabhängige Symptomatik.
Durch eine Kompression der Arteria vertebralis und Irritation des Halssympathikus ist das *zervikozephale Syndrom* weitgehend bestimmt.

Pathogenetisch führt die Kompressionsbelastung der Zwischenwirbelscheiben (Bandscheiben) infolge der beruflichen Einwirkung zu druckabhängigen Flüssigkeitsverschiebungen und damit verbundener Stoffwechselstörung im Diskusgewebe schließlich zum Flüssigkeitsverlust und zur Abflachung der Bandscheibe. Die arthrotischen Veränderungen an den kleinen Wirbelgelenken sind reaktiv entstanden zu deuten, sie sind nicht typisch für die Berufskrankheit, sondern unspezifisch, wie sie bei Alterungsprozessen zu finden sind.
Zur Anerkennung der Berufskrankheit müssen mehrere Bedingungen erfüllt sein:

1) Es muß zur **Unterlassung** aller beruflichen Tätigkeiten kommen, die für die Entstehung, die Verschlimmerung oder das Wiederaufleben der Krankheit ursächlich waren oder sein können.
   (Die **Aufgabe** der gefährdenden Tätigkeit ist nicht Voraussetzung für die Anzeige als Berufskrankheit)
2) Eine mindestens 10jährige Tätigkeit, die mit dem Tragen schwerer Lasten auf den Schultern oder über Kopf verbunden ist, muß nachgewiesen werden.
3) Das Tragen von Lastgewichten mit 50 kg oder mehr auf den Schultern oder über Kopf mit Zwangshaltung im Bereich der Halswirbelsäule ist nachzuweisen.
4) Die Lasten müssen mit einer gewissen Regelmäßigkeit und Häufigkeit in der überwiegenden Zahl der Arbeitsschichten getragen worden sein.
5) Differentialdiagnostisch müssen andere Krankheiten als Verursacher ausgeschlossen sein.

Der alleinige Nachweis röntgenologisch-morphologischer Befunde wie Spondylosis deformans, Spondylarthrosis oder Spondylosteochondrose entspricht **nicht** den Forderungen, die für eine Anerkennung als Berufskrankheit zu stellen sind.

Als **Präventivmaßnahmen** müssen vorrangig ergonomische Arbeitsverfahren angestrebt werden, d. h. durch mechanische Hilfsmittel sollte der Belastungsfaktor „Tragen schwerer Lasten auf dem Kopf und den Schultern" ausgeschaltet werden.

Arbeitsmedizinisch sollte durch **Vorsorgeuntersuchungen** (Erst- und Nachuntersuchungen) sichergestellt sein, daß bei Arbeitnehmern mit Vorschädigungen der Halswirbelsäule dauernde gesundheitliche Bedenken vor Aufnahme der Tätigkeit bzw. während dieser vorgetragen werden können.

Therapie: Bei Auftreten von Beschwerden ist eine konsequente Physiotherapie (Massagen, Unterwassermassagen, Thermalbäder, Bewegungsübungen, Gymnastik) zur Entlastung der Zwischenwirbelscheiben indiziert. Die Teilnahme an Rückenschulkursen sollte ermöglicht werden. In jedem Fall sollte ein Arbeitsplatzwechsel vorgenommen werden. Unter Umständen muß eine fachorthopädische bzw. fachneurologische Behandlung durchgeführt werden.

Literatur:

HULT, L.: Cervical, dorsal and lumbar soinal syndromes, a field investigation of a non-selected material of 1 200 workers in different occupations with special reference to disc degeneration and so-called muscular rheumatism. Acta Orthop. Scand. Suppl. 17/1954

SCHRÖTER/RADEMACHER: Die Bedeutung von Belastung und außergewöhnlicher Haltung für das Entstehen von Verschleißschäden der HWS, dargestellt an einem Kollektiv von Fleischabträgern. Z. ges. Hyg. 1971, S. 841–843

VI – 2.2110
Bandscheibenbedingte Erkrankungen der Lendenwirbelsäule durch langjährige, vorwiegend vertikale Einwirkung von Ganzkörperschwingungen im Sitzen, die zur Unterlassung aller Tätigkeiten gezwungen haben, die für die Entstehung, die Verschlimmerung oder das Wiederaufleben der Krankheit ursächlich waren oder sein können

Diese Berufskrankheit wurde mit der Zweiten Verordnung zur Änderung der Berufskrankheiten-Verordnung vom 18. Dezember 1992 (BGBl. I S. 2343) neu in die Liste der entschädigungspflichtigen Berufskrankheiten aufgenommen.
Neue Erkenntnisse entsprechend § 551 Abs. 2 RVO machten hinreichend wahrscheinlich, daß die schädigende Einwirkung (berufliche Belastung) für diese, durch die versicherte Tätigkeit ausgelöste bzw. verschlimmerte Erkrankung, von ursächlicher Bedeutung ist.

Der beruflichen Belastung durch vorwiegend vertikale Einwirkung von Ganzkörperschwingungen im Sitzen sind im hohen Grade die Fahrer mobiler Arbeitsmaschinen, insbesondere Erdbaugeräte im übertägigen und untertägigen Bergbau, Tiefbau, Straßenbau sowie in der Land- und Forstwirtschaft, aber auch in der Bundeswehr, ausgesetzt.

Es handelt sich u. a. um Erdbaumaschinen, wie Mobilbagger als Ketten- oder Radfahrzeuge, Rad- und Kettenlader, Grader (Straßen-, Boden- und Erdhobel), Raddozer, Scraper (Schürfwagen) sowie Muldenkipper und Baustellen-LKW (siehe Abbildung). In der Land- und Forstwirtschaft sind die Fahrer von Schleppern und Forstmaschinen bei der Fahrt im (unebenen) Gelände ebenfalls einer Ganzkörperschwingung ausgesetzt; bei der Bundeswehr sind die Fahrer, im besonderen Maße die Fahrlehrer von Militärfahrzeugen mit Gleisketten, z. B. gepanzerte Fahrzeuge, Kampfpanzer bei der Übung im Gelände ganzkörperschwingungsexponiert.

Von diesen mobilen Arbeitsmaschinen und Fahrzeugen mit hoher installierter Leistung werden über das Triebwerk, das Fahrgestell und Chassis sowie den Fahrsitz und Arbeitseinrichtungen, z. B. den Grablöffel, mechanische Schwingungen emittiert, die über das Gesäß des sitzenden Fahrers in den Körper eingeleitet und zum großen Teil über die Wirbelsäule fortgeleitet werden. Beim Betrieb dieser Arbeitsmaschinen und Fahrzeuge treten durch die Geländeverhältnisse bedingt, zusätzlich stoßhaltige (stochastische) Schwingungen auf, die eine besonders hohe Gefährdung darstellen.

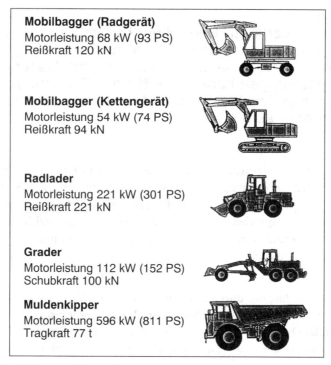

Auswahl typischer Erdbaumaschinen (schematische Darstellung der Fa. FAUN-Werke, Lauf s. d. Pegnitz) mit Angaben der Motorleistung, der Tragkraft sowie der Reiß- und Schubkraft

Die Erregerschwingung, die von mobilen Arbeitsmaschinen und Fahrzeugen ausgeht, weist ein Spektrum von ca. 1 – 25 Hz auf; das Maximum liegt bei Radgeräten bei ca. 3 Hz, bei Kettengeräten bei ca. 8 Hz. Das Gesamtspektrum der von Erdbaumaschinen ausgehenden Schwingungen umfaßt einen Bereich von ca. 1 – 100 Hz. Resonanzschwingungen verstärken die einwirkende Energie der Schwingungen. So führen Resonanzschwingungen des Rumpfes und der Wirbelsäule (ca. 3 und 5 Hz) zu vertikalen Relativbewegungen zwischen den Wirbelkörpern mit Stauchungen und Streckungen der Bandscheiben sowie zu Rotationsbewegungen der Segmente und zu horizontalen Segmentverschiebungen. Eine anhaltende Kompressionsbelastung und starke Schwingungsbelastung der Wirbelsäule reduzieren die druckabhängigen Flüssigkeitsverschiebungen in den Zwischenwirbelscheiben, so daß eine Beeinträchtigung des Stoffwechsels im Bandscheibengewebe resultiert. Eine Laktatakkumulation und pH-Verschiebung zur sauren Seite hin fördert die Zytolyse und leitet damit die degenerativen Prozesse der Wirbelsäule ein.

Bei der beruflichen Belastung durch mechanische Schwingungen erhöht sich der sich variierende intradiskale Druck um ein Mehrfaches.

Die eingetretene Schädigung des Bandscheibengewebes ist nicht rückbildungsfähig, sie führt zur Bandscheibendegeneration, degenerativen Prozessen der Wirbelkörperdeckplatten, Massenverschiebungen im Innern der Zwischenwirbelscheibe, Instabilität im Bewegungssegment, Bandscheibenprotrusion bzw. -prolaps, Osteophytenbildung an den vorderen und seitlichen Randleisten der Wirbelkörper und degenerative Prozesse der Wirbelgelenke. Die durch berufliche Einwirkung (Ganzkörperschwingungsbelastung) bedingten degenerativen Prozesse führen zu röntgenologisch nachweisbaren Veränderungen wie Spondylosteochondrose, Spondylosis deformans, Spondylarthrosis, Bandscheibenprotrusion und Bandscheibenprolaps, pathologischen Prozessen, die unspezifisch sind und ebensogut als Alterungs-(Aufbrauch-)Prozesse in Erscheinung treten.

Das **Krankheitsbild** einer bandscheibenbedingten Erkrankung der Lendenwirbelsäule durch langjährige, vorwiegend vertikale Einwirkung von Ganzkörperschwingungen im Sitzen manifestiert sich in verschiedenen klinischen Erscheinungsformen:

– **Lokales Lumbalsyndrom**
  mit akuter Symptomatologie im Sinne einer Lumbago oder chronisch-rezidivierende Beschwerden in der Kreuz-Lendenregion, die als Belastungs-, Entlastungs- sowie Hyperlordose-Kreuzschmerzen (Facettensyndrom) in Erscheinung treten. Eine pseudoradikuläre Schmerzausstrahlung in die Oberschenkelmuskulatur ist möglich.

– **Mono- und polyradikuläre lumbale Wurzelsyndrome (,,Ischias")**
  ein- und beidseitig segmental ins Bein ausstrahlende, dem Verlauf des Ischiasnerven folgende Schmerzen, meist in Verbindung mit Zeichen eines lokalen Lumbalsyndroms; segmentale Sensibilitäts- und motorische Störungen mit Reflexabweichungen, ischialgieforme Fehlhaltung der Wirbelsäule.

– **Kaudasyndrom**
  Sonderform der polyradikulären lumbalen Wurzelsyndrome mit Reithosenanaesthesie. Fehlen des Achillessehnenreflexes bei Schwäche der Wadenmuskulatur. Sphinkterinsuffizienzen von Blase und Mastdarm. Potenzstörungen können auftreten. Bei höherliegender Läsion Fuß- und Zehenheberparesen, Quadricepsschwächen und Patellarsehnenreflexausfälle.

Es handelt sich meist um ein akutes Krankheitsbild.

Das *lokale Lumbalsyndrom* wird durch mechanische Irritation des hinteren Längsbandes, der Wirbelgelenkkapsel und des Wirbelperiosts hervorgerufen.

Die *mono- und polyradikulären lumbalen Wurzelsyndrome* sind durch mechanische Irritation der Nervenwurzeln L III – S I infolge degenerativer Veränderungen der lumbalen Bandscheiben (Bandscheibenprotrusion und -prolaps, Lockerung und Vo-

Lendenwirbelsäule, vertikale Schwingungen **Berufskrankheiten**
VI – 2.2110

lumenänderung der Bandscheiben, Instabilität im Bewegungssegment, Osteophytenbildung an den Hinterkanten der Wirbelkörper) gekennzeichnet.

Das *Kaudasyndrom* resultiert aus einem Massenprolaps bei L III/L IV oder L IV/L V infolge Kompression aller Nervenwurzeln der Cauda equina.

Die **Diagnose der Berufskrankheit** basiert auf arbeitsanamnestischen Daten und klinischen sowie radiologischen Befunden. Röntgenologisch-morphologische Wirbelsäulenveränderungen (Verschmälerung des Intervertebralraumes, Verdichtung der Grund- und Deckplatten der Wirbelkörper (Spondylosteochondrose), Veränderungen der kleinen Wirbelgelenke (Sponylarthrose) und Randwülste an den Wirbelkörpern (Spondylosis deformans)) ohne entsprechende Symptomatology und Funktionseinschränkungen begründen für sich allein keinen Verdacht auf Vorliegen der Berufskrankheit.

Zur Anerkennung der Berufskrankheit müssen mehrere Bedingungen erfüllt sein:

1) Es muß zur **Unterlassung** aller beruflichen Tätigkeiten kommen, die für die Entstehung, die Verschlimmerung oder das Wiederaufleben der Krankheit ursächlich waren oder sein können. (Die **Aufgabe** der gefährdenden Tätigkeit ist nicht Voraussetzung für die Anzeige als Berufskrankheit).
2) Langjährige, in der Regel zehnjährige, wiederholte Einwirkung von vorwiegend vertikalen Ganzkörperschwingungen in Sitzhaltung.

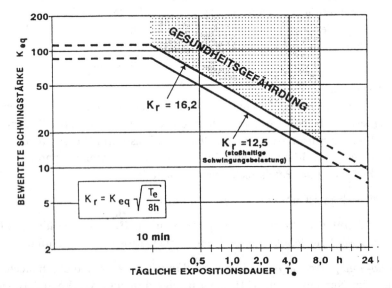

Abbildung 1: Bereich gesundheitlicher Gefährdung nach langjähriger Einwirkung von Ganzkörperschwingungen (VDI 2057 / ISO 2631) — Beurteilungsschwingstärke $K_r > 16{,}2$ bzw. $K_r > 12{,}5$ —

3) Nachweis der Überschreitung des Grenzwertes der Beurteilungsschwingstärke, sog. K-Wert. (K = 16,2 nach VDI 2057 (Tagesdosis)), bei stoßhaltigen Schwingungen oder solchen mit ungünstiger Körperhaltung (verdrehte, stark gebeugte oder seitengeneigte Rumpfhaltung): K = 12,5 [Vgl. Abb. „Richtwertkurve Gesundheit" (VDI 2057/ISO 2631)].
Der K-Wert (ein dimensionsloser Faktor) errechnet sich aus Frequenz und Beschleunigung der Schwingung.
4) Differentialdiagnostisch müssen andere Krankheiten als Verursacher (nichtberufliche Ätiologie) und Belastungen nicht-beruflicher Art (z. B. Sport) ausgeschlossen sein.

Die **Prävention** ist entsprechend der Rangfolge von Schutzmaßnahmen vorrangig ergonomisch zu betreiben. Insbesondere ist die Installierung von schwingungsdämpfenden Fahrersitzen zu fordern. Ebenso können organisatorische Maßnahmen, wie Reduzierung der täglichen Expositionszeit oder der Lebensexpositionszeit, das Ausmaß der beruflichen Einwirkung erheblich begrenzen.

Arbeitsmedizinisch sollte durch **Vorsorgeuntersuchungen** (Erst- und Nachuntersuchungen) sichergestellt sein, daß bei Arbeitnehmern mit Vorschädigungen der Lendenwirbelsäule dauernde gesundheitliche Bedenken vor Aufnahme der Tätigkeit bzw. während dieser vorgetragen werden können.

Therapie: Bei Auftreten von Beschwerden einer bandscheibenbedingten Erkrankung der Lendenwirbelsäule ist eine konsequente Physiotherapie (Massagen, Unterwassermassagen, Thermalbäder, Bewegungsübungen, Gymnastik) zur Entlastung der Zwischenwirbelscheiben indiziert. Die Teilnahme an Rückenschul-Kursen sollte ermöglicht werden. In jedem Falle sollte eine fachorthopädische bzw. fachneurologische Behandlung durchgeführt werden. Unter Umständen muß ein Arbeitsplatzwechsel vorgenommen werden.

Literatur:

DUPUIS/ZERLETT: Beanspruchung des Menschen durch mechanische Schwingungen − Kenntnisstand zur Wirkung von Ganzkörper-Schwingungen. Schriftenreihe des Hauptverbandes der gewerblichen Berufsgenossenschaften e. V. Bonn 1984

VI – 2.2111
Erhöhte Zahnabrasionen durch mehrjährige quarzstaubbelastende Tätigkeit

Diese Berufskrankheit wurde mit der Zweiten Verordnung zur Änderung der Berufskrankheiten-Verordnung vom 18. Dezember 1992 (BGBl. I S. 2343) neu in die Liste der entschädigungspflichtigen Berufskrankheiten aufgenommen.
Bei der Berufskrankheit handelt es sich um eine Erkrankung der Zähne infolge erhöhten Abriebs der Zahnhartsubstanzen durch quarzhaltige Staubpartikel, die sich während der beruflichen Tätigkeit beim Atmen im Speichel anreichern. Sie führt zum langsam fortschreitenden Verlust von Zahnschmelz und Dentin an den Kauflächen und Schneidekanten, die Krankheitswert annehmen kann.
Eine **berufliche Einwirkung** ist insbesondere bei Beschäftigten in Granit-Steinbrüchen, Untertagebergleuten, Steinhauern, Steinmetzen, Steinbohrern und Steinbruchsarbeitern gegeben.

Seit 1983 bis 1992 sind über die Öffnungsklausel des § 551 Abs. 2 der Reichsversicherungsordnung 24 Fälle als Berufskrankheit anerkannt und erstmals entschädigt worden.

Differentialdiagnostisch ist die beruflich verursachte Zahnabrasion vom physiologischerweise auftretenden Zahnhartsubstanzverlust, der durch den direkten Zahnkontakt (Attrition) entsteht, abzugrenzen. Ebenso kann durch vermehrte Kauaktivität bei Parafunktionen, z. B. Knirschen und Pressen eine erhöhte Zahnabrasion resultieren. Mit zunehmendem Lebensalter nimmt der Zahnabrasionsgrad allgemein zu. Auch Karies, Erosion, Hypoplasie, Fraktur und Resorption können eine Zahnabrasion vortäuschen.

Eine zähnärztliche **Behandlung** ist indiziert, wenn das Dentin im Bereich der Kauflächen mehr als nur punktförmig, sondern flächig freiliegt. In diesem Stadium der Berufskrankheit schreitet die Abrasion im weicheren Dentin zunehmend schneller fort.

Eine ausgeprägte Zahnabrasion kann infolge Bißsenkung Beschwerden in der Kaumuskulatur auslösen. Bei generalisierter starker Zahnabrasion kann eine zahnprothetische Versorgung notwendig werden.

Die Diagnose der beruflich bedingten Zahnabrasion durch quarzhaltigen Staub setzt neben einer zahnärztlichen Befunderhebung eine exakte Arbeitsplatzanalyse, Arbeitsanamnese und eine Tätigkeitsbeschreibung voraus.
Andere Entstehungsfaktoren der Zahnabrasion (frühzeitiger Zahnverlust, Parafunktionen oder Nahrungsmitteleigenschaften) müssen ausgeschlossen werden.

Therapie: Zahnärztliche Behandlung.

Zahnabrasionen   **Berufskrankheiten**
VI – 2.2111

Literatur:

HEESE/BALDUS: Zahnschäden bei Steinbrucharbeitern. Arbeitsmed. Sozialmed. Präventivmed. 1983 S. 12

VI – 2.2201
Erkrankungen durch Arbeit in Druckluft

Moderne technische Verfahren erlauben dem Menschen auch bei Vorliegen unphysiologischer Luftdruckverhältnisse Arbeiten zu verrichten, sofern bestimmte Methoden und Hilfsmittel Anwendung finden, z. B. die Arbeit in Druckluft.

Druckluftarbeiten werden in einem Überdruck, d. h. in einem Luftdruck, der über dem normalen atmosphärischen Druck liegt, durchgeführt. Sie werden immer dann notwendig, wenn unter Wasser oder wasserhaltigem Boden Arbeiten verrichtet oder Baustellen errichtet werden müssen. Beim Bau von Brückenpfeilern, auf Tunnelbaustellen unterhalb von Gewässern, bei der Erschließung unterirdischer Verkehrsanlagen (Tunnelbau, U-Bahnbau usw.) bei Schiffsbergungen oder Schiffsreparaturen unter Wasser, aber auch in der Meeres- oder Tiefseeforschung muß, um das Wasser am unmittelbaren Ort der Arbeiten fernzuhalten, in Druckluft gearbeitet werden.

Dies wird in Senkkästen (Caissons), Taucheranzügen, mehr oder minder großen Taucherglocken und Unterwasserlaboratorien erst möglich, die durch einen entsprechenden Überdruck das Gleichgewicht zum Druck des umgebenden Wassers herstellen. Sporttaucher sind übrigens ebenfalls je nach Tauchtiefe einem Überdruck ausgesetzt. Bei Arbeiten im Überdruck können gesundheitliche Risiken auftreten, die früher als sog. **Caissonkrankheit** beschrieben wurden.

Von 1985 – 1992 wurden insgesamt 271 Berufskrankheiten angezeigt, 12 Fälle erstmals entschädigt (Unfallverhütungsberichte der Bundesregierung):

Jahr	Angezeigte Krankheiten	Erstmals entschädigte Fälle
1985	15	2
1986	24	2
1987	33	3
1988	61	0
1989	33	4
1990	55	1
1991	14	0
1992	36	5

Während der Arbeiten in Druckluft ist im allgemeinen mit Gesundheitsstörungen nicht zu rechnen, obwohl sich die Druckluftarbeiter, Taucher, Aquanauten usw. je nach Arbeits- oder Wassertiefe in unterschiedlich hohem Überdruck aufhalten.

Als **Druckluft** versteht die „Verordnung über Arbeiten in Druckluft (Druckluftverordnung)" vom 4. 10. 1972 (BGBl. I, S. 1909) zuletzt geändert durch Gesetz vom

Erkrankungen durch Druckluft   **Berufskrankheiten**
VI – 2.2201

12. 4. 1976 (BGBl. I, S. 965), Luft mit einem Überdruck von mehr als 0,1 kp/cm² (Kilopond pro Quadratzentimeter), entsprechend den jetzt allgemein verbindlichen SI-Einheiten etwa 1 000 Pa (Pascal).

Die Verordnung regelt den Arbeitsschutz und die arbeitsmedizinische Vorsorge. **Gesundheitliche Schädigungen,** die Taucher- oder Caissonkrankheit im eigentlichen Sinne treten in der Regel beim Einschleusen – der **Kompression** – d. h. also beim Übergang vom normalen atmosphärischen Druck zum Überdruck und beim Ausschleusen – der **Dekompression** – d. h. bei der Rückführung des beruflich Exponierten aus dem Überdruck in den normalen atmosphärischen Druck, auf.

Außerdem resultiert alleine aus der beruflichen Exposition als Druckluftarbeiter ein gewisses Gesundheitsrisiko, das sich in charakteristischen Gesundheitsschäden im Sinne von Spätfolgen bemerkbar machen kann.

Zum Verständnis der beruflichen Schäden durch Arbeit in Druckluft sind noch folgende Vorbemerkungen nötig: Die in der Atemluft enthaltenen Gase, insbesondere der Stickstoff, werden bei steigendem Druck vermehrt vom Körper aufgenommen. Der Grad der Sättigung hängt von der Arbeits- und Tauchtiefe, der Dauer der Exposition – also Tauchzeit – sowie der unterschiedlich starken Durchblutung und dem Stickstoffbindungsvermögen der einzelnen Körpergewebe ab.

Zuerst tritt eine Sättigung der Körperflüssigkeiten ein, bei langer Einwirkung auch des fetthaltigen Gewebes.

1. Beim **zu raschen Einschleusen** in den Caisson oder Abstieg ins Wasser werden sog. **Barotraumen** beobachtet. Diese entstehen im wesentlichen dadurch, daß es wegen der Unmöglichkeit eines Druckausgleichs durch die natürlichen Verbindungswege (Ohrtuben) zu einer Druckerhöhung in den lufthaltigen Hohlräumen des Körpers (Mittelohr, Nasennebenhöhlen) kommt. Diese Kompressionserscheinungen äußern sich u. a. in Stirnkopfschmerz, Zahnschmerzen, Ohrgeräuschen, Gehörverlust, Schwindel, Erbrechen sowie u. U. auch in Zerreißung und Blutungen der Trommelfelle. Diese Symptome sind jedem Sporttaucher bekannt.

2. Sehr **ernste Gesundheitsgefahren** bestehen bei den Druckluftarbeitern vorwiegend bei der Dekompression. Bei zu **schnellem Ausschleusen** oder **Auftauchen** ist immer das Risiko der **Dekompressionskrankheit** gegeben. Es kann zu Krankheitserscheinungen kommen, die, wenn sie unsachgemäß behandelt werden, lebensbedrohlich sind. Sie sind dadurch bedingt, daß die Entgasung des Körpers zu schnell vor sich geht, so daß der bei der Druckentlastung freiwerdende Stickstoff nicht in gelöster Form über das Blutgefäßsystem an die Lungen herangebracht und dort abgeatmet wird, sondern in Form von **Gasblasen im Blut und anderen Körperflüssigkeiten (Lymphe, Gehirnflüssigkeit, Gelenkflüssigkeit) oder Gewebe auftritt und Luftembolien** oder **-infiltrationen** auslösen können.

Diese Komplikationen treten meist innerhalb einer halben Stunde nach der Dekompression auf und sind Ursachen für zahlreiche subjektive und objektive Beschwerden und Gesundheitsstörungen, die in ihrer Gefährlichkeit von der Größe, der Anzahl und der Lokalisation der im Organismus auftretenden Gasblasen abhängen.

Sie äußern sich klinisch u. a. durch Hautjucken, Gelenkschmerzen, Muskelschmerzen oder -schwäche, Ohrensausen, Schwindel, Schwerhörigkeit, Tonusverlust der Muskulatur und Sprachstörungen.

Besonders gefürchtet ist das Auftreten großer Luftblasen in den Blutgefäßen des Zentralnervensystems, z. B. im Gehirn, des Herzens oder anderer lebenswichtiger Organe. Diese Luftembolien sind immer lebensbedrohlich und führen meist zur Bewußtlosigkeit, zu Verwirrtheitszuständen, Krämpfen, Atemlähmung, Herzinfarkt, Lähmungen, Sehstörungen, Gefühlsstörungen und Gleichgewichtsstörungen. Ein tödlicher Ausgang dieser Dekompressionsfolgen ist nicht selten.

3. Bei einem nicht unbedeutenden Anteil der beruflich exponierten Arbeiter in Druckluft kommt es **nach häufiger Dekompression** zu **Spätfolgen, der Dekompressionskrankheit** in Form röntgenologisch nachweisbarer, bleibender **Skelettveränderungen,** insbesondere an den großen Gelenken. Je häufiger der Exponierte Ausschleusungen ausgesetzt war, desto größer ist das Risiko dieser Skeletterkrankungen. Die Entstehung dieser Knochenschäden – es handelt sich vorwiegend um aseptische Knochennekrosen, Skelettentkalkung, degenerative Prozesse usw. – ist auf eine Blutunterbrechung in umschriebenen Knochenbezirken infolge von Gasbläschen in den Gefäßen zurückzuführen.

Die wirksamste Maßnahme zur **Prävention** akut auftretender Gesundheitsschäden und der häufig später röntgenologisch nachweisbaren Dauerschäden des Skeletts im Gefolge der Dekompression ist die **Einhaltung genügend langer Ausschleuszeiten.** Die Druckluftverordnung und die Unfallverhütungsvorschrift „Arbeitsmedizinische Vorsorge" (VBG 100) sehen **arbeitsmedizinische Vorsorgeuntersuchungen** vor, die nach den „Berufsgenossenschaftlichen Grundsätzen für arbeitsmedizinische Vorsorgeuntersuchungen" (G 31) „Überdruck" durchzuführen sind.

Danach darf ein Arbeitgeber einen Arbeitnehmer in Druckluft nur beschäftigen, wenn dieser vor Aufnahme der Tätigkeit (**Erstuntersuchung**) und nach Ablauf von einem Jahr seit der letzten Vorsorgeuntersuchung (**Nachuntersuchung**) ärztlich untersucht worden ist und keine gesundheitlichen Bedenken vorgetragen wurden.

Zur Erstuntersuchung gehören neben einer allgemeinen Untersuchung auch labortechnische Untersuchungsverfahren (Blutstatus, EKG, Röntgenaufnahme des Thorax, Lungenfunktionsteste, Inspektion des Gehörganges und der Trommelfelle). Bei den Nachuntersuchungen ist besonders auf die Tätigkeiten im Überdruck einzugehen. Die speziellen Untersuchungen sind die gleichen wie bei der Erstuntersuchung, jedoch ist eine Röntgenaufnahme des Thorax nur alle drei Jahre gefordert.

Bei Verdacht von Knochenschäden als Dekompressionsfolge sind Röntgenaufnahmen des Skeletts erforderlich.

Die arbeitsmedizinischen Vorsorgeuntersuchungen dienen ebenfalls der Prävention druckfallbedingter Gesundheitsschäden.

Therapie: Bei Vorliegen einer Dekompressionskrankheit ist die sofortige Wiedereinschleusung in Druckluftverhältnisse, z. B. in eine Druckkammer, erforderlich **(Rekompression).** Intensivmedizinische Behandlung.

Literatur:

HOLTHAUS, I.: Taucher und Druckluftarbeiter Arbeitsmed. Sozialmed. Präventivmed. 1987, Z, Aktuelle Berufskunde

HOLTHAUS, I.: Menschliches Arbeiten jenseits normaler Druckverhältnisse, Arbeitsmed. Sozialmed. Präventivmed. 1988, S. 78

KESSEL, R.: Gesundheitsschäden durch Arbeiten unter Druckluft im modernen Tunnelbau. Arbeitsmed. Sozialmed. Präventivmed. 21, 1986, S. 93

Berufskrankheiten   **Lärmschwerhörigkeit**
                                                         VI – 2.2301

VI – 2.2301
Lärmschwerhörigkeit

Die Lärmschwerhörigkeit hat sich in den letzten zwei Jahrzehnten zu einer der bedeutendsten meldepflichtigen Berufskrankheiten entwickelt. Im Gegensatz zu anderen arbeitsbedingten Erkrankungen tritt sie ubiquitär auf, d. h. sie ist in fast allen Gewerbezweigen anzutreffen. Sie kann schlechthin als d i e Berufskrankheit des Industriezeitalters angesehen werden.

Mit dem Auftreten einer Lärmschwerhörigkeit ist überall dort zu rechnen, wo lärmintensive Technologien zur Anwendung kommen.

Die Zahl der angezeigten und erstmals entschädigten Fälle nahm, beginnend mit 1969 (1883 angezeigte und 524 erstmals entschädigte Fälle) stetig zu und erreichte 1977 mit 20 592 angezeigten und 3 514 erstmals entschädigten Fällen einen Höchststand.

Dieser Anstieg war im wesentlichen durch die Rückwirkungsklausel des § 9 Abs. 1 der damaligen Siebenten Berufskrankheiten-Verordnung (BKVO) vom 20. 6. 1968 (BGBl. I S. 721) begründet, die vorsah, daß ein Versicherter, der an einer Lärmschwerhörigkeit litt, Anspruch auf Entschädigung hat, wenn der Versicherungsfall nach dem 31. 12. 1951 eingetreten war.

Die Zahl der angezeigten und erstmals entschädigten Fälle ist stark rückläufig. Die Arbeitsschutz-Bemühungen, insbesondere die Unfallverhütungsvorschrift „Lärm" (VBG 121) aus dem Jahre 1974, müssen hier genannt werden. Dennoch wurden im Jahre 1992 12 243 Berufskrankenfälle angezeigt und 1 232 erstmals entschädigt. Damit rangiert die Lärmschwerhörigkeit neben den Berufsdermatosen an zweiter Stelle der Berufskrankheiten-Statistik (Unfallverhütungsberichte der Bundesregierung).

Jahr	Angezeigte Krankheiten	Erstmals entschädigte Fälle
1969	1 883	524
1985	8 828	1 180
1987	10 516	1 023
1988	10 826	1 052
1989	10 147	1 185
1990	10 018	1 039
1991	1 032	1 149
1992	12 243	1 232

Die Berufskrankheit „Lärmschwerhörigkeit" ist in die Liste der Berufskrankheiten der 6. BKVO vom 28. 4. 1961 (BGBl. I, S. 505) aufgenommen worden. Bis zu diesem Zeitpunkt war ausschließlich die „Durch Lärm verursachte Taubheit oder an

Lärmschwerhörigkeit   **Berufskrankheiten**
VI – 2.2301

Taubheit grenzende Schwerhörigkeit" als entschädigungspflichtige Berufskrankheit in der Liste der Berufskrankheiten aufgeführt.

Gehörschädigender Lärm tritt am Arbeitsplatz in Arbeitsräumen u. a. auf

- beim Aufeinandertreffen fester Körper, wie z. B. Preßluftnieten, Schmieden, Richten, Schleifen, Sägen, Fördern, Schütteln,
- durch Abstrahlung von Geräuschen an Gehäusen, Maschinengestellen usw., wenn diese durch Krafteinwirkung in hörbare Schwingungen geraten,
- durch Strömungsgeräusche von flüssigen oder gasförmigen Medien mit relativ großer Geschwindigkeit in Rohrleitungen.

Ist ein Mitarbeiter in einem Lärmbereich einem Lärm mit einem durchschnittlichen Lärmpegel von mehr als 85 dB (A)*) ausgesetzt, d. h. wenn ein **Beurteilungspegel** von mehr als 85 dB (A) auf seinem Arbeitsplatz gemessen wird, dann muß bei andauernder Exposition mit dem Auftreten einer Lärmschwerhörigkeit gerechnet werden. Die extraauralen Wirkungen einer Lärmexposition sind gegenwärtig nicht als Berufskrankheit anerkannt. Diese Störungen können auch schon bei Lärmpegeln unterhalb 85 dB (A) auftreten.

Neben der Lautstärke und der Expositionsdauer sind aber auch die in den Geräuschen enthaltenen Frequenzen für die Entstehung einer Lärmschwerhörigkeit von Bedeutung. Lärm mit hohen Frequenzen, also ab 1 000 Hz**) ist schädlicher als solcher mit tiefen Frequenzen.

Als **Lärm** muß jeder **unerwünschte Schall**, gleich welcher Intensität, angesehen werden. Das menschliche Ohr leitet die Schallwellen zum größten Teil durch Luftleitung über die Gehörknöchelchen und in wesentlich geringerem Anteil als Körperschall über die Schädelknochen in das Innenohr.

Schon mäßige Lärmexpositionen führen zu einer Art Abwehrreaktion des Hörorgans, einer **Vertäubung** (vorübergehende Hörschwellenabwanderung; TTS = temporary threshold shift), die dadurch charakterisiert ist, daß sie sich nach Ende der Lärmeinwirkung zurückbildet. Dieser physiologische Kompensationsmechanismus, der im Sinne einer Ermüdung der schallaufnehmenden Sinneszellen, den **Haarzellen** im **Corti-Organ** des Innenohres, aufgefaßt wird, kommt bei einer ständigen Lärmexposition schon bald zum Erliegen.

Wenn Lärmpausen von ausreichender Dauer nicht gegeben sind und eine Erholung der Sinneszellen bis zur erneuten Lärmeinwirkung nicht mehr möglich ist, kommt es zur nicht rückbildungsfähigen Innenohrschädigung in typischer Weise und ge-

---
*) dB Dezibel ist das Maß für die Stärke des Geräusches (Schalldruckpegel), dB (A) ist das Maß für die Stärke des Geräusches, mit der A-Bewertungskurve nach DIN 45 633 bestimmt.
**) Hz = Hertz = Anzahl der Schwingungen pro Sekunde.

Berufskrankheiten **Lärmschwerhörigkeit**
VI – 2.2301

setzmäßigem Ablauf, der **Lärmschwerhörigkeit,** einer lärmbedingten, bleibenden Hörschwellenabwanderung (NIPTS = noise induced permanent threshold shift). Es handelt sich um eine Schallempfindungsschwerhörigkeit infolge Schädigung der Haarzellen im Corti-Organ (sog. Schallempfindungsschwerhörigkeit vom Haarzelltyp). Diese ist u. a. dadurch diagnostisch erfaßbar, daß die Hörverlustkurven von Luft- und Knochenleitung im Audiogramm praktisch identisch sind. Differentialdiagnostisch stellt dieser audiometrische Befund ein wichtiges Kriterium gegen das Vorliegen einer Schalleitungsstörung (Abb. 3) (einer nicht lärmbedingten Gehörschädigung) dar. In der Regel ist sie auf beiden Ohren ausgebildet, wobei kleinere Seitendifferenzen durchaus möglich sind.

Die **Frühdiagnose** dieser Berufskrankheit muß arbeitsmedizinisch erzwungen werden. Diese ist tonaudiometrisch durch die sog. **C 5-Senke** (Abb. 1) einer isolierten Hörschwellenabwanderung im 4 000 Hz-Bereich, zu erkennen. In diesem Stadium wird der Hörverlust vom Betroffenen noch nicht bemerkt, da sein Sprachverständnis kaum gestört ist. Auch mit Hilfe von audiometrischen Screenings (Siebteste) ist dieses Frühzeichen feststellbar.

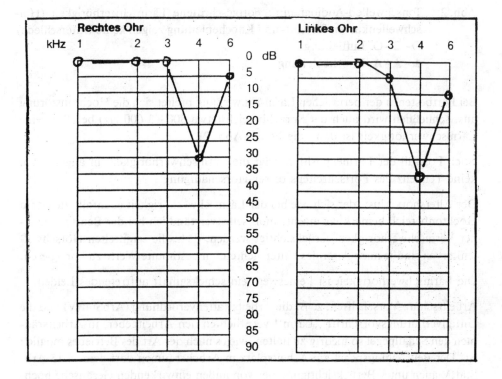

Abb. 1: Siebtest-Audiogramm: „C 5-Senke"

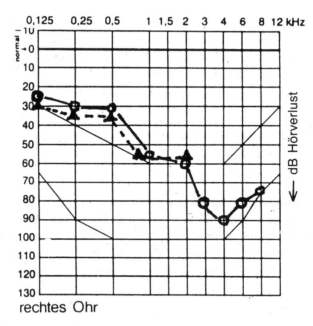

Abb. 2: Tonschwellen-Audiogramm: Fortgeschrittene Lärmschwerhörigkeit (Hörschwellenkurven für Luft- und Knochenleitung zeigen keine Unterschiede)
O-O-O Luftleitung
▲-▲-▲ Knochenleitung

Bei Fortbestehen der beruflichen Lärm-Einwirkung breitet sich die Hochtonstörung aus, schließlich wird auch der Sprachbereich (etwa 500 – 3 000 Hz) befallen; eine Lärmschwerhörigkeit ist dann die Folge (Abb. 2).

Nach Fortfall der Lärmexposition zeigt die Lärmschwerhörigkeit im allgemeinen keine Tendenz des Fortschreitens dieser Hörschädigung.

Der Altershörverlust, der sich wie bei der Lärmschwerhörigkeit ebenfalls zuerst im Hochtonbereich bemerkbar macht, muß selbstverständlich bei der Beurteilung einer Lärmschwerhörigkeit berücksichtigt werden, d. h. die ermittelten Hörschwellenkurven sind je nach Alter des Untersuchten um bestimmte Werte zu korrigieren.

Die Lärmschwerhörigkeit ist keineswegs ein schicksalhaft auftretendes Leiden.

Arbeitsschutz-Vorschriften, z. B. die Arbeitsstättenverordnung (ArbStättV) und die Unfallverhütungsvorschrift „Lärm" verpflichten den Arbeitgeber, in Arbeitsräumen den Schallpegel so niedrig zu halten, wie es nach der Art des Betriebes möglich ist. Der Beurteilungspegel am Arbeitsplatz in Arbeitsräumen darf gem. § 15 ArbStättV auch unter Berücksichtigung der von außen einwirkenden Geräusche höchstens betragen:

Berufskrankheiten
Lärmschwerhörigkeit
VI – 2.2301

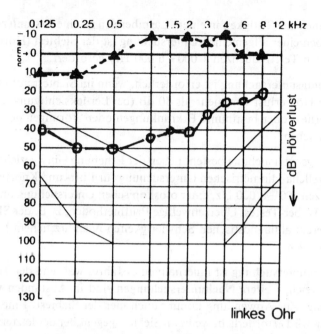

Abb. 3: Tonschwellen-Audiogramm: Schalleitungs-Schwerhörigkeit
(Knochenleitung intakt, Innenohr nicht betroffen)
O-O-O Luftleitung
▲-▲-▲ Knochenleitung

1. bei überwiegend geistigen Tätigkeiten 55 dB (A),

2. bei einfachen oder überwiegend mechanisierten Bürotätigkeiten und vergleichbaren Tätigkeiten 70 dB (A),

3. bei allen sonstigen Tätigkeiten 85 dB (A); soweit dieser Beurteilungspegel nach der betrieblich möglichen Lärmminderung zumutbarerweise nicht einzuhalten ist, darf er bis zu 5 dB (A) überschritten werden.

Nach § 10 der UVV ,,Lärm" (VBG 121) hat der Unternehmer den Versicherten, die im Lärmbereich***) beschäftigt sind, geeignete Gehörschutzmittel zur Verfügung zu stellen.

Die **arbeitsmedizinische Prävention** ist entsprechend den Unfallverhütungsvorschriften ,,Arbeitsmedizinische Vorsorge" (VBG 100) und ,,Lärm" (VBG 121) wirksam zu betreiben.

***) Lärmbereiche sind zu kennzeichnen.

Vor Aufnahme einer Tätigkeit in einem Lärmbereich ist eine **Erstuntersuchung** vorgesehen. Neben einer allgemeinen Untersuchung ist der **Siebtest** (Hörtest für Luftleitung mit den Testfrequenzen 1 000 – 6 000 Hz) gefordert.

Eine **Ergänzungsuntersuchung** ist erforderlich, wenn im Siebtest auf mindestens einem Ohr ein Hörverlust von mehr als 30 dB (bei Berücksichtigung des Altershörverlustes) vorliegt oder bestimmte Erkrankungen oder Störungen des Gehörs diese notwendig machen.

Die Ergänzungsuntersuchung besteht neben der Erhebung einer gezielten Anamnese in einer schwellenaudiometrischen Untersuchung für Luft- und Knochenleitung mit den Frequenzen 500 – 8 000 Hz, einer otoskopischen Untersuchung und der Durchführung des Weber-Testes. Überschwellige Prüfmethoden, z. B. der SISI-Test können bei differentialdiagnostischen Schwierigkeiten nach ärztlichem Ermessen hinzugezogen werden.

Die **erste Nachuntersuchung** ist innerhalb eines Jahres während der Tätigkeit in einem Lärmbereich, **weitere Nachuntersuchungen** sind in Abständen von maximal 3 Jahren fällig. Zur Anwendung kommt auch hier der Siebtest. Eine **Ergänzungsuntersuchung** wird erforderlich, wenn im Siebtest gegenüber der letzten Hörprüfung auf mindestens einem Ohr eine Hörverschlechterung in den Frequenzen 2 000, 3 000 und 4 000 Hz im Mittel um mehr als 10 dB festgestellt wurde, der altersbezogene Hörverlust bestimmte Grenzwerte erreicht oder bestimmte Erkrankungen bzw. Störungen des Gehörs vorliegen.

Der Umfang der Ergänzungsuntersuchung ist der gleiche wie der der Ergänzungsuntersuchung im Rahmen der Erstuntersuchung.

Therapie: Eine ursächliche Behandlung ist nicht bekannt.

Literatur:

SCHULZE, H.: ,,Lärm" in Reichel: Grundlagen der Arbeitsmedizin, Verlag W. Kohlhammer, Stuttgart 1985, S. 171 – 189

VI – 2.2401
Grauer Star durch Wärmestrahlung

Der graue Star ist eine relativ häufige, in der Regel jedoch nicht beruflich verursachte Augenerkrankung, vornehmlich des höheren Lebensalters, der pathologisch-anatomisch durch einen Katarakt charakterisiert ist.

Er führt je nach Fortschreiten der Linsentrübung zu einer mehr oder minder starken Beeinträchtigung des Sehvermögens bzw. Sehstörungen, die dieser Augenkrankheit den Namen gegeben haben: Die Krankheitsbezeichnung ,,Star" wird abgeleitet vom Althochdeutschen ,,staren" = starren.

Der graue Star trägt die Merkmale einer arbeitsbedingten Erkrankung dann, wenn er durch besondere Einwirkungen im Erwerbsleben ausgelöst wird.

Die geringe Zahl der Berufskrankheitenfälle ist in erster Linie ein Erfolg von Arbeitsschutzmaßnahmen. Der graue Star ist keine schicksalhaft auftretende und unabwendbare arbeitsbedingte Erkrankung:

Jahr	Angezeigte Krankheiten	Erstmals entschädigte Fälle
1985	10	0
1986	23	0
1987	16	3
1988	15	2
1989	15	5
1990	14	0
1991	14	1
1992	19	1

Das Risiko der Entstehung dieser seltenen Berufskrankheit (jährlich werden lediglich einige Fälle den Trägern der gesetzlichen Unfallversicherung angezeigt), die auch als Strahlenstar, Infrarotstar, Feuerstar, Wärmestar oder Glasbläserstar bekannt ist, besteht überall dort, wo Arbeitnehmer einer Infrarotstrahlung ausgesetzt sind. (Die Linsentrübung nach Einwirkung von ionisierenden Strahlen, insbesondere Neutronenstrahlung, zählt zu den beruflichen Schäden entsprechend der Berufskrankheit Nr. 2402 ,,Erkrankung durch ionisierende Strahlen").

Bei der Wärmestrahlung hellrot-, gelb- und weißglühender Glas-, Metall- oder Mineralschmelzen werden diese Wellenstrahlen (mit Wellenlängen von etwa 750 bis 2 400 nm) frei, die außerhalb des sichtbaren Lichtspektrums – im Infrarotbereich – gelegen sind.

Einwirkungsmöglichkeiten sind vor allem in Glashütten, Eisenhütten, Stahlwerken, Metallschmelzereien und in Karbidfabriken gegeben, wo Arbeitnehmer mit glühendem Metall, Glas oder Mineralschmelzen Umgang haben. Die Gefahr einer Linsen-

Grauer Star   **Berufskrankheiten**
VI – 2.2401

schädigung durch Wärmestrahlung ist um so größer, je näher der Exponierte an die strahlende Masse herankommt bzw. je ausgedehnter die strahlende Fläche ist.

Die Berufskrankheit beginnt oft einseitig. Das der glühenden Schmelze zugewandte Auge (beim Rechtshänder das linke Auge) ist z. B. beim Glasbläser meist zuerst befallen. Dies hängt mit dem Umstand zusammen, daß der Glasmacher bei seiner Arbeit schräg zur Glasbläserpfeife steht. Die **Schädigung der Linse** nimmt ihren Anfang gewöhnlich am hinteren Pol; es bilden sich Blasen (Vakuolen) und Trübungen innerhalb des Pupillenbereiches. Ebenso kann es zu Abspaltungen oberflächlicher Schichten der vorderen Linsenkapsel kommen. Hat die Linsentrübung einen bestimmten Grad erreicht, ist eine Einbuße des Sehvermögens subjektiv und objektiv feststellbar. Das Endstadium dieser Berufskrankheit unterscheidet sich grundsätzlich nicht vom sogenannten Altersstar.

Die **Diagnose** kann durch Untersuchung bei fokaler Beleuchtung der Linse mit der Spaltlampe relativ einfach gestellt werden. Im Frühstadium der Erkrankung sind speichenförmige **gräuliche Trübungen** (Grauer Star), zunächst mehr peripher, zu erkennen.

Andere Formen des Stars (Star infolge einer Augenverletzung, Altersstar, Star als Folge einer Diabeteserkrankung usw.) müssen ausgeschlossen werden. Sehr bedeutsam für die Anerkennung als Berufskrankheit ist die **Arbeitsanamnese.** Eine Exposition durch Wärmestrahlung kann u. a. bei folgenden beruflichen Tätigkeiten unterstellt werden: Glasmacher, Glasbläser, Arbeiter in Glashütten, Arbeiter in Eisenhütten, Walzwerksarbeiter, Arbeiter bei der Stahlerzeugung, Hochofenarbeiter, Arbeiter in der Weißblechindustrie, Arbeiter in Karbidfabriken und Schmieden.

Dem grauen Star durch Wärmestrahlung geht regelmäßig eine relativ lange Expositionszeit voraus, meist mehr als 10 Jahre Tätigkeit mit einer beruflichen Einwirkung von Infrarotstrahlung.

Eine oft zur Beobachtung kommende bräunlich-rote Verfärbung der Gesichtshaut mit einer Erweiterung kleiner Blutgefäße kann bei der Diagnostik dieser Berufskrankheit mit herangezogen werden.

Die **Prävention** der Berufskrankheit kann ergonomisch erzielt werden: Die wärmestrahlenden Feuerstellen sind abzublenden; wo dies betriebstechnisch nicht möglich ist, muß durch geeignete passive Schutzmaßnahmen die krankheitsauslösende infrarote Strahlung zurückgehalten werden, z. B. mit Hilfe sog. Ofenschaugläser, Augenschutzbrillen, -schilden und -schirmen.

Therapie: Wird bei einem Exponierten diese Augenerkrankung erkannt, sollte von arbeitsmedizinischer Seite ein Arbeitsplatzwechsel veranlaßt und eine augenfachärztliche Untersuchung veranlaßt werden. Die Behandlung des Grauen Stars durch Wärmestrahlung entspricht der anderer Kataraktformen.

Literatur: VALENTIN, et. al.: Arbeitsmedizin 3. Aufl., Thieme Verlag, Stuttgart 1985

VI – 2.2402
Erkrankungen durch ionisierende Strahlen

Als ionisierende Strahlen werden energiereiche Wellen- bzw. Teilchenstrahlungen bezeichnet, die beim Durchgang durch Materie die Atome ionisieren, d. h. Elektronen aus dem Atomverband abtrennen können. Zu den Wellenstrahlen rechnet man die Röntgenstrahlen und die Gamma-Strahlen radioaktiver Stoffe. Röntgenstrahlen unterscheiden sich von den Gamma-Strahlen durch ihre Entstehung, sie werden durch Abbremsung beschleunigter Elektronen in der Anode erzeugt. Teilchenstrahlen sind Neutronen, Protonen, Elektronen usw.

Die ionisierenden Strahlen lösen beim Auftreffen auf Materie physikalisch chemische Reaktionen aus. Im lebenden Gewebe kommt es dabei zu Störungen der Zelltätigkeit sowie zum Zelluntergang (biologische Wirkung der ionisierenden Strahlung). Die von außen einwirkende Strahlung übt die gleiche Wirkung aus wie die Strahlen radioaktiver Stoffe, die im Körper einverleibt (inkorporiert) sind.

Das **Ausmaß der biologischen Wirkung** (der Schädigung des Organismus) ist u. a. abhängig von

– Dosis
– Strahlenart
– Dosisleistung (zeitliche Verteilung der Dosis)
– räumliche Verteilung der Dosis (Ganzkörper oder Lokalbestrahlung)
– Alter, Geschlecht, Gesundheitszustand und Ernährungszustand der exponierten Personen
– Strahlenempfindlichkeit der exponierten Gewebe.

Quellen ionisierender Strahlung sind Röntgenanlagen in Medizin und Technik, Beschleunigeranlagen in Medizin, Technik und Forschung, natürliche und künstliche, offene oder umschlossene radioaktive Stoffe sowie Störstrahler (Anlagen, Geräte oder Vorrichtungen, in denen Röntgenstrahlen erzeugt werden, ohne daß sie zu diesem Zweck betrieben werden, z. B. Farbfernseher).

Die Berufskrankheiten-Statistik weist folgendes Bild auf (Tabelle: Unfallverhütungsberichte der Bundesregierung).

Ionisierende Strahlen **Berufskrankheiten**
VI – 2.2402

Jahr	Angezeigte Krankheiten	Erstmals entschädigte Fälle
1985	24	5
1986	181	2
1987	46	4
1988	55	1
1989	72	6
1990	60	3
1991	59	4
1992	251	12

Einwirkungsmöglichkeiten bestehen u. a. bei der zerstörungsfreien Materialprüfung mit ionisierenden Strahlen, der medizinischen Röntgendiagnostik und -therapie, bei röntgenologischen Untersuchungsverfahren in Forschung, Technik und Wissenschaft, nuklearmedizinischen Untersuchungs- und Behandlungsverfahren, medizinischer Strahlentherapie mit Gammatronen und Beschleunigeranlagen, beim Betrieb von Beschleunigeranlagen in der Forschung, bei der Gewinnung, Verarbeitung und Lagerung radioaktiver Stoffe, in Forschungsreaktoren und Kernkraftwerken, soweit die beruflich exponierten Personen in Kontroll- oder Sperrbereichen tätig werden.

Strahlenschäden können akut nach einer einmaligen großen Strahlendosis als Ganzkörper- bzw. Teilkörperbestrahlung entstehen. Eine Schwellendosis ist nicht bekannt.

Im Vordergrund der Schäden der **akuten Strahlenkrankheit nach Ganzkörperbestrahlung** stehen Störungen der Blutbildungsstätten sowie allgemeine Krankheitserscheinungen wie Kopfschmerz, Übelkeit, Brechreiz, Abgeschlagenheit und Appetitmangel. Blutungen in Haut und Schleimhäuten sowie Durchfälle sind häufig auftretende Krankheitserscheinungen bei akutem Strahlenschaden.

Der **akute lokale Strahlenschaden** kann sich an der Haut und Schleimhaut als Erythem, unter Umständen mit Bildung von Nekrosen und am Auge als entzündliche Veränderungen der Bindehaut sowie an den Keimdrüsen mit zeitweiliger Sterilität auswirken.

Chronische Strahlenschäden machen sich an der Haut als Atrophien, Haarausfall, Wachstumsstörungen der Nägel, Pigmentverschiebungen sowie Ekzeme und Geschwürbildungen, aber auch Karzinome bemerkbar. An den Augen kann es zu Linsentrübungen kommen.

Als **Strahlenspätschäden** nach akuter und chronischer Bestrahlung sind Leukämien und bösartige Tumoren nach einer Latenzzeit von etwa 20 – 40 Jahren bekannt.

Die Einheiten für Radioaktivität ,,Curie'' (Ci) und Äquivalentdosis (Rem) sind jetzt als SI-Einheiten ,,Becquerel'' (Bq) und ,,Sievert'' (Sv) international definiert. Die

Berufskrankheiten **Ionisierende Strahlen**

Relationen zwischen den alten und den neuen Einheiten ergeben sich aus der folgenden Tabelle:

1 Becquerel (Bq)	$2,7 \cdot 10^{-11}$ Curie (Ci) 27 Picocurie (pCi)
1 Millibecquerel (mBq)	$2,7 \cdot 10^{-14}$ Curie (Ci) 27 Femtocurie (fCi)
1 Microbecquerel (μBq)	$2,7 \cdot 10^{-17}$ Curie (Ci) 27 Attocurie (aCi)
1 Sievert (Sv)	100 Rem (rem)
1 Millisievert (mSv)	0,1 Rem (rem) 100 Millirem (mrem)
1 Mikrosievert (μSv)	10^{-4} Rem (rem) 0,1 Millirem (mrem)

Die **Prävention** dieser Berufskrankheit ist durch strikte Einhaltung der Schutzvorschriften (Tragen von Schutzkleidung, Benutzung der Schutzeinrichtungen, Abschirmungen, Dauereinrichtungen etc.), Überwachung der Ortsdosis und Ortsdosisleistung bzw. Personendosis sowie Ärztliche Überwachung beruflich strahlenexponierter Personen gemäß der Strahlenschutzverordnung und Röntgenverordnung zu erreichen.

Arbeitsmedizinische Vorsorgeuntersuchungen sind gem. der Strahlenschutz- und der Röntgenverordnung für beruflich exponierte Personen der Kategorie A Pflicht.

Eine **Erstuntersuchung** vor Aufnahme einer Tätigkeit in einem Kontroll- oder Sperrbereich sowie **Nachuntersuchungen** während dieser Tätigkeit nach Ablauf eines Jahres sind vorgeschrieben.

Therapie: Symptomatische Behandlung, u. U. Knochenmarktransplantation.

Literatur:

KRAMER/ZERLETT: Deutsches Strahlenschutzrecht, Bd. 1 Strahlenschutzverordnung 3. Aufl. 1990, Bd. 2 Röntgenverordnung 3. Aufl. 1991, Bd. 3 Strahlenschutzregisterordnung 1991, Verlag W. Kohlhammer, Stuttgart

VI – 2.3101
Infektionskrankheiten, wenn der Versicherte im Gesundheitsdienst, in der Wohlfahrtspflege oder in einem Laboratorium tätig oder durch eine andere Tätigkeit der Infektionsgefahr in ähnlichem Maße besonders ausgesetzt war

Infektionskrankheiten gelten als Berufskrankheiten im Sinne der Berufskrankheiten-Verordnung (BeKV), wenn sie bei Personen oder Personengruppen auftreten, die durch ihre Arbeit in erheblich höherem Grade als die übrige Bevölkerung einer Infektionsgefahr und zwar durch Übertragung der Krankheitserreger direkt oder indirekt von Mensch zu Mensch ausgesetzt sind.
Die Berufskrankheiten-Statistik (Unfallverhütungsberichte der Bundesregierung) zeigt in der Zeit von 1985 – 1992 einen Anstieg der angezeigten und Rückgang der entschädigten Fälle:

Jahr	Angezeigte Krankheiten	Erstmals entschädigte Fälle
1985	1684	464
1986	1515	327
1987	1431	218
1988	1491	218
1989	1501	227
1990	1926	184
1991	1653	160
1992	2749	180

Ein erhöhtes Infektionsrisiko ist im allgemeinen bei Tätigkeiten in Einrichtungen des Gesundheitsdienstes zu unterstellen. Dies trifft insbesondere zu für Tätigkeiten in Krankenhäusern, Kliniken, Zahnkliniken, Polikliniken, Heil- und Pflegeanstalten, Entbindungskliniken, Kursanatorien, ärztlichen und zahnärztlichen Praxen sowie alle Einrichtungen des öffentlichen, karitativen und betrieblichen Gesundheitsdienstes, wie medizinische Untersuchungs- und Beratungsstellen, sozialmedizinische Dienste der Krankenkassen und Knappschaft sowie medizinische Laboratorien. Ebenso muß das Personal im Rettungs- und Krankentransportwesen zu den Gefährdeten gerechnet werden.
Auch Laboratorien für Zahntechnik gehören zu den Einrichtungen im Gesundheitsdienst.

Der **exponierte Personenkreis** setzt sich also im wesentlichen aus den Beschäftigten zusammen, zu deren beruflicher Aufgabe es gehört, Menschen ambulant oder stationär gesundheitlich zu untersuchen, behandeln, betreuen oder pflegen bzw. Körpergewebe und -stoffe sowie Sekrete, Körperflüssigkeiten und -ausscheidungen vom lebenden und toten Menschen zu untersuchen oder Arbeiten mit Krankheitserregern auszuführen. In Ausnahmefällen können auch Personen betroffen sein, die einer erhöhten Infektionsgefahr ausgesetzt sind, obwohl sie im eigentlichen Sinne nicht dem Gesundheitsdienst angehören, z. B. Raumpflegepersonal in Kliniken oder Spülfrauen im medizinischen Labor. Bei Forstarbeitern besteht ein erhöhtes Infektionsrisiko gegenüber FSME und Lyme-Borreliose.

Als Infektionskrankheiten werden die Erkrankungen bezeichnet, die durch Viren, Rickettsien, Bakterien, Protozoen und Pilze verursacht werden:

A. Infektionskrankheiten, verursacht durch Viren

Coxsackie-Viruskrankheit
Denguefieber
Encephalitis, virusbedingt
Frühsommer-Meningoenzephalitis*)
Erworbenes Immundefektsyndrom (AIDS), HIV
Gelbfieber
Grippe (Virusgrippe)
Hepatitis-Formen
Herpes zoster (Gürtelrose)
Kerato-Konjunctivitis epidemica
Lymphogranuloma inguinale
Lyssa (Tollwut)
Masern
Molluscum contagiosum
Mononukleose (Pfeiffersches Drüsenfieber)
Mumps
Ornithose (Psittacose und andere Formen)
Pappatacifieber
Pneumonie (Viruspneumonie)
Pocken (Variola)
Poliomyelitis
Röteln
Trachom
Windpocken (Varizellen)

---

*) Forstarbeiter sind in einem höherem Maße einer Infektionsgefahr ausgesetzt (Übertragung durch Zecken)

Berufskrankheiten   **Infektionskrankheiten**

B. Infektionskrankheiten, verursacht durch Rickettsien

Fleckfieber (einschl. murines und sonstige Fleckfieber)
Q-Fieber
Rickettsienpocken
Wolhynisches Fieber (5-Tage-Fieber)
Zeckenbißfieber

C. Infektionskrankheiten, verursacht durch Bakterien

Brucellosen (Bangsche Krankheit, Maltafieber)
Cholera
Coli-Dyspepsie
Diphterie
Erysipel
Frambösie
Gasbrand
Gonorrhoe
Lepra
Leptospirosen (Weilsche Krankheit, Feld-, Canciolafieber u. a.).
Listeriose
Lues (Syphilis)
Lyme-Borreliose*)
Meningokokken-Meningitis
Milzbrand
Pertussis (Keuchhusten)
Pest
Pneumonie, bakterielle
Pseudotuberkulose
Rattenbißfieber
Rotz
Rückfallfieber
Ruhr (Bakterienruhr, Shigellosen)
Salmonellosen
Scharlach
Sepsis
Tetanus
Tuberkulose
Tularämie
Typhus abdominalis
Ulcus molle

---

*) Forstarbeiter sind in einem höherem Maße einer Infektionsgefahr ausgesetzt (Übertragung durch Zecken)

Infektionskrankheiten
VI – 2.3101   **Berufskrankheiten**

D. Infektionskrankheiten, verursacht durch Protozoen und Pilze

Amöbiasis (Amöbenruhr)
Balantidienruhr
Leishmaniasis (Kala Azar, Orientbeule)
Malaria
Toxoplasmose
Trichomoniasis
Trypanosomiasis (Schlafkrankheit, Chagaskrankheit)
Mikrosporie

Die Krankheitserreger können über die unverletzte wie verletzte Haut oder Schleimhaut unter Durchbrechung der Epithel- bzw. Endothelschranke in den Organismus eindringen und sich hier vermehren. Eintrittspforten sind u. a. der Mund und die Atemwege.
Entsprechend ihrer spezifischen pathogenen Eigenschaften (Virulenz und Anzahl) rufen sie typische, medizinisch klar umrissene Krankheitsbilder hervor oder verursachen latente Infektionen, die meist nur klinisch-chemisch, virologisch oder bakteriologisch nachweisbar sind.

Als **Infektionsquellen** kommen vor allen Dingen Personen mit manifesten und latenten Infektionskrankheiten sowie mit lebenden Erregern geimpfte Personen in Betracht. Außerdem rechnen zu den Infektionsquellen Körperausscheidungen, Sekrete, Körperflüssigkeiten von lebenden und toten Menschen sowie Kulturen von Krankheitserregern. Die Übertragung kann auch über blutsaugende Arthropoden, z. B. Malaria, Lyme-Borreliose u. FSME, erfolgen.

Die **Virus-Hepatitis** steht gegenwärtig mit Abstand weit an erster Stelle aller arbeitsbedingten Infektionskrankheiten. Sie hat die bisher bedeutendste beruflich verursachte Infektionskrankheit, nämlich die Tuberkulose, von diesem Platz verdrängt. Bezogen auf 10 000 Beschäftigte im Gesundheitsdienst, so beobachtete Clauss (Berufsgenossenschaft für Gesundheitsdienst und Wohlfahrtspflege), wurden bei 95 Medizinisch-Technischen Assistentinnen bzw. im medizinischen Labor Beschäftigten, bei 38 Ärzten und Medizinassistenten, bei 33 Krankenpflegern (-pflegerinnen) und bei 5 Masseuren und Krankengymnasten eine Hepatitis-Erkrankung registriert. Die allgemeine Bevölkerung war im Vergleich dazu mit 3,5 Personen pro 10 000 Einwohner und Jahr betroffen.
Mit dem größten Hepatitis-Risiko ist also das Personal im medizinischen Labor behaftet. Die Exposition geht hauptsächlich von infiziertem Blut und Exkrementen aus. Die größte Bedeutung haben die Viren folgender Hepatitis-Formen:

– Virus-A-Hepatitis (Übertragung in der Regel parenteral)
– Virus-B-Hepatitis (Übertragung parenteral oder sexuell)

- NANB-Hepatitis (Hepatitis C bzw. E) Übertragung parenteral bzw. enteral
- Virus-D-Hepatitis (Übertragung parenteral oder sexuell)

Grundsätzlich kann bei Personen im Gesundheitsdienst eine dieser Virus-Hepatitiden auftreten.

Die **Hepatitis A** (Inkubationszeit 14 – 45 Tage) heilt meist ohne Folgen aus; sie verläuft in der Regel mild, nicht chronisch. Sie wird auch als sogenannte Reisehepatitis bezeichnet, weil die Infektion zu einem großen Teil bei Auslandsreisen erfolgt. Etwa 20 % der Virus-Hepatitiden entfallen auf die Hepatitis A. Schon drei Wochen nach Ausbruch der Erkrankung besteht bei dieser Hepatitisform keine Infektiösität der Patienten mehr.

Die **Hepatitis B** (Inkubationszeit 30 – 180 Tage), ist in ihrem Verlauf mit einem Anteil von etwa 50 % an allen akuten Hepatitisfällen beteiligt.

Etwa 5 – 10 % gehen in chronische Verlaufsformen über.

Bei der **Hepatitis NANB** (Inkubationszeiten: Hepatitis C 15 – 160 Tage, Hepatitis E 20 – 70 Tage) muß bei der Hepatitis C in 50 % der Fälle mit einem chronischen Verlauf gerechnet werden; bei der Hepatitis E ist eine chronische Verlaufsform nicht bekannt. Die Erkrankung beider Formen verläuft oft mild.

Die **Hepatitis D** (Inkubationszeit: 30 – 180 Tage) weist oft einen schweren Verlauf auf, sie geht in mehr als 10 % der Fälle in eine chronische Form über.

Bei der *Anerkennung einer Hepatitis* als Berufskrankheit muß bei Vorhandensein einer Virus-A-Hepatitis die Infektionsquelle *wahrscheinlich gemacht werden können*. Hierbei ist besonders die relativ kurze Inkubationszeit von höchstens sechs Wochen zu berücksichtigen.

Für die Virus-B-Hepatitis und die Hepatitis NANB reicht die Feststellung, daß der Erkrankte innerhalb des Gesundheitsdienstes in besonders exponierten Arbeitsbereichen, z. B. medizinisch-klinisches Labor, beschäftigt war und außerbetriebliche Infektionsquellen ausgeschlossen wurden, nicht aus.

Als *vorbeugende Maßnahme* ist an erster Stelle die strikte Einhaltung hygienischer Maßnahmen zu nennen. Beim Umgang mit medizinischem Instrumentarium, das mit Patientenblut kontaminiert ist, ist strengstens darauf zu achten, daß ein Hautkontakt vermieden wird (Tragen von Schutzhandschuhen). Blutkontaminierte Injektionskanülen und anderes kontaminiertes medizinisches Gerät muß sicher entsorgt werden. Beim Pipettieren von Blutproben und anderen Körperflüssigkeiten sollten in jedem Falle Pipettierhilfen, die einen direkten Kontakt zur Haut und dem Mund unmöglich machen, benutzt werden. Stichverletzungen durch Injektionsnadeln müssen ausgeschlossen werden. (Die sogenannten Präventivmaßnahmen sind ebenso zu beachten bei der Untersuchung von biologischem Material von **AIDS-Erkrankten bzw. HIV-positiven Patienten**).

Infektionskrankheiten
VI – 2.3101

Die Zahl der Erkrankungen an **Tuberkulose,** insbesondere die Lungentuberkulose mit ihren zahlreichen klinischen Erscheinungsformen, zeigt im Gegensatz zur Virushepatitis einen beträchtlichen Rückgang, der in erster Linie auf die erfolgreiche Chemotherapie dieser Infektionskrankheit und die chirurgischen Behandlungsmöglichkeiten zurückzuführen ist. Die Anzahl der Infizierten nimmt weiter ab, die Infektionsmöglichkeiten werden somit geringer.

Die **Feststellung einer Infektionskrankheit** bei beruflich exponierten Personen ganz allgemein berechtigt alleine nicht zu der Annahme, daß ein Zusammenhang zwischen Arbeit und der Erkrankung besteht. Die bloße Möglichkeit eines ursächlichen Zusammenhangs genügt nicht.

Die **Anerkennung als Berufskrankheit** hängt von mehreren Bedingungen ab. Die Infektionsquelle muß ermittelt, die Erkrankung bakteriologisch bzw. serologisch nachgewiesen werden, und schließlich muß ein zeitlicher Zusammenhang zwischen Infektion und Ausbruch der Erkrankung bei Berücksichtigung der Inkubationszeiten gegeben sein. Handelt es sich um eine weitverbreitete endemisch oder epidemisch auftretende Infektionskrankheit, z. B. Virusgrippe, muß bei einer Anerkennung als Berufskrankheit das berufsbedingte Infektionsrisiko gegenüber einer nichtberufsbedingten Infektionsgefährdung deutlich höher einzustufen sein.

Kann im Falle einer Erkrankung die Infektionsquelle nicht festgestellt werden, wie dies in der Regel in medizinischen Laboratorien, auf Stationen für Infektionskrankheiten, innere Krankheiten und Kinderkrankheiten anzunehmen ist, kann davon ausgegangen werden, daß die hier tätigen Ärzte und das Pflegepersonal ständig in sehr starkem Maße einer Infektionsgefahr ausgesetzt sind und somit die Voraussetzung zur Anerkennung einer arbeitsbedingten Infektionskrankheit besteht.

Die **Prävention** dieser Infektionskrankheiten setzt die Einhaltung allgemeiner und im individuellen Fall besondere Hygiene-Vorschriften voraus. Für eine Vielzahl von Infektionskrankheiten stehen Impfverfahren zur Verfügung. Beschäftigungsverbote bestehen bei Tätigkeiten mit *häufigem* Kontakt mit Tuberkuloseerregern bzw. bei Kontakt mit Hepatitis-Viren für Jugendliche sowie für werdende und stillende Mütter. Nach der Unfallverhütungsvorschrift ,,Gesundheitsdienst" (VBG 103) ist das Hepatitis-B-infektionsgefährdete Personal zu immunisieren.

Arbeitsmedizinisch sind gemäß den Unfallverhütungsvorschriften ,,Allgemeine Vorschriften (VBG 1) und ,,Gesundheitsdienst" (VBG 103) sowie dem Berufsgenossenschaftlichen Grundsatz G 42 ,,Infektionskrankheiten", Teil 1 ,,Tuberkuloseerreger", Teil 2 ,,Hepatitis-A-Viren (HAV)" und Teil 3 ,,Hepatitis-B-Viren (HBV)" eine **Erstuntersuchung** vor Aufnahme der Tätigkeit mit gelegentlichem oder häufigem Kontakt mit Tuberkuloseerregern, Hepatitis-A- bzw. B-Viren und **Nachuntersuchungen** während der Tätigkeit vorzunehmen. Bei Personen, die gelegentlich Kontakt mit Krankheitserregern haben, sind die ersten Nachuntersuchungen nach 12 Monaten, weitere Nachuntersuchungen im Zeitraum von 12 – 36 Monaten durchzuführen. Bei häufigem Kontakt mit Krankheitserregern sind die Fristen für die Nachuntersuchungen grundsätzlich auf 12 Monate festgelegt. **Nachgehende Untersuchungen** werden bei Beschäftigten ohne nachgewiesenen Immunschutz, die häufigen Kontakt mit Hepatitis-B-Viren hatten, empfohlen. Im Rahmen der Erstuntersuchung ist bei bisher nicht geimpften Personen Anti-HBc zu untersuchen. Wurde Anti-HBc nachgewiesen, muß weiter differenziert werden: HBsAg, Anti-HBs und Anti-HBsIGM; bei positivem HBsAg-Befund auch HBeAG und Anti-HBc sowie SGPT. Bei geimpften Personen ist Anti-BHs qualitativ und quantitativ zu bestimmen.

Die Unfallverhütungsvorschrift ,,Gesundheitsdienst'' (VBG 103) spricht ausdrücklich auch Unternehmen an, die bestimmungsgemäß Rettungs- und Krankentransporte durchführen. In der Durchführungsanweisung werden darüber hinaus betriebsärztliche Dienste in den Geltungsbereich der Unfallverhütungsvorschrift einbezogen.

Therapie: Die Behandlung richtet sich nach der jeweiligen Erkrankung.

Literatur:

CLASSEN/DIEHL/KOCHSIEK: Innere Medizin. G. Hess: Akute Virushepatitis, Urban und Schwarzenberg, München-Wien-Baltimore 1991

VI – 2.3102
Von Tieren auf Menschen übertragbare Krankheiten

Eine nicht geringe Anzahl von Infektionskrankheiten, die im allgemeinen als Tierseuchen auftreten und vorwiegend den Veterinärmediziner in seiner Praxis beschäftigen, weisen beim Menschen das gleiche epidemiologische Verhalten auf, wie wir es von den übertragbaren Erkrankungen her kennen.
Dies bedeutet, daß an sich typische Krankheiten der Tiere durchaus auf den Menschen übertragen werden können.

Diese Infektionskrankheiten der Tiere – in unseren Breiten insbesondere Haustiere – werden auch als **Zoonosen** bezeichnet. Von **Zooanthroponosen** spricht man, wenn es sich um Erkrankungen handelt, die von infizierten Tieren auf den Menschen übertragen wurden. Sie tragen dann die Merkmale von Berufskrankheiten, wenn sie durch die berufliche Beschäftigung verursacht werden.
Die Berufskrankheiten-Statistik der Bundesrepublik weist das folgende Bild aus (Unfallverhütungsberichte der Bundesregierung):

Jahr	Angezeigte Fälle	Erstmals entschädigte Fälle
1985	1183	28
1986	1344	15
1987	839	18
1988	927	19
1989	770	32
1990	568	27
1991	444	23
1992	609	29

Selbstverständlich können auch nicht beruflich belastete Personen von Zoonosen befallen werden, wenn sie Kontakt mit erkrankten Tieren gehabt haben.
Naturgemäß sind Personen, die mit der Tierpflege und Tierhaltung beruflich befaßt sind, besonders gefährdet, z. B. Tierzüchter, Tierpfleger, Viehwärter, Schäfer, landwirtschaftliche Arbeiter und Landwirte. Nicht geringer ist das Risiko, sich eine Zoonose zuzuziehen bei dem Personenkreis, der beruflich mit Tieren, tierischen Erzeugnissen oder Ausscheidungen umgehen muß, z. B. Tierärzte, tierärztliche Sprechstundenhilfen, technische Assistenten in veterinärmedizinischen Untersuchungsstellen, Metzger, landwirtschaftliche Arbeiter, Landwirte, Melker, Milchprüfer, Molkereiarbeiter, Fleischbeschauer, Jäger, Forstbedienstete, Wildbrethändler, Köche, Schlächter und Abdecker.
Betroffen sind auch die Beschäftigten, die beruflich mit Behältnissen umgehen, welche infizierte Tiere oder infiziertes tierisches Material enthalten.

Sofern diese Infektionskrankheiten bei Personen auftreten, die im Gesundheitsdienst oder in einem medizinischen Laboratorium tätig sind und Patienten mit Zooanthroponosen behandelt, gepflegt oder untersucht haben oder mit deren Exkrementen, Ausscheidungen und Untersuchungsmaterial umgegangen sind, fallen diese Erkrankungen unter die Berufskrankheit Nr. 3101: ,,Infektionskrankheiten, wenn der Versicherte im Gesundheitsdienst, in der Wohlfahrtspflege oder in einem Laboratorium tätig oder durch eine Tätigkeit der Infektionsgefahr in ähnlichem Maß besonders ausgesetzt war.''

Infektionsquellen

Die Krankheitserreger können im Rahmen der beruflichen Tätigkeit von infizierten Tieren oder/und tierischem Material über die Haut und Schleimhäute in den menschlichen Organismus gelangen, z. B. durch Bisse, infolge von Verletzungen und besonders bei ungenügender Hygiene über eine Schmierinfektion. Auch durch Inhalation infektiösen Staubes und über den Magen-Darm-Kanal, z. B. durch Trinken infizierter Milch oder bei der Nahrungsaufnahme mit kontaminierten Händen, kann eine Infektion beim Menschen erfolgen. Bei den von Tieren auf Menschen übertragbaren Krankheiten handelt es sich weitgehend um Infektionskrankheiten bzw. Parasitosen. Sie werden durch Bakterien, Leptospiren, Viren, Rickettsien, Pilze, Protozoen, Zestoden (Bandwürmer) und andere Krankheitserreger verursacht.

Folgende Zoonosen sind arbeitsmedizinisch besonders bedeutsam (in Klammern die wichtigsten Überträger):

A. Durch Bakterien verursachte Krankheiten

1. Brucellosen:
   Bangsche Krankheit (Rinder)
   Maltafieber (Schafe, Ziegen)
   Schweinebrucellose (Schweine)
2. Tuberkulose
   (Rinder, Schweine, Ziegen, Hunde, Katzen, Geflügel)
3. Rotlauf
   (Haus- und Wildschweine, Geflügel)
4. Listeriose
   (Rinder, Schafe, Kaninchen)
5. Milzbrand
   (Rinder, Ziegen, Schafe, Pelztiere)
6. Tularaemie
   (Wildlebende Nagetiere)
7. Rattenbißkrankheit
   (Ratten)

Berufskrankheiten   **Zooanthroponosen**
                                                                                     VI – 2.3102

8. Rotz
   (Pferde, Esel und Maultiere)
9. Salmonelleninfektion
   (Infizierte Tiere oder klinisch gesunde Dauerausscheider)

B. Durch Leptospiren verursachte Krankheiten

1. Weilsche Krankheit
   (Ratte, Hund, Fuchs und Schwein)
2. Sog. Stuttgarter Hundeseuche – Canicola-Fieber (Hund)
3. Leptospirosen:
   Schlammfeld-Fieber, Sumpf-Fieber, Reisfeldfieber, Rohrzuckerfieber, Erbsenpflücker-Krankheit, Schweinehirtenkrankheit (Mäusearten, Schwein)

C. Durch Viren verursachte Krankheiten

1. Tollwut
   (Säugetiere, bes. Hunde, Füchse, Katzen, Rehe)
2. Psittakose
   (Vögel, insbes. Papageien, Wellensittiche, Tauben, Enten, Puten, Hühner)
3. Maul- und Klauenseuche
   (Rinder, Schweine, Schafe, Ziegen)
4. Pferdeenzephalomyelitiden
   (Pferde)
5. New-Castle-Krankheit – atypische Geflügelpest
   (Geflügel, bes. Hühner)

D. Durch Rickettsien verursachte Krankheiten

1. Q-Fieber (Rinder, Schweine, Ziegen)
2. Rocky-Mountains-Fieber (Wild, Nagetiere)

E. Erkrankungen durch Pilze

1. Favus (Infizierte Tiere)
2. Trichophytie (Infizierte Tiere)
3. Mikrosporie (Infizierte Tiere)

F. durch Protozoen verursachte Krankheiten

Toxoplasmose (Hunde, Haus-, Nutz- und Wildtiere, Nagetiere)

G. Parasitäre Erkrankungen durch Zestoden – Bandwürmer

Hundebandwurm (Hund, Katze, Fuchs)

Zooanthroponosen **Berufskrankheiten**
VI − 2.3102

H. Erkrankungen durch andere Krankheitserreger

1. Krätze, Räude (Infizierte Tiere)

2. Melkerknoten (Rinder)

Bei der **Anerkennung als Berufskrankheit** ist die Berücksichtigung der Arbeitsanamnese (zum Ausschluß nichtberuflich ausgelöster Zoonosen) von ganz besonderer Bedeutung; ferner ist der zeitliche Abstand zwischen einer Infektion und dem Ausbruch der Erkrankung (Inkubationszeit) zu beachten.

Der **Nachweis der einzelnen Krankheitserreger** ist, soweit dies möglich ist, zu führen. Dies gilt insbesondere bei der Diagnostik des Milzbrandes, der Tuberkulose, Bangschen Krankheit, des Maltafiebers und der Schweinebrucellose.

Zur Erkennung der Zooanthroponosen wird es in bestimmten Fällen erforderlich sein, auch Hautteste sowie Laboratoriumsuntersuchungen, wie Komplementbindungsreaktionen und andere serologische Verfahren, heranzuziehen. Mit Komplikationen und Dauerschäden sowie chronischem Verlauf einer Erkrankung ist u. a. bei der Tuberkulose, den Brucellosen sowie den durch Leptospiren verursachten Krankheiten (Leptospirosen) zu rechnen.

Bei Erkrankungen oder latenter Infektion Schwangerer mit Toxoplasmose oder Listeriose können die Krankheitserreger auf den Fötus übertragen werden. Früh- oder Totgeburten, aber auch Schädigung des Föten sind in diesen Fällen nicht selten. Die **Prävention** dieser entschädigungspflichtigen Berufskrankheiten hängt weitgehend von der Beachtung und Einhaltung allgemeiner und spezieller hygienischer Maßnahmen durch die exponierten Beschäftigten ab. Arbeitsmedizinisch sind entsprechend der Unfallverhütungsvorschrift „Gesundheitsdienst" (VBG 103) für die in tiermedizinischen Laboratorien tätigen Personen eine **Erstuntersuchung** vor Aufnahme der Tätigkeit mit einer beruflichen Einwirkung sowie **Nachuntersuchung** während dieser Tätigkeit im Zeitabstand von höchstens 12 Monaten im Sinne **arbeitsmedizinischer Vorsorgeuntersuchungen** vorgesehen.

Darüber hinaus sollte jedoch der gesamte Personenkreis, der dem Risiko eines Befalls mit einer Tierseuche ausgesetzt ist, auch wenn dies nicht ausdrücklich gefordert wird, vorsorglich regelmäßiger arbeitsmedizinischer Überwachung unterzogen werden. Für bestimmte Berufsgruppen, z. B. in der Nahrungsmittelbranche sind auch Erst- und Nachuntersuchungen gemäß dem Bundes-Seuchengesetz vorgeschrieben.

Therapie: Diese richtet sich nach der vorliegenden Erkrankung.

Literatur: VALENTIN: in Valentin et al. Arbeitsmedizin, 3. Aufl., Thieme Verlag, Stuttgart 1985

Berufskrankheiten **Wurmkrankheit der Bergleute**
VI – 2.3103

VI – 2.3103
Wurmkrankheit der Bergleute, verursacht durch Ankylostoma duodenale oder Strongyloides stercoralis

Zwei Darmparasiten (Hakenwürmer und Zwergfadenwürmer), Ankylostoma duodenale und Necator americanus sowie Strongyloides stercoralis, die vornehmlich in tropischen und subtropischen Breiten heimisch sind, finden in unseren Zonen im Untertagebergbau und Tunnelbau wegen des dort herrschenden Klimas mit relativ hoher Lufttemperatur optimale Lebensbedingungen vor.

Die Zahl der gemeldeten und entschädigten Erkrankungen ist wegen der verbesserten Arbeitsbedingungen vor Ort (eine gute Wetterführung im Untertagebau entzieht den Parasiten das für sie notwendige feuchtwarme Milieu) derart gesunken, daß die Wurmkrankheit der Bergleute in der Bundesrepublik Deutschland arbeitsmedizinisch praktisch bedeutungslos geworden ist. Die Berufskrankheiten-Statistik (Unfallverhütungsberichte der Bundesregierung) zeigt folgenden Verlauf:

Jahr	Angezeigte Fälle	Erstmals entschädigte Fälle
1985	1	0
1986	1	0
1987	4	0
1988	3	0
1989	2	0
1990	8	0
1991	3	0
1992	6	0

Der Hakenwurm **Ankylostoma duodenale** ist ein etwa 1 – 2 cm langer fadenförmiger Rundwurm von gelblich-weißer Farbe, der im Dünndarm des Menschen schmarotzend lebt. Ein Weibchen legt täglich einige tausend Eier, die mit dem Stuhl des Erkrankten ausgeschieden werden. Die hierdurch freiwerdenden Larven können die gesunde, unverletzte Haut befallen, diese durchbohren und in die Blut- und Lymphgefäße gelangen. Über diesem Wege erreichen sie die Lungenalveolen, passieren auch diese und wandern schließlich über die Atemwege bis über den Kehlkopf in den Rachen, wo sie dann verschluckt werden und über den Magen in den Dünndarm gelangen und hier ihr Larvenstadium ablegen und zum Hakenwurm werden. Die Larven können aber auch bei hygienisch schlechten Arbeitsbedingungen bei der Nahrungsmittelaufnahme über die mit Kot verunreinigten Hände in den Mund geraten und so ihren Weg direkt zum Dünndarm nehmen, wo sich ihre Entwicklung zum eigentlichen Hakenwurm vollendet.

Wurmkrankheit der Bergleute   **Berufskrankheiten**
VI – 2.3103

In der Schleimhaut des Dünndarms beißt sich der Parasit regelrecht fest, so daß es zu kleinsten Darmblutungen kommt, deren Krankheitswert von der Anzahl der insgesamt beherbergten Hakenwürmer abhängt.

Die Infektion kann auch über verseuchtes Trinkwasser erfolgen.

Der Erkrankte klagt zunächst über uncharakteristische Krankheitserscheinungen wie Magen- und Darmbeschwerden, Übelkeit, Erbrechen und eine Leistungseinbuße. Beim Auftreten von Blut im Stuhl wird bei der Kenntnis der Arbeitsanamnese der Verdacht einer parasitären Berufskrankheit auszusprechen sein. Infolge des ständigen, fast unmerklichen Blutabgangs mit dem Stuhl, ist die Entstehung einer Blutarmut (Blutungsanämie) gar nicht selten. Die dann vorherrschende allgemeine Blässe der Haut und Schleimhäute muß als äußeres Zeichen dieses Symptoms der Parasitose aufgefaßt werden.
Im Differentialblutbild findet man häufig, wie bei anderen Wurmkrankheiten, eine Eosinophilie.
Bei stärker ausgeprägter Anämie machen sich außerdem die allgemeinen Krankheitserscheinungen einer Blutarmut wie Herz- und Kreislaufbeschwerden, Mattigkeit usw. bemerkbar.

Der Darmparasit **Strongloides stercoralis** (Zwergfadenwurm) ist ein etwa 2 – 3 mm langer Wurm, der mit bloßem Auge kaum auszumachen ist. Er zeigt den gleichen Infektionsweg wie der Hakenwurm.
Der Parasit bohrt sich im Dünndarm zum Zwecke der Nahrungsaufnahme und der Eiablage in die Schleimhaut ein und verursacht dort Gewebszerstörungen. Die Larven, die sich noch im Darm aus den Eiern entwickeln, werden mit dem Stuhl ausgeschieden. Bei dem Befall mit diesem Darmparasiten kann es zu Oberbauchbeschwerden, kolikartigen Leibschmerzen und unter Umständen zu periodenweise auftretenden Diarrhoen kommen. Der Allgemeinzustand der Patienten ist oft deutlich reduziert. Sofern sich eine Anämie einstellt, ist diese jedoch nicht so ausgeprägt wie die beim Hakenwurmbefall.

Bei der Stellung der **Diagnose** einer Wurmkrankheit ist die Arbeitsanamnese mit besonderer Sorgfalt zu erheben. Auslandaufenthalte der Bergleute in subtropischen bzw. tropischen Regionen, wo diese Parasitosen heimisch sind, müssen berücksichtigt werden. Insbesondere sollte bei Gastarbeitern aus tropischen und subtropischen Ländern eine Stuhluntersuchung zum Ausschluß dieser Parasitosen vorgenommen werden.

Weiterhin ist zu beachten, daß die Lebensbedingungen dieser Parasiten unter Tage nicht überall zwangsläufig gegeben sind.
Bei Befall mit dem Hakenwurm ist der Nachweis ausgeschiedener Eier im Stuhl, bei der Parasitose mit Strongyloides stercoralis Larven im frischen Stuhl zu führen. Die bloße Behaftung von Untertagebergleuten mit diesen Darmparasiten kommt ei-

ner Anerkennung als Berufskrankheit nicht automatisch gleich, vielmehr setzt diese auch entsprechende Krankheitserscheinungen voraus.
Nach einer Wurmabtreibung mit geeigneten Mitteln heilen die Erkrankungen in der Regel folgenlos aus.

Die **Prävention** dieser nur noch vereinzelt auftretenden Berufskrankheit setzt eine einwandfreie Fäkalhygiene voraus.

Bei der **Erstuntersuchung** (sog. Anlegeuntersuchung) vor Aufnahme einer Tätigkeit im untertägigen Bergbau gem. der Gesundheitsschutz-Bergverordnung (GBergV) ist darauf zu achten, daß nur wurmfreie Bergleute unter Tage beschäftigt werden. Mit diesen Parasiten befallene Bergleute sollten bis zur Ausheilung der Berufskrankheit aus der Beschäftigung unter Tage herausgenommen werden, damit eine Weiterverbreitung der Wurmeier bzw. -larven unmöglich gemacht wird.

Therapie: Die Hakenwurmkrankheit kann wirksam mit *Mebendazol*, die Strongyloidose mit dem Breitband-Wurmmittel *Minzolum* behandelt werden.

Literatur:

HERNBOSTEL/KAUFMANN/SIEGENTHALER: Innere Medizin in Praxis und Klinik, Thieme-Verlag, Stuttgart 1985
CLASSEN/DIEHL/COCHSIEK: Innere Medizin, durch Protozoen und Helminthen verursachte Krankheiten (Seitz). Urban u. Schwarzenberg, München – Wien – Baltimore 1991
JANSEN/HAAS: Kompendium der Arbeitsmedizin, 2. Aufl., TÜV-Verlag, Köln

VI – 2.3104
Tropenkrankheiten, Fleckfieber

Als Tropenkrankheiten bezeichnet man gewöhnlich bestimmte Erkrankungen, insbesondere Infektionskrankheiten und Parasitosen, die gegenwärtig vorwiegend in sog. warmen Ländern auftreten bzw. dort viel häufiger als in gemäßigten Zonen der Erde zur Beobachtung kommen.

Diese warmen Länder, die Tropen und Subtropen, liegen geographisch in einem Gürtel um den Äquator, etwa zwischen 30° nördlicher und südlicher Breite. Sie zeichnen sich u. a. durch besonders extreme klimatische Bedingungen wie hohe Lufttemperaturen, starke Sonneneinstrahlung und relativ große Luftfeuchtigkeit aus.
Der Aufenthalt in diesen Regionen, auch nur kurzfristig, ist für den Menschen mit einem deutlich höheren Gesundheitsrisiko, als dies in anderen Zonen der Erde der Fall ist, verbunden.

Mehrere Gründe sind hierfür ursächlich heranzuziehen: An erster Stelle sind die z. T. noch schlechten hygienischen Bedingungen, vor allem die ungenügende Trinkwasser- und Sanitärhygiene in diesen geographischen Breiten, zu nennen. Aber auch die klimatisch begünstigten Lebensbedingungen von Krankheitserregern einschließlich ihrer Überträger, z. B. Tsetse-Fliege, Anopheles-Mücke, Parasiten und Pilze als Ursache der klassischen Tropenkrankheiten, spielen eine erhebliche Rolle.

Früher traten Tropenkrankheiten als Berufskrankheiten überwiegend bei Personen auf, die in Unternehmen der Seeschiffahrt, später auch der Luftfahrt, beruflich tätig waren.

Das Schwergewicht dieser Erkrankungen als Berufskrankheiten hat sich in den letzten Jahren auf einen Personenkreis verlagert, der in diesen Klimazonen einer beruflichen Beschäftigung nachgeht.

Der Anteil der angezeigten und erstmals entschädigten Berufskrankheitsfälle ist, gemessen an anderen Berufskrankheiten, relativ gering, wie der Statistik (Unfallverhütungsberichte der Bundesregierung) zu entnehmen ist:

Jahr	Angezeigte Fälle	Erstmals entschädigte Fälle
1985	418	13
1986	544	16
1987	550	16
1988	481	13
1989	485	21
1990	695	18
1991	825	6
1992	911	19

Tropenkrankheiten
VI – 2.3104

Berufskrankheiten

Einer **besonderen Gefährdung** sind u. a. Montagearbeiter auf Großbaustellen, Facharbeiter, Handwerker und Ingenieure großer Bauunternehmen, Stahlbaufirmen und Kraftwerksbauunternehmen sowie des Straßenbaus ausgesetzt, die zeitweise, oft monate- und jahrelang in Ländern des vorderen Orients, Ostasiens, Afrikas und Mittel- und Südamerikas meist unter ungünstigen Wohnverhältnissen und primitiven hygienischen Bedingungen ihrer Tätigkeit nachgehen. Betroffen ist weiterhin das Personal von Fluggesellschaften, Schiffahrtslinien und Consulting-Gesellschaften, das relativ oft, zum Teil nur für kurze Zeiträume, diese Erdzonen beruflich bereisen muß. Zu dem gefährdeten Personenkreis gehören auch die Entwicklungshelfer.

Das **Fleckfieber** (Läuse-, Zecken-, Milben- und murine Fleckfieber) ist keine Tropenkrankheit im eigentlichen Sinne; es kann durchaus in gemäßigten Zonen der Erde auftreten.

Die nachfolgend aufgeführten Tropenkrankheiten können bei Vorliegen bestimmter Voraussetzungen die Merkmale von Berufskrankheiten i. S. der Berufskrankheiten-Verordnung tragen:

1. Infektionskrankheiten

Amöbiasis	Lepra
Brucellosen	Malaria
Cholera asiatica	Pappatacifieber
Dengue	Pest
Frambösie	Rickettsiosen
Gelbfieber	Rückfallfieber
Leishmaniasen	Trachom
Leptospirosen	Trypanosomiasen
	(Schlafkrankheit, Chagaskrankheit)

2. Parasitäre Krankheiten

Ankylostomiasis	Filariasis (wie Onchocerciasis)
Billharziosis (Schistosomiasis)	Opistorchiasis
Chlonorchiasis	Paragonimiasis
Dracunculose (Medinawurmkrankheit)	Sandfloherkrankungen
	Strongyloidiasis

3. Pilzkrankheiten

Verschiedene primäre Lungenmykosen
Histoblastomykose
Coccidioidomykose
bestimmte Hautpilzerkrankungen

4. Anderweitig verursachte Krankheiten

Tropengeschwüre

Die Feststellung einer Tropenkrankheit bei beruflich Beschäftigten in den Tropen und Subtropen ist nicht zwangsläufig mit einer Anerkennung des Leidens als Berufskrankheit verbunden. Neben einer genau erhobenen Arbeitsanamnese ist auch der Aufenthaltsanamnese für die Beurteilung berufsbedingter Tropenkrankheiten eine erhebliche Bedeutung beizumessen.

Die klinische bzw. stationäre Untersuchung und Behandlung der Erkrankten ist durch spezielle Laboratoriumsuntersuchungen, evtl. von Instituten für Tropenmedizin, zu ergänzen.

Bei der Beurteilung und Begutachtung einer Berufskrankheit ist zu beachten, daß Tropenkrankheiten durchaus auf privaten Reisen in diese Breiten erworben werden können.

Die **Prävention** dieser Berufskrankheiten setzt schon vor der Einreise der Arbeitnehmer in die warmen Länder ein.

Der Hauptverband der gewerblichen Berufsgenossenschaft hat mit den Grundsätzen für **arbeitsmedizinische Vorsorgeuntersuchungen** ,,Arbeitsaufenthalt im Ausland'' (G 35) Anhaltspunkte für gezielte Untersuchungen von Personen, die im Ausland unter besonderen klimatischen und gesundheitlichen Bedingungen zu arbeiten haben, gegeben.

Bei den **Erstuntersuchungen** müssen vor Antritt eines Auslandsaufenthaltes gegebenenfalls gesundheitliche Bedenken gegen eine Tätigkeit in diesen Gebieten ausgesprochen werden.

Nachuntersuchungen dienen der rechtzeitigen Feststellung von Erkrankungen, die in den Gastländern auftreten können, um eine erfolgversprechende Behandlung durchzuführen. Sie werden während des Auslandsaufenthaltes oder bei Rückkehr nach Beendigung des Auslandsaufenthaltes (Rückkehruntersuchung) durchgeführt.

Für die Erstuntersuchung sind folgende Untersuchungen erforderlich:

Allgemeine Untersuchung:
Feststellung der allgemeinen und Arbeitsanamnese unter besonderer Berücksichtigung früherer Aufenthalte in den Tropen; Beschwerden. Ärztliche Untersuchung im Hinblick auf den Arbeitsaufenthalt im Ausland.
Urin-Status.

Spezielle Untersuchungen:
Röntgenaufnahme des Thorax (nicht älter als 6 Monate)
Laboruntersuchungen: Blutsenkung, Blutstatus, Gamma-GT.

Erwünschte Untersuchungen:
EKG, ggf. unter definierter Belastung
Kreatinin, Harnsäure, Blutzucker, weitere Leberenzyme, Elektrophorese, alkalische Phosphatase; bei Frauen: gynäkologische Untersuchung.

Nachuntersuchungen sollen regelmäßig nach 2 – 3 Jahren stattfinden, die Rückkehruntersuchung spätestens 8 Wochen nach Beendigung eines Auslandsaufenthaltes, dessen Dauer länger als ein Jahr betrug.

Folgende Untersuchungen sind vorgesehen:

Allgemeine Untersuchung:
Zwischenanamnese (einschließlich Arbeitsanamnese)
Ärztliche Untersuchung im Hinblick auf den Aufenthalt. Urin-Status.

Spezielle Untersuchungen:

Röntgenaufnahme des Thorax (nicht älter als 6 Monate).
Laboruntersuchungen: wie bei der Erstuntersuchung. Darüber hinaus: Falls die Belastungen des Aufenthaltsortes im Ausland oder Reiseweg dies erforderlich machen: Stuhluntersuchung (parasitologisch, ggf. bakteriologisch).

Erwünschte Untersuchungen:

Wie bei der Erstuntersuchung.
Bei unklaren Fällen, insbesondere bei unklarem Fieber, anhaltenden Durchfällen, Eosinophilie (Parasiten!), urtikariellen, pruriginösen oder ulzerativen Hautveränderungen sind ergänzende Befunde erforderlich. Diese sind u. U. in einem Institut für Tropenmedizin einzuholen.
Einem Teil der Tropenkrankheiten kann durch Schutzimpfungen oder eine medikamentöse Prophylaxe vor Beginn des Auslandsaufenthaltes bzw. während der Tätigkeit im Ausland unter besonderen gesundheitlichen Belastungen wirksam begegnet werden.

Therapie: Spezifisch, je nach Art der Erkrankung.

Literatur: JANSEN/HAAS: Kompendium der Arbeitsmedizin, 2. Aufl., TÜV-Verlag, Köln

VI – 2.4101
Quarzstaublungenerkrankung (Silikose)

VI – 2.4102
Quarzstaublungenerkrankung (Silikose) Quarzstaublungenerkrankung in Verbindung mit aktiver Lungentuberkulose (Siliko-Tuberkulose)

Die Quarzstaublungenerkrankung zählt zu den Pneumokoniosen, deren Entstehung schon sehr früh auf berufliche Einflüsse zurückgeführt wurde. Bereits Paracelsus hat 1567 diese Berufskrankheit gekannt und sie als ,,Bergsucht" beschrieben.
Die Silikose erfüllt die Bedingungen, die an eine Berufskrankheit zu stellen sind, in klassischer Weise.
Sie tritt, wie ihr Name zum Ausdruck bringt, bei der **Einwirkung** von lungengängigem, silikogenem, kieselsäurehaltigem (Siliziumdioxid) Gesteinsstaub auf.
Dieser Gefahrstoff entfaltet seine silikogene Wirkung, wenn er als Feinstaub bis in den Alveolarbereich gelangt und dort deponiert wird.

Stark gefährdet ist der Bergmann, der bei seiner Arbeit unter Tage (Steinkohlen- und Erzbergbau) der Belastung von silikogenem Staub ausgesetzt ist. Aber auch Beschäftigte in Betrieben der Steingewinnung und -verarbeitung sowie bei der Quarzsandherstellung und -weiterverarbeitung, z. B. in der Scheuermittelproduktion, beim Umgang mit silikogenen Strahlmitteln (Sandstrahlen) und der Fein- sowie Grobkeramischen- bzw. Glasindustrie muß mit dem Auftreten einer Silikose gerechnet werden. Dispositionelle Faktoren scheinen bei der Entstehung dieser arbeitsbedingten Erkrankung eine wichtige Rolle zu spielen; nicht bei allen Exponierten, auf deren Arbeitsplatz die Auslöseschwelle des Gefahrstoffes überschritten wird, kommt es zur Ausbildung einer Silikose.

Im Braunkohlenbergbau (Übertageabbau) tritt die Silikose nicht auf. Die Quarzstaublungenerkrankung war bisher in bezug auf ihre gemeldeten und entschädigten Fälle sowie in volkswirtschaftlicher Hinsicht die bedeutendste Berufskrankheit. Erst in den letzten Jahren ist sie stark rückläufig.
Die Berufskrankheitenstatistik (Die Unfallverhütungsberichte der Bundesregierung) belegt dies eindrucksvoll:

Jahr	Angezeigte Fälle	Erstmals entschädigte Fälle
1980	3 820	1 003
1981	3 491	930
1982	3 133	1 009
1983	3 207	842
1984	3 268	782
1985	3 146	631
1986	3 119	653
1987	2 888	606
1988	2 709	599
1989	2 753	545
1990	2 499	454
1991	2 726	454
1992	2 924	475

BK-Nr. 4101

Jahr	Angezeigte Fälle	Erstmals entschädigte Fälle
1980	249	129
1981	207	153
1982	166	135
1983	143	106
1984	130	109
1985	107	84
1986	122	98
1987	109	77
1988	115	81
1989	109	68
1990	123	67
1991	180	68
1992	118	71

BK-Nr. 4102

Sie rangiert nach der Zahl der angezeigten Berufskrankheiten in der Bundesrepublik Deutschland jetzt neben den Berufsdermatosen und der Lärmschwerhörigkeit an dritter Stelle.

Für den Rückgang sind insbesondere zwei Fakten von besonderer Bedeutung. Zum einen nimmt die Zahl der unter Tage Beschäftigten im Bergbau weiter ab*) und zum anderen haben in den letzten Jahren neue Abbaumethoden zu einer erheblichen Reduzierung der Steinstaubexposition geführt.

---

*) Die Zahl der unter Tage Beschäftigten im Steinkohlenbergbau betrug 1984 noch 93 466, im Dezember 1993 55 406, im März 1994 54862 (BArbBl. 8 – 9/1994 S. 133).

Berufskrankheiten

Silikose/Siliko-Tuberkulose

Der **silikogene Staub** wird von den beruflich Exponierten inhaliert. Ein großer Teil des Staubes wird, soweit er nicht über die Atemwege wieder nach außen befördert wird, im Lungenparenchym deponiert. Die chemisch aktive Wirkung der Kieselsäure führt dort nach einer gewissen Zeit zur Ausbildung einer Lungenfibrose. Je nach Konzentration des Kieselsäuregehaltes entwickeln sich fibrotische Prozesse (Knötchen, bindegewebige Fasern) um die Staubablagerungen in den befallenen Lungenabschnitten. Dicht beieinanderliegende Knötchen zeigen die Tendenz, zusammenzufließen und somit größere Schwielen und Knoten zu bilden.

Mit Fortschreiten dieses Prozesses kommt es zu **Komplikationen,** vorwiegend funktioneller Art im Lungen-, Herz- und Kreislaufsystem:

- Durch Verdrängung und Zerstörung des Lungengewebes tritt eine zunehmende Einbuße der respiratorischen Funktionen (restriktive/ventilatorische Einschränkung) auf
- Einengung der Lungenstrombahn, die zu einer Druckerhöhung in den Lungenarterien führt
- Zunehmende mangelnde Sauerstoffsättigung des arteriellen Blutes
- Lungenemphysem
- Chronische Bronchitis
- Chronisches Cor pulmonale

Die Quarzstaublungenerkrankung verläuft im allgemeinen chronisch. Es gibt Formen, die akut auftreten, aber auch solche, die erst nach langer Latenzzeit Erscheinungen hervorrufen, selbst wenn die Einwirkung des silikogenen Staubes nur kurzfristig war. Nach Wegfall einer beruflichen Exposition kann die Erkrankung durchaus progredient verlaufen.

Die vorgetragenen Beschwerden der Erkrankten sind in den Anfangsstadien dieser Berufskrankheit meist nur wenig auffällig und typisch. Oft bestehen nur geringgradiger Husten und Auswurf oder ein Brustschmerz – Krankheitszeichen, die jahrelang anhalten und diagnostisch fehlgedeutet werden können.

Bei Verschlechterung des Krankheitsbildes tritt mit Zunahme des Ausfalles des Lungenparenchyms und eines sich entwickelnden Emphysems eine mehr oder minder starke Dyspnoe auf, die bei ungünstigem Verlauf der Krankheit auch in Ruhe nachweisbar ist. Diese ernstlichen Gesundheitsstörungen ziehen zwangsläufig eine zunehmende körperliche Leistungseinbuße nach sich, die zur Arbeitsunfähigkeit führen kann oder aber die Merkmale einer Berufs- bzw. Erwerbsunfähigkeit trägt.

Infolge der Störung des Gasaustausches wird klinisch eine Zyanose deutlich. Schließlich können Symptome einer akuten oder chronischen Herzinsuffizienz das gesamte Krankheitsgeschehen weiter komplizieren.

Bekannt ist, daß eine Quarzstaublungenerkrankung die **Entstehung einer Lungentuberkulose (Silikotuberkulose)** sehr begünstigt. Der pulmonale Röntgenbefund wird durch das Zusammentreffen von silikotischen und tuberkulösen Veränderungen bei diagnostischen Auswertungen erschwert. Allerdings finden sich röntgenologisch die gleichen morphologischen Veränderungen einer Lungentuberkulose, wie z. B. multiple kleinere rundliche Schatten, Infiltrate, Kavernen und Ergüsse. Beide Erkrankungen beeinflussen sich gegenseitig ungünstig. Klinisch manifestiert sich die Silikotuberkulose in akuten und chronischen Verlaufsformen.

Bei Berücksichtigung der Allgemein- und Arbeitsanamnese und des klinischen Befundes dürfte die **Diagnose** einer Silikose bzw. Silikotuberkulose mit Hilfe röntgenologischer Untersuchungsverfahren (Thorax-Aufnahme, Tomographie, Hartstrahlaufnahmen) und weiterer Untersuchungen (z. B. Tuberkelbakterien-Nachweis, Elektrophorese, Blutkörperchensenkungsgeschwindigkeit) nicht allzu schwierig zu stellen sein.

Röntgenaufnahmen des Thorax im Großformat erlauben eine exakte Einordnung der Berufskrankheit entsprechend der Morphologie, Streuung und Verbreitung. Das Internationale Arbeitsamt in Genf hat eine EDV-gerechte Klassifikation von Röntgenbefunden der Pneumokoniosen (IAA-Klassifikation 1980) eingeführt (siehe Abbildung).

Diese Klassifikation ermöglicht die systematische Beschreibung pathologischer Röntgen-Thoraxbefunde, die durch Staubinhalation hervorgerufen sind. Das Schema ist für die Wiedergabe der Befunde aus p.a.-Röntgenbildern der Thoraxorgane gedacht.

Die Klassifikation gibt kodifiziert röntgenologische Staublungenbefunde in einfacher, reproduzierbarer Weise wieder. Sie will weder pathologische Gegebenheiten definieren, noch nimmt sie Stellung zur Leistungsminderung oder der Arbeitsfähigkeit. Die Klassifikation will auch keine Richtlinien oder Anhaltspunkte für die Berentung der Pneumokoniosen geben.

Der röntgenologische Befund einer Silikose bzw. Silkotuberkulose weist nicht unbedingt eine direkte Beziehung zum Beschwerdebild oder dem Schweregrad der Berufskrankheit auf.

Die Minderung der Erwerbsfähigkeit (MdE) eines an Silikose bzw. Silikotuberkulose Erkrankten resultiert vielmehr weitgehend aus der kardio-pulmonalen Funktionseinschränkung. Zur Ermittlung dieser Funktionsstörungen sind daher insbesondere lungen- und herzfunktionsanalytische Untersuchungen, z. B. Spirographie, Ganzkörperplethysmographie, Messung des Atemwegswiderstandes und des O_2 Partialdruckes und evtl. Rechtsherz-Katheterung, unerläßlich.

Die **Prävention** dieser Berufskrankheiten muß in erster Linie ergonomisch, d.h. durch weniger steinstaubbelastende Arbeitsverfahren (z. B. Bindung des fibrogenen Steinstaubes an Wasser durch Berieselung, Absaugung des mineralischen Staubes am Ar-

Berufskrankheiten Silikose/Siliko-Tuberkulose
VI – 2.4101/2

Internationale Klassifikation von Röntgenbefunden der Pneumokoniosen (IAA-Klassifikation 1980)

Bildgüte	+ = gut ± = annehmbar ∓ = mangelhaft u = unbrauchbar

Schatten	**Größe** *klein*
	Form: rundlich (Durchmesser) **p** = 1,5 mm **q** = 1,5–3 mm **r** = 3–10 mm
	      unregelmäßig (Breite) **s** = 1,5 mm **t** = 1,5–3 mm **u** = 3–10 mm
	      gemischt (z. B.) **p/s** **q/t**
	      groß **A** = 1–5 cm ⌀ (+⌀) **B** = 5 cm – RO **C** = > RO
	Typ: **wd** = scharf begrenzt **id** = unscharf begrenzt

Streuung	(12-Stufen-Skala) 0/– 1/0 2/1 3/2
	                     0/0 1/1 2/2 3/3
	                     0/1 1/2 2/3 3/+
	Die Streuungskategorie beruht auf der Abschätzung der Schattenkonzentration durch Vergleich mit Standardfilmen. Für die Streuung geben die festgelegten Definitionen zwar Richtlinien, die Standardfilme sind jedoch vorrangig.
	Kategorie 0 Kleine Schatten fehlen oder sind weniger gestreut, als der unteren von Kategorie 1 entspricht.
	Kategorien repräsentieren eine zunehmende Streuungsdichte, wie durch 1, 2 und 3 die entsprechenden Standardfilme belegt wird.

Verbreitung	*(Lungenfelder)* rechts oben = **RO** **LO** = links oben
	                   rechts mitte = **RM** **LM** = links mitte
	                   rechts unten = **RU** **LU** = links unten

Pleuraverdickung diffus Verbreitung Dicke Lokalisation	**0** = fehlt; 1 < 1 **1** = < 1/4 der lateralen Brustwand **2** = 1/4–1/2 der lateralen Brustwand **3** = > 1/2 der lateralen Brustwand **a** = < 5 mm **b** = 5–10 mm **c** = > 10 mm **R** = rechtsseitig **L** = linksseitig
Plaques Verbreitung Dicke Lokalisation	**0** = fehlt; < 1 **1** = < 2 cm max Länge **2** = 2–10 cm max. Länge **3** = > 10 cm max. Länge **a** = < 5 mm **b** = 5–10 mm **c** = > 10 mm (Brustwand/Zwerchfell) **R** = rechtsseitig **L** = linksseitig
Kostophrenischer Winkel Adhärenz	**R** = rechtsseitig **L** = linksseitig
Pleuraverkalkung Grad Lokalisation	**0** = fehlt; < 1 **1** = < 2 cm ⌀ (+⌀) **2** = 2–10 cm ⌀ **3** = > 10 cm ⌀ (Brustwand/Zwerchfell/Sonstiges) **R** = rechtsseitig **L** = linksseitig

Symbole

ax	= Konfluenz kleiner Schatten	em	= Emphysem	me	= Mesotheliom der Pleura
bu	= bullöses Emphysem	es	= Eierschalenhilus (Verkalkungen)	od	= sonstige Auffälligkeiten/Erkrankungen (Ergänzende Bemerkungen angeben!)
ca	= Cancer der Lunge				
cn	= Calcification in kleinen Schatten	fr	= Fraktur der Rippe(n)	pi	= Pleuraverdickung (interlobär/mediastinal)
co	= Cor, Größe/Form-Veränderungen	hl	= Hilus/Mediastinal-Lymphknotenvergrößerung		
cp	= Cor pulmonale	ho	= Honigwabenlunge	px	= Pneumothorax
cv	= Caverne	idd	= Zwerchfellunschärfe (> 1/3 Zwerchfellhälfte)	rp	= rheumatoide Pneumokoniose (Caplan-Syndrom)
dl	= Distorsion (Verziehung)	idh	= Herzkonturunschärfe (> 1/3 li. Herzrand)	tha	= Tuberkulose, aktiv
ef	= Effusion (Pleuraerguß)			tbu	= Tuberkulose, inaktiv
		kl	= Kerley-Linien (basal, perihilär)		

beitsplatz oder Fernbedienungstechniken beim Abbau der Steinkohle oder des Erzes außerhalb des Einwirkungsbereiches) betrieben werden.
Andererseits kann durch passiven Arbeitsschutz (z. B. Benutzung von Atemschutzgeräten) die Staubbelastung ganz verhindert oder verringert werden. Sandstrahlen mit silikogenem Material ist überdies gem. TRgA 503 „Strahlmittel" (BArBl. 10/1985, S. 71) nicht zulässig.

Die arbeitsmedizinische Prävention zielt darauf ab, die **Frühestdiagnose** zu erreichen. Vor Aufnahme einer Tätigkeit an Arbeitsplätzen, an denen mit einer Überschreitung der Auslöseschwelle für silikogenen Staub zu rechnen ist, muß die **Erstuntersuchung** entsprechend den Bestimmungen der Gefahrstoffverordnung (GefStoffV), den technischen Regeln für Gefahrstoffe (TRGS) und seit 1. Jan. 1992 der verbindlichen Bergverordnung über den gesundheitlichen Schutz der Beschäftigten (GesBergV), ebenso wie die Unfallverhütungsvorschrift „Schutz gegen gesundheitsgefährlichen mineralischen Staub" (VBG 119) und der „Berufsgenossenschaftlichen Grundsätze für arbeitsmedizinische Vorsorgeuntersuchungen" G 1.1 „Gesundheitsgefährlicher mineralischer Staub, Teil 1: Silikogener Staub" durchgeführt werden. Bei der Erstuntersuchung sind folgende diagnostische Maßnahmen erforderlich: Erhebung der Arbeits-, Sozial- und Eigenanamnese, eine allgemeine Untersuchung sowie spezielle Untersuchungen der Atmungs- und Kreislauforgane einschließlich einer Röntgenaufnahme des Thorax im Großformat, Funktionsanalysen zur Feststellung der Vitalkapazität, des Atemstoßwertes (Spirometrie) und in begründeten Fällen weitere ergänzende lungenfunktionsdiagnostische Verfahren.

Während einer Tätigkeit an Arbeitsplätzen mit Gefährdung von silikogenem Staub sind **Nachuntersuchungen** im Abstand von drei Jahren Pflicht.
Auch hier sind u. a. neben einer allgemeinen Untersuchung der Atmungs- und Kreislauforgane mindestens aber eine Röntgenaufnahme des Thorax, in begründeten Fällen eine Kontrolle der Lungenfunktion im Hinblick auf ventilatorische Störungen, mindestens aber eine Funktionsanalyse zur Feststellung der Vitalkapazität und des Atemstoßwertes, eventuell weitere ergänzende Untersuchungen notwendig.

Therapie: Die Behandlung der Silikotuberkulose erfolgt im Rahmen chemotherapeutischer Maßnahmen, z. B. als sog. Dreifach- bzw. Zweifachkombination, d. h. bei Anwendung von INH, Streptomycin bzw. Rifampicin. Das Krankheitsbild kann mit einer Langzeitbehandlung prognostisch günstig beeinflußt werden, so daß thoraxchirurgische Eingriffe oft vermieden werden können.

Literatur:

VALENTIN et al.: Arbeitsmedizin Bd. 2, 3. Aufl. Thieme-Verlag, Stuttgart 1985
REICHEL et al.: Grundlagen von Arbeitsmedizin, Verlag W. Kohlhammer, Stuttgart 1985
VALENTIN/WOITOWITZ: Zur Diagnostik, Therapie und arbeitsmedizinischen Beurteilung der Silikose, Arbeitsmedizin aktuell, Fischer-Verlag, Stuttgart 1980

Berufskrankheiten · Asbestose

VI – 2.4103
Asbeststaublungenerkrankung (Asbestose) oder durch Asbeststaub verursachte Erkrankung der Pleura

VI – 2.4104
Lungenkrebs
- in Verbindung mit Asbeststaublungenerkrankung (Asbestose),
- in Verbindung mit durch Asbeststaub verursachter Erkrankung der Pleura oder
- bei Nachweis der Einwirkung einer kumulativen Asbestfaserstaub-Dosis am Arbeitsplatz von mindestens 25 Faserjahren $\{25 \times 10^6 \, [(\text{Fasern/m}^3) \times \text{Jahre}]\}$

Neben der Silikose zählt die **Asbeststaublungenerkrankung** gegenwärtig arbeitsmedizinisch zu den bedeutendsten durch mineralische Stäube verursachten Pneumokoniosen, weil wegen der oft langen Latenz bis zum Auftreten dieser Berufskrankheit (trotz der Reduzierung der Verwendung von asbesthaltigen Materialien) eine Abnahme der Erkrankungsfälle kurzfristig nicht zu erwarten ist. Die Zahl der angezeigten und erstmals entschädigten Fälle der Berufskrankheiten zeigt eine deutliche Progredienz. Seit 1985 hat sich die Zahl der angezeigten Fälle an Lungenkrebs versiebenfacht. Mit einem weiteren Anstieg muß immer noch gerechnet werden, da die BK-Nr. 4104 dahingehend geändert wurde (1992), daß ein **Lungenkrebs** unter bestimmten Voraussetzungen (kumulative Asbestfaserstaub-Dosis am Arbeitsplatz von mindestens 25 Faserjahren) auch dann als Berufskrankheit Anerkennung finden kann, wenn er isoliert nach Asbestexposition auftritt. (Siehe die statistischen Ausgaben der Unfallverhütungsberichte der Bundesregierung).

Jahr	Angezeigte Fällen	Erstmals entschädigte Fälle
1985	705	159
1986	917	165
1987	1 106	175
1988	1 454	234
1989	1 800	266
1990	2 233	312
1991	2 588	375
1992	2 954	362

BK-Nr. 4103

Jahr	Angezeigte Fälle	Erstmals entschädigte Fälle
1985	103	45
1986	150	38
1987	232	53
1988	383	100
1989	495	125
1990	626	129
1991	622	171
1992	785	223

BK-Nr. 4104

Der Gefahrstoff Asbest ist ein faseriges Gestein, das eine sehr unterschiedliche chemische Zusammensetzung aufweist und verschiedenartige physikalische Eigenschaften besitzt.
Es tritt in Form von Fasersilikaten des Eisens, Magnesiums, Kalziums und Aluminiums auf.

Das Mineral gelangt in zwei **Hauptarten,** dem kalkfreien **Serpentinasbest** (Chrysotil) und dem kalkreichen **Hornblendenasbest** (u. a. Amosit und Krokydolith) zu seiner Verarbeitung.

Asbest hatte wegen seiner hervorragenden physikalischen Eigenschaften in der modernen Industriegesellschaft universelle Verwendungsmöglichkeiten gefunden. Er zeigt u. a. eine Hitze- und Feuerbeständigkeit, Widerstandsfähigkeit gegen Säuren und ein gutes Wärmeisoliervermögen. Der Rohstoff läßt sich zu Garnen, Gespinsten und Geweben verarbeiten.

Kurzfaseriger Asbest eignete sich besonders zur Herstellung von Asbestzement (Eternit) in Form von Bauplatten, Bedachungsmaterial, Wasser-, Drainage- und Kanalisationsrohren, Asbestmörtel, Trögen, säurefesten Behältern, Blumenkästen, Kleinschwimmbecken u.v.a. Er wurde auch bei der Erzeugung von Außenanstrichmaterial, Asbestpappen und -papier sowie Zylinderkopfdichtungen weiterverarbeitet.

Der **langfaserige Asbest** fand vorwiegend bei der Produktion von Geweben und Geflechten als Feuerschutzmaterial (Schutzanzüge, Theatervorhänge), Bremsbelägen, Kupplungsscheiben, Dichtungsmaterial, Wärmedämmstoffe, Isolier- und Antidröhnmittel Verwendung.

Asbest wurde auch zur Fabrikation von Wasserfilteranlagen, Glühbirnen- und Heizdochten sowie von Polier- und Reinigungsmitteln herangezogen.
Asbest, das Mineral der tausend Möglichkeiten, wie Woitowitz ihn einmal charakterisierte, weist jetzt in allen Industriestaaten zunehmend eine geringere Verwendung auf.

Berufskrankheiten   **Asbestose**

In der Bundesrepublik Deutschland wurden jährlich 170 000 t verarbeitet, überwiegend zu Baustoffen, heute sind es weniger als 10 000 t (Bundesgesundheitsamt 1994). Mit der Verordnung zur Novellierung der Gefahrstoffverordnung zur Aufhebung der Gefährlichkeitsmerkmaleverordnung und zur Änderung der Ersten Verordnung zum Sprengstoffgesetz vom 26. Oktober 1993 (BGBl. I. 1782) wurde nunmehr ein Herstellungs- und Verwendungsverbot für Deutschland ausgesprochen.

Leider ist der Umgang mit dem Rohstoff – ganz im Gegensatz zu seinen guten technischen Eigenschaften – in der asbestgewinnenden und -verarbeitenden Industrie für die dort Beschäftigten mit einem ernstlichen gesundheitlichen Risiko verbunden.

Asbest ist ein **Gefahrstoff**, insbesondere ist arbeitsmedizinisch seine **kanzerogene Eigenschaft** gefürchtet.

Als Asbestfeinstaub wird er von den beruflich Exponierten inhaliert und kann so Ursache von ernsten gesundheitlichen Schäden sein.

Dieser gewerbliche Schadstoff kann sowohl für die Entstehung der **Asbeststaublungenerkrankung (Asbestose)** oder für durch **Asbeststaub verursachte Erkrankung der Pleura** als auch in seiner krebserzeugenden Wirkung für die Verursachung des **Lungenkrebses** und des **Mesothelioms** des Rippenfells, des Bauchfells und des Perikards (siehe BK-Nr. 4105) verantwortlich gemacht werden.

Wegen seiner krebserzeugenden Eigenschaft fehlt in der Liste der MAK-Werte (maximale Arbeitsplatzkonzentration) die Angabe einer höchstzulässigen Konzentration von Asbestfeinstaub in der Luft am Arbeitsplatz.

Eine **Technische Richtkonzentration (TRK)** wurde für den Gefahrstoff festgesetzt (TRGS 900 „Grenzwerte in der Luft am Arbeitsplatz", 1994):

Asbest (Chrysotil) mit Ausnahme von Abbrucharbeiten sowie Sanierungs- und Instandhaltungsarbeiten – Amphibid – Asbeste (Aktinolith, Amosit, Anthophyllit, Krokydolith, Tremolith 250 000 F/m^3). Die Einhaltung der TRK am Arbeitsplatz soll das Risiko einer Beeinträchtigung der Gesundheit mindern.
Allerdings muß betont werden, daß beim Umgang mit krebserzeugenden Stoffen das Vorliegen einer Einwirkung in der Regel zu unterstellen ist.

Die kanzerogene Potenz des Gefahrstoffes wird u. a. durch den Durchmesser, die Länge und Form der Asbestfasern bestimmt, ebenso sind dispositionelle Faktoren und das bronchopulmonale Reinigungsvermögen von Bedeutung.

Mit dem Auftreten dieser Berufskrankheiten war überall dort zu rechnen, wo bei der industriellen Asbestgewinnung und -verwertung auf Arbeitsplätzen und in Arbeitsstätten eine Staubentwicklung des Gefahrstoffes unvermeidlich erscheint, so daß die dort Beschäftigten einer Einwirkung lungengängigen Asbeststaubes ausgesetzt waren. Eine Einwirkung ist auch dann nicht sicher auszuschließen, wenn persönliche Körperschutzmittel, z. B. Atemschutzgeräte benutzt wurden.

Eine **Einwirkung** ist insbesondere bei der Gewinnung des Asbestes in Steinbrüchen oder Stollen, bei der Aufbereitung (Zerkleinerung), beim Verspinnen, bei der Fabrikation der Endprodukte, Weiterverarbeitung und -bearbeitung, z. B. Sägen, Bohren, Feilen, Fräsen und Zurichten asbesthaltiger Stoffe möglich. Bei der Sanierung asbestverseuchter Gebäude, Anlagen und Materialien ist ebenfalls mit einer Asbestfeinstaubexposition zu rechnen.

Die **Aufnahme** des Gefahrstoffs erfolgt durch Inhalation. Die lungengängigen Staubteilchen des Asbestmaterials gelangen als kleinste faser- bzw. nadelförmige Kristalle in die tieferen Atemwege und Alveolen und werden hier deponiert. Sie sind verantwortlich für die Entstehung einer Lungenfibrose, die vorwiegend in den besonders stark beatmeten unteren aber auch mittleren Lungenanteilen ihren Ausgang nimmt und eine starke Schrumpfungstendenz aufweist, die das Krankheitsbild der **Asbestose** ausmacht.

Dabei werden sog. **Asbestosekörperchen** – eine Ansammlung von Asbestfasern und -nadeln – gebildet, die sich im Gewebe und in den Hohlräumen der Lunge ablagern. Das Rippenfell ist meist mitbeteiligt und weist diffuse Pleuraverdickungen (Pleurasaum) bzw. umschriebene Pleuraverdickungen (Plaques) oder Pleuraverkalkungen auf, Zwerchfell-Plaques sind ebenfalls bei der Asbestose charakteristisch. Vom Epithel der Bronchialschleimhaut kann sich ein Bronchialkarzinom entwickeln, das im Gegensatz zum nicht asbestbedingten Lungenkrebs von mehreren Stellen gleichzeitig ausgeht. Epidemiologische Untersuchungen haben ergeben, daß die Lungenkrebs-Inzidenz bei einer Asbeststaub-Exposition bei Zigarettenrauchern überproportional ansteigt, so daß angenommen werden muß, daß sich die beiden Inhalationsgefahrstoffe nicht einfach in ihrer kanzerogenen Wirkung addieren, sondern gemeinsam einen multiplikativen Effekt besitzen (Valentin u. Mitarbeiter).

Die Entstehung von **Mesotheliomen** der Pleura, des Perikards oder des Peritoneums ist ebenfalls auf eine Asbesteinwirkung zurückzuführen (siehe BK-Nr. 4105).

Arbeiter, die mit Asbest umgehen, weisen oft sog. **Asbestwarzen,** vornehmlich an den Fingerspitzen auf. Diese entstehen durch in die Körperhaut eingedrungene Asbestsplitter.

Die **Beschwerden** des Erkrankten sind zu Beginn der Asbeststaublungenerkrankung wenig charakteristisch. Es bestehen meist Reizhusten, Auswurf, Brustschmerzen, allgemeine Körperschwäche. Bei Zunahme der Lungenfibrose kommt es zu Entzündungen des Rippenfells; oft entwickelt sich eine chronische Bronchitis. Mit Fortschreiten der Erkrankung treten häufig komplizierend ein Emphysem der Lungen, eine Reduzierung der respiratorischen Leistung sowie ein chronisches Cor pulmonale hinzu. Im Auswurf des Erkrankten sind dann unter Umständen die sog. Asbestosekörperchen nachzuweisen.

Auf der **Röntgen-Thoraxaufnahme** sind die pathologischen Veränderungen der Lungen bei bestehender Asbestose zu erkennen: Im Frühstadium findet sich meist eine

Berufskrankheiten Asbestose

verstärkte Netzzeichnung oder eine Vermehrung der Lungenzeichnung in den unteren Lungenabschnitten. Später sind eine Zwerchfellunschärfe, unscharfe Herzkonturen und Verkalkungen des Rippenfells zu sehen. Ebenso können diffuse Pleuraverdickungen bestehen. Bei der fortgeschrittenen Berufskrankheit sind röntgenologisch die Zeichen einer Fibrose mit kleinen rundlichen oder/und unregelmäßig begrenzten Schatten bzw. großen Schatten nachweisbar. Diese morphologischen Veränderungen können einzelne oder alle Lungenfelder befallen.
Besteht **Lungenkrebs,** sind die Zeichen bösartigen Wachstums auf dem Röntgenbild auszumachen.
Die **Diagnose** dieser Berufskrankheiten ist bei Kenntnis der Arbeitsanamnese, des klinischen und insbesondere objektiven **röntgenologischen Befundes** zu stellen (siehe BK-Nr. 4101, Abb. 1). Die Entstehung einer Asbestose setzt im allgemeinen eine jahrelange Belastung mit Asbeststaub voraus. Allerdings kann die Berufskrankheit erst nach einer jahrzehntelangen Latenzzeit manifest werden.

Nach der Zweiten Verordnung zur Änderung der Berufskrankheiten-Verordnung vom 18. Dezember 1992 (BGBl. I S. 2343) ist ein Lungenkrebs dann auch als durch Asbest verursachte Berufskrankheit anzuerkennen, wenn der Nachweis der Einwirkung einer kumulativen Asbestfaserstaub-Dosis am Arbeitsplatz von mindestens 25 Faserjahren $\{25 \times 10^6 \, [(\text{Fasern}/\text{m}^3) \times \text{Jahre}\,]\}$ erbracht wird.

Die **Prävention** der Berufskrankheit ist sowohl durch Arbeitsschutzmaßnahmen als auch arbeitsmedizinisch zu betreiben. An erster Stelle sind die Maßnahmen zu nennen, die eine Staubentwicklung verhindern bzw. unvermeidlichen Staub mit Hilfe von Absaugvorrichtungen abführen. Auch die regelmäßige, sorgfältige Reinigung bei Asbestsanierungsarbeiten, eventuell mit Industriestaubsaugern, wie sie die Unfallverhütungsvorschrift ,,Schutz gegen gesundheitsgefährlichen mineralischen Staub" (VBG 119) fordert, stellt eine wirksame Arbeitsschutzmaßnahme dar. Wo dies betriebstechnisch nicht möglich ist, muß der asbestexponierte Arbeiter Atemschutzgeräte benutzen.

Das Tragen von Atemschutz- und von Vollschutzanzügen darf jedoch nicht eine ständige Maßnahme sein; der Arbeitgeber hat darüber hinaus dafür zu sorgen, daß die Arbeitnehmer nur solange tätig werden, wie es das Arbeitsverfahren unbedingt erfordert und es mit dem Gesundheitsschutz vereinbar ist.

Eine wichtige Aufgabe des Arbeitsmediziners zur **Verhütung des Lungenkrebses** besteht darin, den Asbeststaubexponierten auf das wesentlich höhere Risiko der Entstehung eines Bronchial-Karzinoms bei Zigarettenrauchern hinzuweisen. Woitowitz sieht hier einen bedeutsamen medizinischen Aspekt. Durch das Ausschalten der Zigarettenrauchinhalation könnte die Lungenkrebshäufigkeit um 92 % und die Asbestgefährdung am Arbeitsplatz um 81,2 % gesenkt werden.

Arbeitsmedizinisch muß die **Frühdiagnose** der asbestbedingten Berufskrankheiten erzwungen werden. Gemäß der Gefahrstoffverordnung, entsprechend der oben zitierten Unfallverhütungsvorschrift ,,Mineralischer Staub" und den ,,Berufsgenossenschaftlichen Grundsätzen für arbeitsmedizinische Vorsorgeuntersuchungen" – G 1.2 ,,Gesundheitsgefährlicher mineralischer Staub, Teil 2: Asbesthaltiger Staub" ist vor Aufnahme einer Tätigkeit an Arbeitsplätzen mit Einwirkung von asbesthaltigem Staub eine **Erstuntersuchung** vorgesehen.

Neben einer genauen Berufsanamnese und einer allgemeinen Untersuchung sind u. a. eine Röntgenaufnahme des Thorax (Hartstrahltechnik) im Großformat und Lungenfunktionsprüfungen durchzuführen.

Zur Beurteilung der Röntgenaufnahme des Thorax wird die Internationale Klassifikation von Röntgen-Befunden der Pneumokoniosen (IAA-Klassifikation 1980) herangezogen (siehe Abbildung, BK-Nr. 4101).

Diese stützt sich weitgehend auf die sog. ,,Genfer Einteilung 1958" und erlaubt eine EDV-gerechte, exakte Einstufung der Asbestose.

Gemeinsam mit dem Röntgenbefund, dem Beschwerdebild, den funktionellen Störungen von Atmung und Kreislauf kann der Grad der Minderung der Erwerbsfähigkeit (MdE) des Asbestosekranken ermittelt werden.

Daß Asbest **Kehlkopfkrebs** verursachen kann wird arbeitsmedizinisch-wissenschaftlich kontrovers diskutiert. Eine Anerkennung als Berufskrankheit ist jedoch möglich, wenn zusätzlich zum isolierten Larynxkarzinom sog. Brückensymptome, z. B. Lungenasbestose oder durch Asbeststaub verursachte Erkrankung der Pleura festgestellt werden können, über § 551 Abs. 2 RVO (Öffnungsklausel).

Nachuntersuchungen während einer Tätigkeit mit Asbesteinwirkung müssen je nach Expositionsgrad im Abstand von 12 bis 36 Monaten durchgeführt werden. Röntgenaufnahmen des Thorax in Großformat und Kontrollen der Lungenfunktion sind hier besonders wichtig.

Nachgehende Untersuchungen unter Einbeziehung von Röntgenaufnahmen des Thorax in Großformat nach Ausscheiden aus einer Tätigkeit an Arbeitsplätzen mit Einwirkung von asbesthaltigem Staub im Abstand von fünf Jahren nach der letzten Untersuchung nehmen Rücksicht auf den Umstand, daß ein Lungenkrebs bei einer Asbestose erst nach jahrelanger Latenzzeit manifest werden kann.

Therapie: Eine spezifische Behandlung ist nicht bekannt.

Literatur:

VALENTIN et al.: Arbeitsmedizin, 3. Aufl. Thieme-Verlag, Stuttgart 1985
WOITOWITZ, H.J.: Kausalitätsprobleme bei der Begutachtung asbestverursachter Tumoren, ,,Asbestspätschäden", Der Hessische Sozialminister, Wiesbaden 1986

Berufskrankheiten

VI – 2.4105
Durch Asbest verursachtes Mesotheliom des Rippenfells, des Bauchfells oder des Perikards

In den Jahren 1972 bis 1975 wurden in der Bundesrepublik Deutschland erstmals vier Fälle von Pleuramesotheliom als arbeitsbedingte Erkrankungen nach der sog. General- bzw. Öffnungsklausel der Reichsversicherungsordnung (§ 551 Abs. 2 RVO) anerkannt und wie eine Berufskrankheit gemäß der Berufskrankheiten-Verordnung (BeKV) entschädigt, da der kausale Zusammenhang zwischen der Entstehung des Pleuramesothelioms und den kanzerogenen Eigenschaften von Fasern der verschiedenen Asbestmineralien durch neue medizinisch-wissenschaftliche Erkenntnisse eindeutig belegt worden war.

In der Folgezeit wurden weitere Erkrankungsfälle, auch Mesotheliome des Peritoneums und des Perikards beobachtet. Diese arbeitsbedingte Erkrankung wurde 1976 mit Verkündung der Verordnung zur Änderung der Siebenten Berufskrankheiten-Verordnung (BeKV) vom 8. Dezember 1976 (BGBl. I S. 3329) in die Liste der entschädigungspflichtigen Berufskrankheiten aufgenommen.

Die Berufskrankheiten-Statistik (Unfallverhütungsberichte der Bundesregierung) zeigt ein Ansteigen der Zahl angezeigter und erstmals entschädigter Fälle dieser Berufskrankheiten:

Jahr	Angezeigte Fälle	Erstmals entschädigte Fälle
1985	279	126
1986	259	172
1987	326	198
1988	435	228
1989	405	273
1990	467	296
1991	541	315
1992	551	350

Pathologisch-anatomisch handelt es sich beim malignen Mesotheliom um ein Neoplasma, das vom Plattenepithel des Mesothels der serösen Häute des Organismus ausgeht. Histologisch setzt sich der bösartige Tumor aus epithelialen, sarkomatösen und adenopapillären Bestandteilen zusammen.

Es tritt bei Asbeststaub-Exponierten als Pleura-, seltener als Peritoneal- und Perikardmesotheliom auf.

Asbest – Mesotheliom

Als **Einwirkungsmöglichkeiten** sind die gleichen verursachenden Arbeiten zu nennen, wie sie für die Entstehung der Asbestose und der Asbestose in Verbindung mit Lungenkrebs bekannt sind. Der Gefahrstoff „Asbestfeinstaub" wird inhalativ aufgenommen.

Der Beginn der bösartigen Erkrankung ist schleichend, erst wenn das Mesotheliom eine gewisse Ausbreitung erreicht hat, werden beim Vorliegen eines **Pleuramesothelioms** Dyspnoe und Schmerzen im Thoraxbereich angegeben. Diese Symptome werden oft durch einen Pleuraerguß verursacht. Husten und Auswurf fehlen meist selten.

Das **Peritonealmesotheliom** zeigt im Frühstadium uncharakteristische Symptome. Bauchbeschwerden im Sinne einer chronischen Obstipation können zunächst fehlgedeutet werden. Im progredienten Stadium bei großer Aussaat des Tumors in das Peritoneum kommt es zu einem Aszites.

Differentialdiagnostisch sind metastasierende Neoplasmen in die serösen Häute auszuschließen. Woitowitz bezeichnet das Mesotheliom als Signaltumor für eine meist Jahrzehnte zurückliegende Asbestexposition. Bereits bei jedem Mesotheliom ist daher der Verdacht auf eine Berufskrankheit Nr. 4105 begründet.

Das Mesotheliom wird meist erst nach langjähriger Latenzzeit, in der Regel erst 10 – 15 Jahre nach der Asbeststaub-Exposition manifest.

Zur Aufklärung der **Diagnose** eines malignen Mesothelioms des Rippenfells sind röntgenologische Untersuchungsverfahren heranzuziehen. Umschriebene Pleura-Plaques geben Hinweise für das Vorliegen der Erkrankung. Bei differentialdiagnostischen Schwierigkeiten muß eine Biopsie die Diagnose sichern.
Die Prognose des malignen Mesothelioms quoad vitam ist infaust. Die Zahl der erstmals entschädigten Mesotheliome des Rippenfells, des Bauchfells und des Perikards mit tödlichem Ausgang zeigt eine steigende Tendenz. (1983: 44, 1990: 114, 1991: 124, 1992: 121).

Die **Prävention** des Mesothelioms ist identisch mit der der Asbestose oder durch Asbeststaub verursachten Erkrankung der Pleura bzw. Lungenkrebses in Verbindung mit Asbestose oder durch Asbeststaub verursachten Erkrankung der Pleura (vgl. BK-Nr. 4103/4104). Sie wird durch ein generelles Herstellungs- und Verwendungsverbot entsprechend der Gefahrstoffverordnung i.d.F. vom 26. 10. 1993 (BGBl. I S. 1782) für asbesthaltige Stoffe in der anwendenden Industrie und dem Gewerbe betrieben.

Bei der Asbestsanierung müssen **ergonomische Maßnahmen** zum Zuge kommen. Hierzu gehören insbesondere Arbeitsverfahren, die eine Asbeststaubexposition ausschließen, d. h. daß gemäß der Gefahrstoffverordnung die Auslöseschwelle für Asbeststaub nicht überschritten wird. In der Rangfolge der Schutzmaßnahmen ist dann die Anwendung von Arbeitsschutzmitteln, insbesondere von Atemschutzgeräten zu

Berufskrankheiten   **Asbest – Mesotheliom**

nennen. Die Durchführung dieses passiven Arbeitsschutzes darf jedoch nicht dazu führen, technische Maßnahmen zur Ausschaltung von Asbeststaub zu vernachlässigen.

Bei der **arbeitsmedizinischen Prävention** ist gemäß der Gefahrstoffverordnung Anh. VI (Anlagenbund zum BGBl. I S. 57 vom 30. Oktober 1993) und entsprechend der Unfallverhütungsvorschrift „Mineralischer Staub" (VBG 119) und den „Berufsgenossenschaftlichen Grundsätzen für arbeitsmedizinische Vorsorgeuntersuchungen – G 1.2 Gesundheitsgefährlicher mineralischer Staub, Teil 2 Asbesthaltiger Staub" vorzugehen.

Arbeitsmedizinische Vorsorgeuntersuchungen werden vor Aufnahme einer Tätigkeit an Arbeitsplätzen mit Einwirkung von asbesthaltigem Staub als **Erstuntersuchung** und während dieser Tätigkeit im Abstand von 12 – 36 Monaten als **Nachuntersuchungen** erforderlich (vgl. BK-Nr. 4103/4104). Darüber hinaus sind nach Ausscheiden aus der Tätigkeit mit Asbeststaubeinwirkung **nachgehende Untersuchungen** im Abstand von 5 Jahren gefordert.

Therapie: Eine spezifische Behandlung ist nicht bekannt.

Literatur:

Woitowitz, H. J.: Epidemiologie und Prävention des malignen Pleuramesothelioms, Med. Klinik 82, 1987, S. 578.

Woitowitz, H.J.: Kausalitätsprobleme bei der Begutachtung asbestverursachter Tumoren, „Asbestspätschäden", Der Hessische Sozialminister, Wiesbaden 1986

210

Berufskrankheiten Aluminium – Atemwegserkrankungen
VI – 2.4106

VI – 2.4106
Erkrankungen der tieferen Atemwege und der Lungen durch Aluminium oder seine Verbindungen

In der Bundesrepublik Deutschland ist die Zahl der angezeigten Fälle mit Erkrankungen der tieferen Atemwege und der Lungen durch Aluminium oder seiner Verbindungen in etwa gleichgeblieben, wie die Berufskrankheiten-Statistik (Unfallverhütungsberichte der Bundesregierung) ausweist:

Jahr	Angezeigte Fälle	Erstmals entschädigte Fälle
1985	9	–
1986	21	–
1987	22	3
1988	29	1
1989	29	2
1990	15	4
1991	21	1
1992	25	2

Diese Berufskrankheit besitzt arbeitsmedizinisch keine allzu große Bedeutung mehr. Die Möglichkeit einer Einwirkung von Aluminium oder seinen Verbindungen auf die Beschäftigten ist jedoch nach wie vor, insbesondere in der aluminiumherstellenden und -verarbeitenden Industrie, bei einzelnen Gewinnungs- und Produktionsprozessen und der Weiterverarbeitung von metallischem Aluminium und Aluminiumoxiden (Korund) gegeben.

Eine gesundheitsgefährdende **Aluminium-Belastung** kommt auf die Arbeitnehmer zu, die Aluminiumpulver in Form des ungefetteten Aluminiumfeinstaubs (Pyroschliff) herstellen. Ganz besonders sind die Arbeitsvorgänge der Aluminiumpulver-Gewinnung, also das Feinstampfen, Sieben und Mischen für eine Aluminium-Exposition verantwortlich zu machen. Gesundheitsgefahren erwachsen auch den beruflich Exponierten in der Aluminium-Industrie. Die hier beschäftigten Arbeitnehmer sind bei der Produktion von Aluminium-Pulver mit Hilfe des Schmelzzerstäubungsverfahrens, beim Ausschmelzen von Korund aus dem aluminiumhaltigen Mineral Bauxit und der Herstellung von Aluminium-Legierungen dem Gefahrstoff ausgesetzt.

Aluminium-Pulver findet industriell u. a. Verwendung zur Herstellung von Aluminium-Farben (sog. Aluminium-Bronze), in der Sprengstoff- und Pyrotechnik, bei der Gewebeimprägnierung, für Druck- und Prägezwecke sowie bei der Produktion von Schaumbeton und Schaumgummi. Korund ist ein wichtiger Grundstoff für die Schleifmittelfabrikation.

Aluminium – Atemwegserkrankungen

Der Gefahrstoff gelangt durch Inhalation als lungengängiger (atembarer) Staub, als Rauch oder in Form der Dämpfe des Aluminiums oder seiner Verbindungen in die unteren Atemwege und die Alveolen, lagert sich dort ab und führt zu irreparablen Schäden des Zellproteins. Die gesundheitsschädliche Wirkung des Aluminiums als Al-Ion entfaltet sich allerdings nur, wenn die Aluminium-Staubpartikel frei von einem Fett-Schutzfilm sind, der sie vor Benetzung mit Gewebsflüssigkeit in den Atemwegen oder Alveolen schützt.

Bei der Deponierung von nichtgefettetem, lungengängigem Staub metallischen Aluminium sowie des Aluminiumoxids, z. B. Korund, in das Lungenparenchym, kommt es zum Krankheitsbild der **Aluminiumlunge (Aluminose)** bzw. der **Korundschmelzerlunge,** Formen von Pneumokoniosen. Das Aluminium löst beim Kontakt mit dem Lungengewebe die Bildung von einem dichten, zellarmen, kollagenfaserigen Bindegewebe aus, das frühzeitig Hyalin degeneriert und eine hochgradige Schrumpfungstendenz aufweist, die zu einer mehr oder minder ausgeprägten Lungenfibrose führt. Anatomisch kommt es zu einer Verödung der Lichtung der Alveolen, die pathophysiologisch zur Störung des Gasaustausches führt. Im Gegensatz zur Silikose sind die Hiluslymphknoten an diesem fibrotischen Prozeß der Lungen nicht beteiligt.

Die **Symptomatologie** ist zu Beginn dieser Berufskrankheit meist uncharakteristisch. Bis zum Manifestwerden von Gesundheitsstörungen nach beruflicher Einwirkung der Gefahrstoffe können Monate bis zu 15 Jahren vergehen. Oft wird lediglich ein hartnäckiger Husten mit Auswurf bemerkt, Dyspnoe zunächst nur bei körperlicher Belastung, später bereits unter Ruhebedingungen angegeben. Klinisch findet sich häufig eine chronische Bronchitits, in fortgeschrittenen Stadien der Berufskrankheit ein Lungenemphysem. Schon früh ist die Vitalkapazität eingeschränkt; die respiratorische Einbuße steigert sich schließlich bis zur kombinierten obstruktiven und restriktiven Ventilationsstörung. Die Gesichtszyanose, später eine generalisierte Zyanose, weisen auf eine schwere Störung des Gasaustausches als Folge der zunehmenden Lungenfibrose hin.

Als weitere Folge der diffusen Fibrose treten nicht selten bei einer Aluminose bzw. Korundschmelzerlunge kleinste Risse im Lungenparenchym auf, die einen Spontanpneumothorax auslösen, so daß es akut zu einer deutlichen Zunahme der Dyspnoe kommt.

Die Lungenfibrose ist auch ursächlich für eine im fortgeschrittenen Stadium auftretende Druckerhöhung in der Lungenstrombahn verantwortlich zu machen, die zu einer Rechtherzüberlastung führt und klinisch als chronisches Cor pulmonale in Erscheinung tritt.

Röntgenologisch ist im Frühstadium der Berufskrankheit lediglich eine verstärkte Lungenzeichnung auszumachen. Mit Fortschreiten der Fibrose treten unregelmäßige und rundliche, teils scharf, teils unscharf begrenzte, kleinfleckige, netz- und bandartig verflochtene Schatten im Röntgenbild der Thoraxorgane auf, die vorwiegend in den Mittel- und Unterfeldern der Lungen nachweisbar sind und den morphologischen Veränderungen der Lungenfibrosen entsprechen.

Bei der **Diagnose** von Erkrankungen der unteren Atemwege und der Lungen durch Aluminium oder seine Verbindungen kommt der Arbeitsanamnse eine ganz besondere Bedeutung zu. Der röntgenologische Befund kann durchaus anderen Pneumokoniosen ähnlich sein, z. B. einer Silikose. Der Grad der Minderung der Erwerbsfähigkeit (MdE) ist weitgehend bestimmt vom Ausmaß der Störung der kardiopulmonalen Funktion.

Die **arbeitsmedizinische Prävention** sollte in regelmäßig durchgeführten **arbeitsmedizinischen Vorsorgeuntersuchungen** bestehen, etwa im Rhythmus von drei Jahren. Neben einer klinischen Untersuchung sind eine Röntgen-Thoraxaufnahme im Großformat und spirometrische Untersuchungen unerläßlich.
Sofern bei einem Arbeitnehmer eine Aluminium- oder Korundschmelzerlunge diagnostisch gesichert ist, sollte ein Arbeitsplatzwechsel, der eine weitere Exposition von Aluminium oder seinen Verbindungen ausschließt, veranlaßt werden. Nach Wegfall der Aluminium-Einwirkung ist allerdings eine Progredienz dieser Pneumokoniose nicht ausgeschlossen.

Ergonomisch ist gemäß der Arbeitsstättenverordnung für gesundheitlich zuträgliche Atemluft am Arbeitsplatz zu sorgen – soweit dies technisch überhaupt möglich ist – damit eine berufliche Einwirkung von diesen Gefahrstoffen vermieden oder auf ein Minimum reduziert wird.
Dies kann z. B. mit Hilfe lüftungstechnischer Maßnahmen, z. B. Absaugvorrichtungen, erreicht werden.
In der Rangfolge der Schutzmaßnahmen wäre schließlich der Gebrauch von persönlichen Schutzausrüstungen zu nennen, z. B. das Tragen von Atemschutzgeräten.

Therapie: Eine spezifische Behandlung ist nicht bekannt; symptomatische Therapie.

Literatur:

VALENTIN et al.: Arbeitsmedizin, Bd. 2, 3. Aufl. Thieme-Verlag, Stuttgart 1985

VI – 2.4107
Erkrankungen an Lungenfibrose durch Metallstäube bei der Herstellung oder Verarbeitung von Hartmetallen

Hartmetalle, die auch Schneidmetalle genannt werden, sind Werkstoffe, die sich durch extreme Härte – auch bei sehr hohen Temperaturen (Warmhärte) – und große Verschleißfestigkeit auszeichnen. Sie weisen eine unterschiedliche Zusammensetzung auf und werden eingeteilt in

- **Hartmetall-Legierungen,** die aus Kobalt Chrom, Wolfram, Kohlenstoff, Eisen und in geringen Mengen aus Mangan, Silizium mit Zusätzen von Nickel, Molybdän, Vanadin, Titan und Tantal („Stellite, Celsite") bestehen;

- **gesinterte Karbidhartmetalle** (Sinterkarbide), die aus einer Pulvermischung aus Wolframkarbid und Kobalt mit Zusätzen von Titan-, Tantal- und Molybdänkarbid durch Mischen, Pressen und Sintern (Sintermetalle!) und den entsprechenden Metallpulvern hergestellt werden sowie

- **gegossene Karbidhartmetalle** (Gußkarbide), die überwiegend aus Wolfram bzw. Molybdänkarbid und anderen Elementen zusammengesetzt sind.

Sie finden daher insbesondere **Verwendung** im Rahmen spanabhebender Techniken bei Werkzeugmaschinen mit Schneid-, Bohr- und Fräsvorrichtungen im metall- und kunststoffverarbeitenden Gewerbe- und Handwerk. Diese Werkstoffe sind unentbehrlich für die Bearbeitung von Metallen in Form des Abdrehens, Bohrens, Fräsens, Hobelns, Schleifens und Schabens. Zur Herstellung von Werkzeugen mit hoher Härte werden sie ebenfalls benötigt.

Wegen ihrer hohen Verschleißfestigkeit haben sie auch eine breite Anwendung in der Motoren- und Triebwerkstechnik, z. B. bei der Herstellung von Ventilsitzen und Preßringen.

Die **gegossenen Karbidhartmetalle,** die u. a. für die Herstellung von Sandstrahldüsen und Instrumentenlagersteinen gebraucht werden, sind härter als die **Hartmetall-Legierungen,** die vorwiegend für Ziehringe, Preßmatritzen und Panzerungen verwandt werden.

Von ganz besonderer Härte sind die Sintermetalle, sie kommen der des Diamants sehr nahe. Die Bezeichnung des Hartmetalls „Widia" weist auf diese hervorragende Eigenschaft deutlich hin (Widia = Wie Diamant).

Arbeitsmedizinisch besonders bedeutsam und problematisch sind die **gesinterten Karbidhartmetalle.** Dies liegt in ihrem Herstellungsprozeß begründet: die bei der Herstellung der Sinterkarbide benötigten Rohstoffe und Vorprodukte werden zunächst

Metallstäube – Lungenfibrose
VI – 2.4107

gemahlen, das Wolframkarbid wird pulverisiert und das Wolframkarbid-Pulver schließlich mit Kobalt vermischt. Die hierbei auftretende Staubentwicklung stellt eine der **Einwirkungsmöglichkeiten** dar.

Nach der anschließenden **Vorsinterung** dieses Materials bei etwa 1 000 °C ist arbeitsmedizinisch keine berufliche Exposition zu erwarten. Erst bei der Formgebung dieses Zwischenproduktes, die durch Drehen, Bohren, Pressen, Feilen und/oder Schleifen usw. geschieht, setzt erneut eine Einwirkung von staubförmigen Gefahrstoffen (Hartmetallstäube) ein.

Eine Exposition wird auch bei der Anwendung von Hartmetall-Schneide-, Bohr- und Fräswerkzeugen infolge Freisetzens von staubförmigem Abriebmaterial angenommen.

Wie die bei den genannten Herstellungsverfahren und bei der Roh- bzw. Feinbearbeitung der vorgesinterten bzw. fertiggesinterten Hartmetalle freiwerdenden staub- und rauchförmigen Gefahrstoffe ihre pathogene Wirkung entfalten bzw. welche Bestandteile der Vor- und Zwischenprodukte die eigentlichen Gefahrstoffe darstellen, ist noch nicht sicher geklärt.

Bei der Berufskrankheit handelt es sich um eine Pneumokoniose mit einer chronisch-interstitiellen **Lungenfibrose**. Wie die Berufskrankheiten-Statistik (Unfallverhütungsberichte der Bundesregierung) aufzeigt, hat diese arbeitsbedingte Erkrankung keine allzu große arbeitsmedizinische Bedeutung. Sie tritt relativ selten auf:

Jahr	Angezeigte Fälle	Erstmals entschädigte Fälle
1985	76	4
1986	81	4
1987	47	7
1988	67	0
1989	62	4
1990	53	4
1991	70	5
1992	70	3

Die **Symptomatologie** der Berufskrankheit ist durch den pathologisch-anatomischen Prozeß und die Pathophysiologie bestimmt. Die atembaren staubförmigen Gefahrstoffe (Bestandteile der Rohprodukte, Zwischenprodukte und Hartmetalle) werden inhalativ aufgenommen und in den Alveolen sowie den terminalen Bronchioli deponiert.

Nach einer Latenz von etwa zwei bis fünf Jahren Einwirkung von Stäuben, die bei der Herstellung und Verarbeitung von Hartmetallen frei werden, kann diese Berufskrankheit manifest werden. Die erkrankten Arbeitnehmer klagen zunächst über uncharakteristische Beschwerden wie Husten oder Reizerscheinungen der oberen Atemwege. Später bemerkt der Erkrankte eine zunehmende Dyspnoe, Ausdruck einer progredienten Diffusionsstörung als Folge einer fortschreitenden Lungenfibrose. Die bindegewebige Umwandlung der Alveolen und der Bronchiolen löst zwangsläufig je nach Ausdehnung bzw. Stadium des fibrosierenden Prozesses eine mehr oder minder schwere Störung der respiratorischen Funktionen im Sinne einer restriktiven, später auch obstruktiven Ventilationsstörung aus, besonders bei Vorliegen eines Emphysems und einer Obstruktion durch Verlegung der Bronchien durch Schleim bei chronischer Bronchitis.

Komplizierend tritt eine Überlastung des rechten Herzens infolge einer Drucksteigerung in der Arteria pulmonalis (chronisches Cor pulmonale) hinzu, die zur kardialen Rechtsinsuffizienz führen kann.

Die **röntgenologische Untersuchung** der Thoraxorgane kann zwar keine für die Berufskrankheit spezifischen Veränderungen nachweisen, jedoch ist der Befund typisch für eine Lungenfibrose: Die Lungenzeichnung ist netzförmig vermehrt und läßt streifige Strukturen erkennen, Ausdruck der Bindegewebsproliferation. Mitunter finden sich auch eine Vergrößerung der Lungenhili und kleinfleckige Schatten, die zum Teil konfluieren. Im Gegensatz zur Fibrose der Silikose werden die lateralen Oberfelder der Lungen weniger von dieser Verschattung betroffen.

Die **Diagnose** der „Hartmetallunge" stützt sich ganz wesentlich auf die Arbeitsanamnese und den Röntgenbefund der Lungen. Lungenfibrosen anderer Ursache sind differential-diagnostisch auszuschließen. Eine genaue Rekonstruktion der Arbeitsabläufe am Arbeitsplatz unter Berücksichtigung der durchgeführten aktiven und passiven Schutzmaßnahmen ist unerläßlich.

Bei der Beurteilung der Minderung der Erwerbsfähigkeit (MdE) im Rahmen arbeitsmedizinischer Begutachtung muß bei bestehender Lungenfibrose durch Hartmetallstäube die Beeinträchtigung des kardio-pulmonalen Systems exakt ermittelt werden. Zur Erfassung der Leistungsminderung sind insbesondere gezielte Herz- und Lungenfunktionsprüfungen heranzuziehen.

Die **Prävention** dieser an sich seltenen Berufskrankheit ist vorrangig eine ergonomische Aufgabe. Zur Realisierung der Forderung des § 5 ArbStättV, daß in Arbeitsräumen unter Berücksichtigung der angewandten Arbeitsverfahren und der körperlichen Beanspruchung der Arbeitnehmer während der Arbeitszeit ausreichend gesundheitlich zuträgliche Atemluft vorhanden sein muß, sind an den hartmetallstaubexponierten Arbeitsplätzen lüftungstechnische Anlagen, z. B. Absaugeinrichtungen, zu installieren. Darüber hinaus sollten die exponierten Arbeitnehmer Atemschutzgeräte tragen.

Arbeitsmedizinisch sind **Vorsorgeuntersuchungen,** wie sie gem. der Gefahrstoffverordnung und der Unfallverhütungsvorschrift „Arbeitsmedizinische Vorsorge" (VBG 100) vorgesehen sind, durchzuführen.

Vor Aufnahme der Tätigkeit mit Einwirkung von Metallstäuben bei der Herstellung oder Verarbeitung von Hartmetallen sollten eine **Erstuntersuchung** und während dieser Tätigkeit im Abstand von 2–3 Jahren **Nachuntersuchungen** durchgeführt werden. Bei diesen Untersuchungen sollten u. a. eine Röntgen-Thoraxaufnahme (Großformat) und spirographische Messungen sowie eine Bestimmung des Atemwegswiderstandes durchgeführt werden.

Therapie: Eine spezifische Behandlung ist nicht bekannt; symptomatische Therapie.

Literatur:

VALENTIN et al.: Arbeitsmedizin Bd. 2, 3. Aufl., Thieme Verlag, Stuttgart 1985

VI – 2.4108
Erkrankungen der tieferen Atemwege und der Lunge durch Thomasmehl (Thomasphosphat)

Bei der Stahlerzeugung werden zur Verbesserung der physikalischen Eigenschaften des Roheisens u. a. Eisenphosphide mit dem Thomas-Verfahren beseitigt. Aus den Rückständen dieses Stahlgewinnungsprozesses, der sogenannten Thomasschlacke wird Thomasmehl (Thomasphosphat), das reich an Phosphaten, Silikaten und Oxiden von Kalzium, Eisen und Mangan sowie geringeren Beimengungen von Vanadium-Verbindungen ist und ca. 13 % Phosphorsäure enthält, gewonnen. Thomasmehl findet insbesondere wegen seines hohen Phosphat- und Kalkgehaltes Verwendung als Phosphordünger und Bodenverbesserer.

Einwirkungsmöglichkeiten bestehen für beruflich exponierte Personen bei der Gewinnung und Verarbeitung dieser phosphorsäurehaltigen Schlacke, insbesondere beim Brechen der Thomasschlacke und beim Mahlen zum Thomasmehl. Gesundheitliche Gefahren treten auch bei der weiteren industriellen Fertigung dieses Düngemittels auf, beim Mischen mit anderen Düngemitteln, Absacken, Transport und Lagern. Beschäftigte in der Landwirtschaft sind beim Ausstreuen des Düngers ebenfalls der Einwirkung dieses Gefahrstoffes ausgesetzt.

Dank der verbesserten Arbeitsplatzbedingungen hat diese Berufskrankheit jedoch keine große Bedeutung. In der Bundesrepublik Deutschland wurden von 1985 – 1990 29 Berufskrankheitenfälle angezeigt. (Unfallverhütungsberichte der Bundesregierung):

Jahr	Angezeigte Fälle	Erstmals entschädigte Fälle
1985	0	0
1986	1	0
1987	3	0
1988	4	0
1989	4	0
1990	6	0
1991	7	1
1992	4	0

Die **Aufnahme** des Gefahrstoffes erfolgt durch Inhalation des Thomasmehl-Staubes. In den tieferen Atemwegen und den Lungen kommt es zu Schädigungen, die mechanisch oder chemisch-toxisch bedingt sind und eindringenden Krankheitserregern Wegbereiter für Infektionen sind.

Die **Erkrankung** setzt meist **akut** nach einer stärkeren Staubeinwirkung mit Thomasmehl ein, sie tritt unter dem Bilde einer akuten fieberhaften Bronchitis oder einer Lungenentzündung in Erscheinung und ist kaum von einer gewöhnlichen Bronchitis bzw. Lungenentzündung zu unterscheiden. Nach Wegfall der Thomasmehl-Einwirkung können diese Bronchial- bzw. Lungenerkrankungen vollständig ausheilen. Sie können auch einen chronischen Verlauf nehmen. Auf dem Röntgenbild erkennt man flächenhaft-wolkig zusammenfließende Infiltrate der Lungen, wie sie bei Pneumonien bekannt sind. Die Rückbildungstendenz ist allerdings, im Gegensatz zur nicht beruflich ausgelösten Lungenentzündung, schlechter.

Chronische Formen der Erkrankung können in eine Lungenfibrose übergehen und Anlaß zu Störungen des kardio-pulmonalen Systems sein. Diese Pneumokoniose, die relativ früh mit der Industrialisierung (Stahlerzeugung!) im vergangenen Jahrhundert auftrat und als solche erkannt wurde, ist bei Kenntnis der Arbeitsanamnese gut gegen andere nicht beruflich ausgelöste Erkrankungen der Bronchien und der Lungen abzugrenzen.

Zur **Prävention** dieser Erkrankung kommen im wesentlichen ergonomische Maßnahmen in Betracht. Die Arbeitsverfahren sind so zu gestalten, daß eine Thomasmehl-Exposition auf ein Mindestmaß reduziert wird. Handarbeit ist auf das geringste Maß einzuschränken, phosphathaltige Schlacken dürfen nur in Räumen gemahlen werden, in denen ein ausreichender Luftraum vorhanden und ein optimaler Luftwechsel sichergestellt ist. Der beim Abfüllen von Thomasphosphat entstehende Staub ist durch geeignete Vorrichtungen abzusaugen. In Lagerräumen muß der abgelagerte Staub unverzüglich, ohne ihn aufzuwirbeln, beseitigt werden. Der Fußboden von Mühlenräumen ist täglich nach jeder Arbeitsschicht gründlich von Staub zu reinigen.

Im Rahmen der Arbeitsplatzhygiene ist darauf zu achten, daß die persönlichen Schutzausrüstungen getrennt von der anderen Kleidung der Arbeitnehmer aufbewahrt werden können. Ist damit zu rechnen, daß Thomasphosphatstaub mit der Haut in Berührung kommt, so hat es der Arbeitgeber zu ermöglichen, daß die Arbeitnehmer, bevor sie Nahrungs- und Genußmittel zu sich nehmen, wozu auch das Rauchen und Schnupfen gehört, und nach Beendigung der Arbeit eine Körperreinigung vornehmen können.

Die arbeitsmedizinische Prävention ist gemäß den Bestimmungen der Gefahrstoffverordnung durch arbeitsmedizinische Vorsorgeuntersuchungen zu betreiben.

Ist damit zu rechnen, daß ein Arbeitnehmer der Einwirkung von Thomasphosphatstaub ausgesetzt wird, müssen eine **Erstuntersuchung** vor Beginn der Tätigkeit und mindestens alle drei Jahre während dieser Tätigkeit **Nachuntersuchungen** durchgeführt werden. Zu jeder ärztlichen Untersuchung sollten Röntgen-Thoraxaufnahme (Großformat) sowie kardio-pulmonale Funktionsteste hinzugezogen werden.

Therapie: Bei Vorliegen einer bakteriellen Bronchitis antibiotische Behandlung.

Literatur:

VALENTIN et al.: Arbeitsmedizin, Bd. 2, 3. Aufl., Thieme Verlag, Stuttgart 1985

VI – 2.4109
Bösartige Neubildungen der Atemwege und der Lungen durch Nickel oder seine Verbindungen

Diese Berufskrankheit wurde mit der Verordnung zur Änderung der Berufskrankheiten-Verordnung vom 22. März 1988, die am 1. April 1988 in Kraft getreten ist, neu in die Liste der Berufskrankheiten aufgenommen.

Über die Generalklausel des § 551 Abs. 2 RVO wurden in der Zeit von 1967 bis 1987 13 Krankheitsfälle anerkannt und erstmals entschädigt.

Die Berufskrankheiten-Statistik (Unfallverhütungsberichte der Bundesregierung) weist das folgende Bild aus:

Jahr	Angezeigte Fälle	Erstmals entschädigte Fälle
1988	7	0
1989	11	2
1990	19	5
1991	12	3
1992	15	4

Elementarer Nickel (chem. Zeichen: Ni) ein silberglänzendes Metall, das viele Eigenschaften des Eisens in bezug auf seine Be- und Verarbeitungsmöglichkeiten aufweist, ist wegen seiner hohen Widerstandsfähigkeit insbesondere gegenüber Luft und Wasser in der Industrie sehr weit verbreitet. Seine Verbindungen Nickelsulfid (NiS, Ni_3S_2), Nickeloxid (NiO) sind wasserunlöslich, Nickelsulfat ($NiSO_4$) und Nickelchlorid ($NiCl_2$) dagegen in Wasser leicht löslich. Nickeltetracarbonyl ($Ni(O)_4$) ist wegen seiner akuten toxischen und chemisch-irritativen Wirkung arbeitsmedizinisch von besonderer Bedeutung.

Zahlreiche Nickellegierungen werden industriell verwertet, insbesondere bei der Stahlveredelung und zur Herstellung von Nickelbasislegierungen.

Einwirkungsmöglichkeiten bestehen u.a. bei der Aufbereitung und Verarbeitung von Nickel-Erzen zu Nickel oder Nickelverbindungen bei der Raffination, beim elektrolytischen Abscheiden von Nickel, bei der Herstellung und Verarbeitung von pulverförmigem Nickel, bei der Herstellung von Akkumulatoren, beim Lichtbogenschweißen, beim Schleifen von Nickel und Nickellegierungen, bei der Elektrogalvanisation, bei der Herstellung von Ferronickel und bei der Verwendung von Nickel als großtechnischem Katalysator.

Nickel
VI – 2.4109

Die **Resorption** des Nickels erfolgt in geringem Umfang (ca. 1 – 5 %) über den Gastro-Intestinaltrakt nach **peroraler Aufnahme;** eine transkutane Aufnahme von Nickelsulfat ist bisher nicht bestätigt. Staubförmige Nickelverbindungen werden inhalativ aufgenommen. Peroral aufgenommenes Nickel verteilt sich gleichmäßig über den ganzen Organismus. Die über den Magen-Darm-Kanal resorbierten anorganischen Nickelverbindungen werden beim Menschen vorwiegend über den Stuhl, in geringerem Maße über die Nieren ausgeschieden.

Nach beruflicher Inhalation des Gefahrstoffes erfolgt die Ausscheidung fast ausschließlich renal.

Nickel besitzt neben seiner allergisierenden und toxischen Wirkung eine **kanzerogene Potenz.**

Epidemiologisch wurde insbesondere nach der Einwirkung von wasserschwerlöslichen sulfidischen (Ni_3S_2) und oxidischen Nickelerzen, metallischem Nickel und Nickeltetracarbonyl, insbesondere im Bereich der Nickelraffination, eine erhöhte Prävalenz von Krebserkrankungen im Bereich des Bronchialsystems, der Nasenhaupt- und der Nasennebenhöhlen sowie des Kehlkopfes nachgewiesen. Hingegen bestehen derzeit keine Anhaltspunkte für eine erhöhte Krebsrate bei Beschäftigten in der nickelbe- und verarbeitenden Industrie.

Die durch Nickel oder seine Verbindungen induzierten Karzinome weisen weder klinisch noch pathologisch-anatomisch Unterschiede gegenüber Karzinomen anderer Entstehung auf.

Die Latenzzeit zwischen Nickelexposition und Auftreten der Krebserkrankungen beträgt durchschnittlich 20 – 30 Jahre. Bei der Beurteilung einer arbeitsbedingten (nickelinduzierten) Krebserkrankung ist eine exakte Arbeitsanamnese unverzichtbar.

Die **Prävention** der bösartigen Neubildungen der Atemwege und der Lungen durch Nickel oder seine Verbindungen muß primär ergonomisch erfolgen. Die inhalative Aufnahme der Gefahrstoffe im Bereich der Nickelraffination und der elektrolytischen Aufbereitung muß sowohl verfahrenstechnisch als auch durch geeignete Schutzmaßnahmen (Atemschutz!) erzwungen werden.

Die Gefahrstoffverordnung schreibt für Beschäftigte, die einer Nickelexposition (Nickel in Form atembarer Stäube von Nickelmetall, Nickelsulfid und sulfidischen Erzen, Nickeloxid und Nickelcarbonat) ausgesetzt sind, zwingend **arbeitsmedizinische Vorsorgeuntersuchungen (Erstuntersuchung** vor Beginn der beruflichen Tätigkeit mit Nickeleinwirkung, erste Nachuntersuchung und weitere **Nachuntersuchungen** innerhalb von 36 – 60 Monaten) vor. Bei einer Einwirkung von Nickelverbindungen in Form atembarer Tröpfchen sind diese Vorsorgeuntersuchungen innerhalb von 12 – 24 Monaten regelmäßig als Nachuntersuchungen erforderlich. Bei einer Exposition von Nickeltetracarbonyl werden die erste Nachuntersuchung nach 12 – 24 Monaten und die weiteren Nachuntersuchungen nach 12 – 60 Monaten erforderlich.

Nach dem Berufsgenossenschaftlichen Grundsatz für arbeitsmedizinische Vorsorgeuntersuchungen G 38 „Nickel oder seine Verbindungen" sind folgende spezielle Untersuchungen bei der Erst- und Nachuntersuchung vorgesehen.

Spekulumuntersuchung der Nase, Röntgen-Thorax-Aufnahme im Großformat oder Mittelformat, bei Einwirkung von Nickelcarbonyl und bei der elektrolytischen Nickelgewinnung zusätzlich die Blutsenkungsreaktion und Ruhespirometrie (Vitalkapazität und Atemstoß).

In Abständen von 36 – 60 Monaten sind **Nachgehende Untersuchungen** zwingend, wenn eine Einwirkung von Nickel oder seinen Verbindungen mindestens 5 Jahre gegeben war.

Hauterkrankungen im Sinne des allergischen Kontaktekzems, sog. Nickelkrätze fallen unter die BK-Nr. 5101, durch Nickel oder seine Verbindungen ausgelöste obstruktive Atemwegserkrankungen unter die BK-Nrn. 4301 bzw. 4302.

Therapie: Eine spezifische Behandlung, mit Ausnahme chirurgischer oder zytostatischer Maßnahmen, ist nicht bekannt.

Literatur:

RAITHEL, H. J.: Nickel und seine Verbindungen – arbeitsmedizinisch-toxikologische Aspekte, Teil A Vorkommen – Berufskunde – Aufnahme und Metabolismus – Gesundheitsstörungen, Arbeitsmed. Sozialmed. Präventivmed. 1987, S. 268 – 274, Teil B Karzinogenität – Arbeitsschutz, Arbeitsmed. Sozialmed. Präventivmed. 1987, S. 301 – 310

VI – 2.4110
Bösartige Neubildungen der Atemwege und der Lungen durch Kokereirohgase

Dieser berufsbedingte Krebs wurde bereits 1956 von Reid und Buck beschrieben.

Auf Empfehlung des Ärztlichen Sachverständigenbeirates des Bundesministers für Arbeit und Sozialordnung, Sektion ,,Arbeitsmedizin" sind bösartige Neubildungen der Atemwege und der Lungen durch Kokereirohgase mit Verordnung zur Änderung der Berufskrankheiten-Verordnung (BeKV) vom 22. März 1988 (BGBl. I S. 400) als entschädigungspflichtige Berufskrankheit in die Liste der Anlage 1 dieser BeKV aufgenommen worden.

Dieser Berufskrebs, der erstmalig bei Beschäftigten in Kokereien und Gasfabriken zur Beobachtung kam, wurde seit 1972 in der Bundesrepublik Deutschland über § 551 Abs. 2 RVO (Öffnungsklausel) in ca. 20 Erkrankungsfällen als Berufskrankheit anerkannt.

Die Berufskrankheiten-Statistik (Unfallverhütungsberichte der Bundesregierung) zeigt das folgende Bild:

Jahr	Angezeigte Fälle	Erstmals entschädigte Fälle
1988	25	1
1989	34	14
1990	14	17
1991	19	5
1992	21	21

Die Erzeugung des sogenannten Stadtgases aus Kohle (Entgasung), das weitgehend zu Verbrennungszwecken in Industrie und Haushalt Verwendung findet, geschieht in Blöcken zusammengefaßter Horizontalkammeröfen bei Einwirkung hoher Temperaturen.

Bei 100 – 350 °C setzt zunächst eine Vorentgasung ein, bei der Wasserdampf, Sauerstoff, Kohlenmonoxid und -dioxid, Methan und Stickoxide freigesetzt werden. Der Schwelprozeß setzt bei Temperaturen um 450 – 700 °C ein. Die eigentliche Zersetzung (Pyrolyse) erfolgt bereits bei 500 °C; in den Horizontalkammeröfen werden Koksendtemperaturen von 1 000 °C erreicht. Bei den Höchststufen der Kohleerhitzung entstehen zahlreiche Kohlenwasserstoffe und polyzyklische aromatische Kohlenwasserstoffe (PAH), z. B. Benzo(a)pyren. Dieses Rohgas wird in einem geschlossenen System nach Abkühlung und Reinigung als ,,Stadtgas" an den Verbraucher abgegeben.

Kokereirohgase **Berufskrankheiten**
VI – 2.4110

Unter Kokereigasen werden die erzeugten Gase und die Luftverunreinigungen verstanden, die beim Betreiben der Öfen, beim Beschicken und Entladen der Kammern am Ofenblock frei werden.

Diese Kokereirohgase können auch bei Undichtigkeiten am Ofenblock ins Freie gelangen, wobei PAH-Gemische kondensieren und sich an anderen Schwebstoffpartikeln anlagern können.

Einwirkungsmöglichkeiten sind insbesondere bei Ofenblockarbeitern in Kokerei- und Gasbetrieben gegeben. Dieses Personal setzt sich u. a. aus Füllwagenfahrern, Einfegern, Steigrohrreinigern, Teerschiebern, Druckmaschinenfahrern, Kokskuchenführungswagenfahrern, Löschwagenfahrern, Türmännern und Rampenmännern zusammen.

Die Kokereirohgase besitzen wegen ihres Anteils an PAH-Gemischen eine krebserzeugende Potenz. Die **Aufnahme** der Gefahrstoffe in Form von Staub und Aerosolen erfolgt inhalativ. Die tracheobronchialen und lungengängigen Gefahrstoffe werden für die Karzinomentstehung der tieferen Atemwege und der Lungen angeschuldigt. Bis zum Manifestwerden bösartiger Neubildungen bestehen im allgemeinen lange Latenzzeiten (mindestens 2 Jahre) nach mehrjähriger beruflicher Exposition.

Die bösartigen Tumoren durch Kokereirohgase sind klinisch, pathologisch-anatomisch und histologisch nicht von anderen Atemwegstumoren zu unterscheiden.

Eine genaue Arbeitsanamnese ist bei der Beurteilung dieser bösartigen Neubildungen unerläßlich.

Präventiv muß ergonomisch, d. h. verfahrenstechnisch vorgegangen und der passive Schutz der exponierten Ofenblockarbeiter betrieben werden.

Benzo(a)pyren und andere krebserzeugende polyzyklische Kohlenwasserstoffe sind in die Liste der **arbeitsmedizinischen Vorsorgeuntersuchungen** der Gefahrstoffverordnung (Anhang VI) aufgenommen worden. Für Benzo(a)pyren sind die Nachuntersuchungsfristen auf 24 – 36 Monate, für sonstige krebserzeugende Gefahrstoffe auf 60 Monate festgelegt.

Der Untersuchungsumfang ist in den Berufsgenosenschaftlichen Grundsätzen für arbeitsmedizinische Vorsorgeuntersuchungen G 40 „Krebserzeugende Gefahrstoffe" festgelegt. Bei der **Erstuntersuchung** ist neben der Feststellung der Anamnese, insbesondere Arbeitsanamnese, die klinische Untersuchung im Hinblick auf die Tätigkeit vorzunehmen. Als spezielle Untersuchungen **(Erst- und Nachuntersuchung)** sind erforderlich:

Röntgen-Thoraxaufnahme im Großformat, Blutsenkungsgeschwindigkeit, vollständiger Blutstatus einschließlich Thrombozytenzählung und Gamma-GT.

Berufskrankheiten **Kokereirohgase**
VI – 2.4110

Nachgehende Untersuchungen sind in Abständen von weniger als 60 Monaten nach der letzten arbeitsmedizinischen Vorsorgeuntersuchung vorzunehmen.

Therapie: Eine spezifische Behandlung ist nicht bekannt.

Literatur:

REID/BUCK: Cancer in Cokingplant Workers, Brit. J. Industr. med. 1956, S. 256
MANZ, A.: Krebs als Todesursache bei Beschäftigten der Gasindustrie, Forschungsbericht der Bundesanstalt für Arbeitsschutz Nr. 151, Wirtschaftsverlag NW, Bremerhaven 1976
MANZ/BERGER/WALTSGOTT: Zur Frage des Berufskrebses bei Beschäftigten in der Gasindustrie, Forschungsbericht der Bundesanstalt für Arbeitsschutz Nr. 352, Wirtschaftsverlag NW, Bremerhaven 1983
HARTUNG/VALENTIN: Die bösartigen Erkrankungen der Atemwege und ihre berufliche Verursachung, Atemw.-Lungenkrankh. 1988, S. 156

VI – 2.4201
Exogen-allergische Alveolitis

Die exogen-allergische Alveolitis war als arbeitsbedingte Erkrankung im Sinne der **Farmer-(Drescher-)Lunge** bereits in die Liste der Berufskrankheiten der Berufskrankheiten-Verordnung in der Fassung vom 8. Dezember 1976 (BGBl. I S. 3329) aufgenommen worden. Bis zu diesem Zeitpunkt wurden 58 Krankheitsfälle an Farmer-(Drescher-)Lunge nach § 551 Abs. 2 der Reichsversicherungsordnung (RVO) über die sog. General- bzw. Öffnungsklausel entsprechend dem gemischten Berufskrankheitensystems der Bundesrepublik Deutschland erstmals entschädigt. Der Berufskrankheiten-Statistik (Unfallverhütungsberichte der Bundesregierung) ist ein Ansteigen der Zahl der angezeigten Fälle zu entnehmen:

Jahr	Angezeigte Fälle	Erstmals entschädigte Fälle
1985	213	44
1986	331	71
1987	219	92
1988	267	74
1989	283	82
1990	245	81
1991	252	81
1992	249	68

Seit 1978 wurden diesem Berufskrankheitenbild weitere arbeitsbedingte Erkrankungen ähnlicher Genese, z. B. die nach der Öffnungsklausel als entschädigungspflichtige Berufskrankheiten anerkannten Fälle von **Vogelhalterlunge, Befeuchterlunge, Holzarbeiterlunge** und die **Malzarbeiterlunge,** zugeordnet.
Mit der Verordnung zur Änderung der Berufskrankheiten-Verordnung vom 22. März 1988 (BGBl. I S. 400) erhielt die Bezeichnung der Berufskrankheit die Fassung „Exogen-allergische Alveolitis".

Die exogen-allergische Alveolitis tritt u. a. auf bei Beschäftigten in der Landwirtschaft, im Weinbau, in Molkereibetrieben, der Geflügelzucht, der holzverarbeitenden Industrie, der Malzerzeugung und bei Arbeitnehmern, die in Arbeitsstätten tätig sind, in denen Befeuchteranlagen oder Verneblergeräte, z.B. in Druckereien oder Papierfabriken, installiert sind.

Einwirkungsmöglichkeiten sind bei den genannten Berufszweigen gegeben, wenn die dort Beschäftigten Allergenen (Antigenen ausgesetzt sind, wie z. B. Bazillen, Pilzen, heterologen Eiweißkörpern sowie tierischen bzw. pflanzlichen Stoffen. Antigenkontakte sind möglich bei Arbeiten oder Umgang mit verschimmeltem Heu

Exogen-allergische Alveolitis   Berufskrankheiten
VI – 2.4201

oder Getreide, verschimmelten Pilzen, verschimmeltem Käse, schimmeligem Kork, Detergentien, bei der Verarbeitung der Gerste zu Malz, der Bearbeitung von Zuckerrohrstroh, bei der Zucht von Hühnern, Enten, Truthähnen, Gänsen, Tauben, Papageien und Wellensittichen, bei der Bearbeitung von amerikanischem Rotholz (Sequoia), bei der Aufbereitung von Kaffeebohnen sowie in Arbeitsstätten mit Luftbefeuchtern und Verneblergeräten u.v.a.

Die Aufnahme der beruflichen Allergene geschieht ausschließlich inhalativ in Form von atembaren Stäuben.

Die exogen-allergische Alveolits tritt in einer Vielzahl ätiologisch unterschiedlicher Berufskrankheiten, jedoch mit ähnlicher klinischer Erscheinungsform, auf:

Lungengänger Staub von **Pilzen,** insbesondere **Schimmelpilzen,** enthält die Allergene/Antigene, die ursächlich für die Entstehung u. a. der

Farmer-(Drescher-)Lunge,	Zuckerrohrstroh-Lunge (Bagassose),
Malzarbeiter-Lunge,	Obstbauern-Lunge,
Holz- und Korkarbeiter-Lunge,	Holz-, Papierarbeiter-Lunge und
Pilzarbeiter-Lunge,	Tabakarbeiter-Lunge
Käsewäscher-Krankheit,	verantwortlich gemacht werden.
Wein-(Spätlese-)Lunge/Winzer-Lunge,	

Mikro-Organismen können die Berufskrankheiten
Befeuchter-Lunge und
Waschmittel-Lunge
auslösen. (Bei der Befeuchter-Lunge werden auch Pilze als Allergene angeschuldigt).

Staub **heterologer Eiweißkörper** tierischer Herkunft können als Inhalationsallergene zur
Vogelzüchter-Lunge
führen.

Stäube von **Pflanzenbestandteilen** stellen die verursachenden Inhalationsallergene/Antigene bei der
Kaffeearbeiter-Lunge
dar.

Das **Krankheitsbild** der Berufskrankheit ist in seiner Frühsymptomatologie meist uncharakteristisch und bereitet nicht selten differential-diagnostische Schwierigkeiten, insbesondere wenn die Arbeitsanamnese unberücksichtigt bleibt oder nicht bekannt ist.

Die exogen-allergische Alveolitis kann sehr rasch, bereits nach Stunden oder weniger Tagen, ein akutes Krankheitsgeschehen aufweisen. Dieses ist verursacht durch die pathophysiologischen Vorgänge nach der Inhalation der beruflichen Allergene. Antigenhaltiger, lungengängiger Staub gelangt bis in die Endbronchiolen und Alve-

Berufskrankheiten   **Exogen-allergische Alveolitis**
                                                                             VI – 2.4201

olen, wo auch nach einer Sensibilisierung die Antigen-Antikörperreaktion abläuft. Es kommt zu einer mehr oder minder deutlich ausgeprägten Dyspnoe (als Zeichen einer restriktiven Diffusionsstörung), Husten macht sich bemerkbar, häufig besteht Auswurf, es stellen sich eine Zyanose der Haut, eine Brustbeklemmung sowie ein allgemeines unbestimmtes Krankheitsgefühl, insbesondere eine Abgeschlagenheit, ein. In dieser **akuten Phase** können Fieber und Schüttelfrost auftreten; daher wurde in früheren Jahren in Unkenntnis der Ätiologie wegen dieser Erscheinungsform u. a. auch von ,,Drescher-, Farmer- und Befeuchterfieber" gesprochen. Diese Krankheitszeichen können nach Wegfall der beruflichen Exposition vollständig verschwinden, bei erneuter inhalativer Belastung mit den beruflichen Antigenen jedoch rezidivieren. In diesem Stadium kann die Berufskrankheit klinisch fälschlicherweise als Bronchitits mit obstruktiver Ventilationsstörung gedeutet werden.

Röntgenologisch zeigt die Thoraxaufnahme nach etwa 2 – 3 Wochen akuter Symptomatologie eine eigenartige, milchglasähnliche Trübung und kleine rundliche Schatten (bis zu einem Durchmesser von 3 mm) besonders in den Lungenunterfeldern auf. Die Laborbefunde sind in dieser Phase der Erkrankung wenig aufschlußreich: Es besteht u. a. eine unspezifische Leukozytose und eine Eosinophilie (als Hinweis auf ein allergisches Geschehen), außerdem findet sich bei der elektrophoretischen Untersuchung des Blutserums eine Dysproteinämie vom Typ einer breitbasigen Gamma-Globulinämie. Die immunserologische Untersuchung zum Nachweis der Antikörper gegen die krankheitsauslösenden, beruflichen Antigene ist diagnostisch wenig aussagefähig, da sowohl ihr Fehlen als auch ihr Nachweis für das Bestehen der Krankheit nicht beweisend sein muß bzw. die Berufskrankheit nicht ausgeschlossen werden kann.

Häufen sich die Rezidive der akuten Form der exogen-allergischen Alveolitis, die regelmäßig dann auftreten, wenn es immer wieder zu erneuter Einwirkung von antigenhaltigem Staub kommt (weil die Ursache der Erkrankung nicht erkannt und das Leiden nicht kausal angegangen wurde), entwickelt sich über kurz oder lang eine chronische Bronchitis. Bei Persistieren der beruflichen Exposition kommt es zur Entstehung einer interstitiell-diffusen Lungenfibrose. Die Berufskrankheit zählt zu den durch organische Stäube verursachten (allergischen) Pneumokoniosen.

Dieses **chronische Krankheitsbild** imponiert klinisch vor allem in Dyspnoe, Husten, Auswurf, Brustbeklemmung und einer Reduzierung der Leistungsfähigkeit. Eine kombinierte restriktive und obstruktive Ventilationsstörung sowie ein Lungenemphysem sind die Zeichen einer fortgeschrittenen Erkrankung, Folge der sich einstellenden Lungenfibrose.

Die nicht mehr rückbildungsfähige Lungenfibrose führt in aller Regel zu weiteren Komplikationen im kardio-pulmonalen System. Es kommt zu Diffusionsstörungen und einer Rechtsherzüberlastung infolge Druckerhöhung im Lungenkreislauf und schließlich zur Herzrechtsinsuffizienz bei einem chronischen Cor pulmonale.

Bei der chronischen Form der Berufskrankheit finden sich röntgenologisch kleine, unregelmäßig begrenzte Schatten von unterschiedlicher Größe (bis zu einer Dimension von 10 mm), vorwiegend in den Lungenunter- und Mittelfeldern als Zeichen einer diffusen Fibrosierung des Lungenparenchyms. Gegenüber anderen Pneumokoniosen ist der röntgenologische Befund kaum abgrenzbar. Die Erhebung einer exakten Arbeitsanamnese ist daher wichtiger Bestandteil der diagnostischen Bemühungen.

Zum Nachweis eingetretener Komplikationen des kardio-pulmonalen Systems sind spezielle Untersuchungsverfahren heranzuziehen, u. a. spirometrische Tests, Atemwegswiderstandsmessungen, elektrokardiographische Untersuchungen, evtl. die Durchführung einer Ganzkörper-Plethysmographie. Bei der Beurteilung der Minderung der Erwerbsfähigkeit ist nicht alleine das Ausmaß der morphologischen Veränderungen im Röntgenbild der Thoraxorgane maßgeblich, sondern vorwiegend der Grad der Einschränkung der ventilatorischen Funktion und der Einbuße der kardialen Leistung.

Die **Prävention** der exogen-allergischen Alveolitis ist sowohl ergonomisch als auch arbeitsmedizinisch zu betreiben. Hierzu zählen u. a. technische Maßnahmen zur Verbesserung der Arbeitsplatzsituation (gute Belüftung) z. B. in Viehfutter-Silos, Ställen etc. und Automatisierung bestimmter Arbeitsvorgänge, z. B. Arbeitsabläufe ohne Möglichkeit einer beruflichen Einwirkung. Als persönliche (passive) Schutzmaßnahme ist das Tragen von Atemschutzmasken bei der einwirkenden Tätigkeit zu nennen; zur ständigen Arbeitsschutzeinrichtung darf jedoch diese Maßnahme nicht werden, vielmehr muß durch eine Änderung der Arbeitsverfahren eine berufliche Einwirkung von antigenhaltigen Stäuben in den entsprechenden Berufszweigen ausgeschlossen werden.

Zu überlegen ist die Durchführung von **arbeitsmedizinischen Vorsorgeuntersuchungen,** insbesondere vor Beginn einer Tätigkeit mit der Möglichkeit einer beruflichen Einwirkung von antigenhaltigen Stäuben.
Als wirkungsvollste arbeitsmedizinische Maßnahme kommt der Arbeitsplatzwechsel bei Vorliegen einer Sensibilisierung gegenüber dem antigenhaltigen Staub in Betracht.

Therapie: Im Akutfall Gabe von Sauerstoff und Kortikoiden. Bei schwerem Krankheitsbild klinische Behandlung.

Literatur:

BAUR, X.: Exogen-allergische Alveolitis als Berufskrankheit. Krankheitsursachen, klinische Befunde und Diagnostik. Zbl. Arbeitsmed. 43/1993, S. 284–289.
FRUHMANN, G.: Berufsbedingte exogen-allergische Alveolitiden; in: Arbeitsmed., Sozialmed., Präventivmed. 1988, S. 109–114.
KENTNER/HARTUNG: Beruflich verursachte exogen-allergische Alveolitiden – Problem der Diagnostik und Begutachtung. Zbl. f. Arb.Med. 33, 1983, S. 102.

VI – 2.4202
Erkrankungen der tieferen Atemwege und der Lungen durch Rohbaumwoll-, Rohflachs- oder Rohhanfstaub (Byssinose)

Diese Lungenerkrankung, die bereits vor etwa 150 Jahren erstmalig bei Baumwollarbeitern, später bei Spinnereiarbeitern beobachtet und als arbeitsbedingt erkannt wurde, erlangte zunächst nur in den Vereinigten Staaten von Amerika und Großbritannien mit seinen Übersee-Besitzungen, die über große Baumwollindustrien verfügten, medizinische Bedeutung. Diese Staaten waren es auch, die diese ,,Baumwollarbeiterkrankheit" als entschädigungspflichtige Berufskrankheit schon relativ früh anerkannten. In der Bundesrepublik Deutschland spielten diese Erkrankungen nur eine unbedeutende Rolle.

Die zahlreichen Krankheitsbezeichnungen, wie Baumwollfieber, Baumwollunge, Montagskrankheit, Montagsfieber, Spinnereifieber, Weberhuster, Hanflunge, Hanffieber, Hechelfieber, Hanfstaublunge usw. bezogen sich weitgehend auf ihre Entstehung bzw. typischen Krankheitssymptome oder waren allgemein gefaßt.

Als Ursache wurde das Einatmen von Baumwoll-, Rohflachs- oder Hanfstaub angenommen. Seit 1977 hat sich für diese durch organische Stäube verursachte **Pneumokoniose** die wissenschaftliche Bezeichnung ,,Byssinose" (Baumwollstaublunge) durchgesetzt. Als byssionseähnliche Erkrankung mit der gleichen Symptomatologie wie die Byssinose wurde die sog. Cannabiose (Hanfstaublunge) gelegentlich als eigenständiges Krankheitsbild beschrieben.

In der Bundesrepublik Deutschland war die Byssinose bis 1977 nicht in der Liste der entschädigungspflichtigen Berufskrankheiten verzeichnet. Allerdings wurden nach § 551 Abs. 2 RVO [sog. Generalklausel nach der im Einzelfall eine Krankheit, auch wenn diese nicht in der Berufskrankheiten-Verordnung (BeKV) bezeichnet ist oder die dort bestimmten Voraussetzungen nicht vorliegen, wie eine Berufskrankheit entschädigt werden kann, sofern nach neuen Erkenntnissen die übrigen Voraussetzungen des § 551 Abs. 2 RVO erfüllt sind] von 1972 – 1975 10 Fälle mit Byssinose wie eine Berufskrankheit entschädigt.

Die Berufskrankheiten-Statistik (Unfallverhütungsberichte der Bundesregierung) zeigt das folgende Bild:

Jahr	Angezeigte Fälle	Erstmals entschädigte Fälle
1985	10	1
1986	3	1
1987	27	3
1988	11	1
1989	16	1
1990	13	1
1991	10	3
1992	11	1

Bereits 1971 hatten die Mitglieder des Unterausschusses „Farmer-(Drescher-)Lunge, Byssinose" des Sachverständigenbeirates beim Bundesminister für Arbeit und Sozialordnung aufgrund neuer medizinisch-wissenschaftlicher Erkenntnisse über die Byssinose dem Bundesminister für Arbeit und Sozialordnung empfohlen, diese Erkrankung in eine „Achte Berufskrankheiten-Verordnung (BeKV)" aufzunehmen.

In der Verordnung zur Änderung der Siebenten Berufskrankheiten-Verordnung vom 8. Dezember 1976 (BGBl. I, S. 3329) wurde die Byssinose in die Liste der Berufskrankheiten aufgenommen. Von 1977 bis 1982 wurden dann weitere neun Berufskrankheitenfälle erstmals entschädigt (bei 75 angezeigten Fällen), von 1983 bis 1986 10 Fälle erstmals entschädigt bei 39 BK-Anzeigen (Unfallverhütungsbericht der Bundesregierung für das Jahr 1986). Eine allzu hohe arbeitsmedizinische bzw. volkswirtschaftliche Bedeutung besitzt diese Berufskrankheit also offenbar nicht, allerdings dürfte mit einer Dunkelziffer nicht erkannter Erkrankungsfälle zu rechnen sein. Mit der Verordnung zur Änderung der Berufskrankheiten-Verordnung vom 22. März 1988 (BGBl. I, S. 400) wurde die Byssinose auf Erkrankungen der tieferen Atemwege und der Lunge durch Rohbaumwoll- und Rohflachs- auf **Rohhanfstaub** ausgedehnt.

Bei der Byssinose handelt es sich um eine Staublungenerkrankung, die durch die Inhalation von organischen Stäuben ungereinigter Textilpflanzen (Rohbaumwolle, -flachs, -hanf und Sisal) verursacht wird. Diese Berufskrankheit entsteht in der Regel erst nach jahrelanger Exposition. In der Bundesrepublik Deutschland sind **Einwirkungsmöglichkeiten** in der gesamten textilpflanzen-, insbesondere baumwollverarbeitenden Industrie gegeben. Bei den verschiedenen Arbeitsprozessen, in denen die ungeordneten Fasermassen **vorbereitet**, d. h. aufgelockert, gereinigt und gemischt werden, besteht das Risiko einer beruflichen Exposition.

Dies geschieht in den Vorreinigungswerken der **Baumwollspinnereien** in den Batteur- und Mischräumen sowie den Putzereien. Hier und darüber hinaus besonders an den Karden (Krempeln), den wichtigsten Maschinen der Spinnerei-Vorbereitung zur Auflösung der Faserflocken in Einzelfasern und ihre Gleichrichtung bzw. Eliminierung von Verunreinigungen und zu kurzen Fasern, sind die Beschäftigten dem gesundheitsgefährdenden Staub ausgesetzt.

Berufskrankheiten   **Byssinose**
                                                                                                   VI – 2.4202

In den **Flachsspinnereien** kann es zur beruflichen Einwirkung in den Hechelräumen kommen, in denen mit kammartigen Werkzeugen (Hecheln) die Flachs- bzw. Hanffasern aufgeteilt und geordnet sowie zu kurze Fasern (Werg) und Verunreinigungen durch Stengelteile dieser Textilpflanzen beseitigt werden.

Von den Verunreinigungen der Pflanzenfasern, die bei der Vorbereitung in Form von feinstem, lungengängigem Staub freigesetzt werden und weitgehend den Stengeln, Blättern, Samenkapseln und anderen Bestandteilen der Baumwoll-, Flachs- und Hanfpflanze entstammen, wird angenommen, daß sie Histaminliberatoren, Histamin sowie einen noch nicht analysierten, auf die glatte Muskulatur kontrahierend wirkenden Stoff besitzen. Die Inhalation von Staub ungereinigter Rohbaumwolle oder nicht gecheheltem Flachs in die tieferen Atemwege und Lungen kann nach Reichel zur Freisetzung von Histamin bzw. anderer kreislaufaktiver Substanzen führen, die die typische Symptomatologie dieser Berufskrankheit teilweise erklärt.

Ungeklärt dagegen ist die oft mehrjährige (mindestens vier, durchschnittlich 15 Jahre) Latenz zwischen Einwirkungsbeginn und dem Auftreten von Beschwerden.

Das **Krankheitsbild der Byssinose** ist häufig durch die sog. Montagssymptomatik, d. h. Auftreten von Beschwerden nach einer Arbeitspause von mindestens 1 – 2 Tagen in der Woche, in der Regel nach dem Wochenende, geprägt. Es besteht in einem Engegefühl in der Brust, Atemnot, Husten als Folge eines Bronchospasmus, allgemeiner Abgeschlagenheit und vereinzelt auch Fieber. Reichel führt die bronchialasthmaähnlichen Krankheitserscheinungen u. a. auf die Histaminwirkung zurück und erklärt die „Montagssymptomatik" durch den Umstand, daß nach einer Arbeitspause des Wochenendes die Histamindepots wieder aufgefüllt seien, die anfangs in großen Mengen Histamin freigeben, im Verlauf der Woche sich mehr und mehr erschöpfen.

Allerdings besagen andere Theorien, daß Pflanzenteile ein toxisches Potential enthalten (polyphenolische Gerbsäuren), die eine Kontraktion der glatten Muskulatur auslösen.

Fruhmann beschreibt **drei Krankheitsstadien der Byssinose:**

Grad I: Brustenge, in der Regel zusätzlich mindestens ein weiteres Symptom, wie Atemnot oder allgemeine Erschöpfung nur an jedem ersten Tag der Arbeitswoche.

Grad II: Dieselben Beschwerden an jedem ersten und weiteren Tagen der Arbeitswoche.

Grad III: Die Symptome Grad II sind begleitet von objektiven Befunden einer dauernden Behinderung durch eine verminderte Belastungsfähigkeit und/oder Ventilationseinschränkung.

Während nach Fortfall der schädigenden Noxen (Staub ungereinigter Rohbaumwolle bzw. nicht gehechelten Flachses und Rohhanfes) die Berufskrankheit im Stadium I und II vollständig ausheilt, ist im Stadium III mit einer Restitution nicht mehr zu rechnen, die Funktionseinschränkungen der Lunge sind meist nicht mehr reversibel.

Röntgenologisch ist die Byssinose, insbesondere in frühen Stadien, nur durch uncharakteristische Befunde bei der Röntgen-Thorax-Aufnahme gekennzeichnet: es finden sich lediglich eine unspezifische vermehrte Lungenzeichnung in den Unterfeldern und verdichtete Hili der Lungen.

Immunologische Untersuchungsverfahren haben sich für die diagnostische Abklärung einer Byssinose als unzuverlässig erwiesen; histologische Befunde, die spezifisch für diese Berufskrankheit gelten können, sind bis jetzt nicht bekannt.

Somit ist der Arbeitsanamnese und der typischen und auffälligen Montagssymptomatik bei der **Diagnostik** ein besonderes Gewicht zu verleihen; denn fast alle subjektiven und objektiven Befunde bei Vorliegen einer Byssinose können genausogut durch andere Lungenerkrankungen hervorgerufen werden. Mit einer rentenberechtigenden Minderung der Erwerbsfähigkeit ist gewöhnlich nur bei Grad III eine Byssinose zu rechnen. Zur Beurteilung des Schweregrades der Berufskrankheit kommen insbesondere Lungenfunktionsprüfungen (Zeichen der obstruktiven Ventilationsstörung) sowie Herz- und Kreislaufuntersuchungen in Betracht. Die Röntgen-Thoraxuntersuchung ist zum Ausschluß anderer Erkrankungen der Lungen besonders wichtig.

Die **Prävention** der Berufskrankheit muß in der Durchführung ergonomischr Maßnahmen (gesundheitlich zuträgliche Atemluft gemäß der Arbeitsstättenverordnung), z. B. Staubschutz durch Installation von lüftungstechnischen Anlagen, gesehen werden.

Arbeitsmedizinisch sollten die Arbeitnehmer, die in Vorreinigungswerken von Baumwoll- und Flachspinnereien beschäftigt sind, regelmäßig Vorsorgeuntersuchungen unterzogen werden.

Therapie: Bei Vorliegen einer sog. Montagssymptomatik ist der sofortige Arbeitsplatzwechsel des exponierten Arbeitnehmers zu veranlassen. Bei akuter Bronchialobstruktion Gabe von Broncholytika.

Literatur:

FRUHMANN, G.: Byssinose. In: KONIETZKO/DUPUIS, Handbuch der Arbeitsmedizin. Ecomed-Verlag, Landsberg 1990.
FRUHMANN, G.: Die Byssinose, Dtsch. med. Wschr. (1978), 1288–1289
REICHEL, G.: Die Pneumokoniosen nach Inhalation organischer Stäube, Therapiewoche (1977), 2947
WAGNER/ZERLETT/GIESEN: Berufskrankheiten und medizinischer Arbeitsschutz, 7. Aufl., 1993, Verlag W. Kohlhammer, Köln/Stuttgart

VI – 2.4203
Adenokarzinome der Nasenhaupt- und Nasennebenhöhlen durch Stäube von Eichen- und Buchenholz

Arbeitsmedizinisch ist seit langem bekannt, daß bei der Bearbeitung und Verarbeitung des Holzes als Roh- und Werkstoff arbeitsbedingte Erkrankungen auftreten können. Insbesondere muß mit der Entstehung von Gesundheitsschäden bei einer Exposition mit feinem Holzstaub der verschiedensten in- und ausländischen, insbesondere tropischen Holzarten, gerechnet werden.

Nach Hartmann sind als gesundheitsschädliche Noxen, je nach beruflichen Belastungsbedingungen und Holzarten, mechanische, toxische, allergene und pharmakologische Faktoren bei der Pathogenese von arbeitsbedingten Erkrankungen nach Holzstaubexpositionen heranzuziehen.

Als **Schäden der Haut** können akute, nicht allergische Kontaktdermatitiden und allergische Kontaktekzeme in Erscheinung treten, so daß u. U. die Berufskrankheit Nr. 5101 nach der Berufskrankheiten-Verordnung (BeKV) vom 8. Dezember 1976 (BGBl. I, S. 3329) ,,Schwere oder wiederholt rückfällige Hauterkrankungen, die zur Unterlassung aller Tätigkeiten gezwungen haben, die für die Entstehung, die Verschlimmerung oder das Wideraufleben der Krankheit ursächlich waren oder sein können" zutreffend sein kann.

Nach der Inhalation von Holzstäuben werden arbeitsbedingte **Erkrankungen der oberen Atemwege,** wie Rhinorrhoe, chronische Rhinitis und eine rezidivierende Epistaxis, Pharyngitis und Laryngitis bzw. katarrhalische Erscheinungen beobachtet.
Als weitere arbeitsbedingte Erkrankung kann es zur Ausbildung der Berufskrankheit Nr. 4301 nach der BeKV ,,Durch allergisierende Stoffe verursachte obstruktive Atemwegserkrankungen, die zur Unterlassung aller Tätigkeiten gezwungen haben, die für die Entstehung, die Verschlimmerung oder das Wiederaufleben der Krankheit ursächlich waren oder sein können" kommen.

In jüngster Zeit wurden bei Beschäftigten der holzverarbeitenden Industrie in zunehmendem Maße **Adenokarzinome der Nasenhaupt- und Nasennebenhöhlen** beobachtet. Bereits 1957 war eine auffällige Häufung von Nasenkrebs bei Holzarbeitern beobachtet worden, jedoch wurde erst ein Jahrzehnt später eine größere epidemiologische Studie zur Inzidenz von malignen Neubildungen der Nasennebenhöhlen publiziert.

Bis April 1985 wurden in der Bundesrepublik Deutschland insgesamt 75 Adenokarzinome der Nasen- und Nasennebenhöhlen bei Beschäftigten der holzverarbeitenden Industrie beobachtet. Die Berufskrankheiten-Statistik (Unfallverhütungsberichte der Bundesregierung) zeigt eine leicht ansteigende Tendenz für diese Berufskrankheit, soweit es sich um entschädigte Fälle handelt:

Jahr	Angezeigte Fälle	Erstmals entschädigte Fälle
1988	46	12
1989	37	17
1990	31	25
1991	32	18
1992	43	31

Ursächlich wurde ein Zusammenhang der Krebserkrankungen mit der Eichen- und Buchenholzstaubexposition am Arbeitsplatz postuliert und auf eine Berufskrankheit nach § 551 Abs. 2 RVO (Generalklausel des gemischten Berufskrankheiten-Systems in der Bundesrepublik Deutschland) erkannt.

Mit der TRGS 900 ,,MAK-Werte'' – 1985 fanden die Gefahrstoffe Buchen- und Eichenholzstaub (Kategorie A 1) Aufnahme in diese Liste. Epidemiologische Untersuchungen hatten eindeutig ergeben, daß diese Stäube kanzerogene Eigenschaften aufweisen, wenngleich das verursachende krebserzeugende Prinzip noch der Aufbereitung bedarf.

Der TRK-Wert für Holzstaub ist in der neuen TRGS 900 ,,Grenzwerte in der Luft am Arbeitsplatz'' (BArbBl. 6/1994 S. 34) auf 2 mg/m^3 (gemessen im Gesamtstaub) festgelegt worden. Die Einstufung des krebserzeugenden Potentials von Buchen- und Eichenholzstaub erfolgte in der TRGS 905 ,,Verzeichnis krebserzeugender, erbgutverändernder oder fortpflanzungsgefährdender Stoffe'' (BArbBl. 6/1994 S. 56) in die Kategorie 1 nach Anh. I GefStoffV (Stoffe, die beim Menschen bekanntermaßen krebserzeugend wirken).

Als **gefährdende Tätigkeiten** kommen insbesondere alle maschinellen Verfahren bei der Bearbeitung von trockenem Holz, die mit einer Holzstaubentwicklung einhergehen, in Betracht, wie z. B. Sägen, Fräsen, Hobeln, Bohren und Schleifen, wie dies besonders ausgeprägt bei der industriellen Fertigung von Möbeln geschieht. Bis zum Auftreten der Adenokarzinome (Zeitpunkt der Diagnosestellung) vergehen in der Regel, von der ersten Exposition ab gerechnet, mehrere Jahrzehnte.

Die Symptomatologie stellt sich im Frühstadium der Berufskrankheit in Epistaxis, ,,verstopfter Nase'', Kopfschmerzen sowie behinderter Nasenatmung dar; aber auch rezidivierende Rhinitiden, chronische Sinusitiden und eine Anosmie wurden als sogenannte Vorerkrankungen beobachtet.

Wolf et al. und Raithel et al. haben Hypothesen über die Natur des kanzerogenen Prinzips bei der Eichen- und Buchenholzbe- oder -verarbeitung, das Adenokarzi-

Berufskrankheiten   Adenokarzinome der Nasenhaupt- u. -nebenhöhlen

nome der Nasen- und Nasennebenhöhlen verursachen könnte, aufgestellt. Diskutiert werden u. a.
- genuine Holzinhaltsstoffe;
- Hilfsstoffe bei der Holzbe- oder -verarbeitung wie Lösungsmittel, Holzschutzmittel, weitere Chemikalien, wobei die Chemikalien entweder an den Staub gebunden sein oder direkt auf die Nasenschleimhäute gelangen können;
- Metaboliten holzbesiedelnder Pilzarten;
- Stoffe, die bei der Holzbe- oder -verarbeitung durch Pyrolyse entstehen;
- mechanische Irriatation;
- Kombinationswirkungen der o. g. Prinzipien.

Die **Prävention** dieser neuen Berufskrankheit muß in erster Linie ergonomisch angegangen werden, insbesondere sind Maßnahmen zum Abführen der Holzstäube an ihrer Entstehungsstelle durch entsprechende, wirksame Absauganlagen zu fordern. Darüber hinaus sollte von arbeitsmedizinischer Seite das Tragen von Atemschutzgeräten bei der exponierenden Tätigkeit, vor allem beim Maschinenschleifen von Holz, verlangt werden.

Arbeitnehmer, die dem krebserzeugenden Gefahrstoff ,,Buchen- und Eichenholzstaub" ausgesetzt sind, sind vor Aufnahme und während der Tätigkeit **arbeitsmedizinischen Vorsorgeuntersuchungen** (Erstuntersuchungen und Nachuntersuchung) zu unterziehen. Bei diesen Untersuchungen ist eine exakte Arbeitsanamnese ebenso bedeutsam, wie die Beachtung von Frühsymptomen der Erkrankung. Nach Ausscheiden aus dieser Tätigkeit sind wegen der relativ langen Latenzzeit regelmäßige **nachgehende Untersuchungen** erforderlich.

Therapie: Fach-H.N.O.-ärztliche Behandlung.

Literatur:

GRIMM/HARTUNG/VALENTIN/WOLF: Über das Vorkommen von Adenokarzinomen in den Nasenhaupt- und Nasennebenhöhlen bei Holzarbeitern – Empirisch-kasuistische Studie. Arbeitsmed., Sozialmed., Präventivmed. Sonderheft 4 (1984)

HARTMANN, A.: Holz als gesundheitsschädliche Noxe. In: Arbeitsmedizin Aktuell, G. Fischer Verlag Stuttgart (1984)

RAITHEL/SCHALLER/SCHMITT/PFISTER/VALENTIN: Untersuchungen zur internen Chrom-, Arsen-, Pentachlorphenol- und Formaldehydbelastung bei Beschäftigten der holzverarbeitenden Industrie. Arbeitsmed., Sozialmed., Präventivmed. **21** (1986) S. 313

THÜRAUF/HARTUNG: Adenokarzinome der Nasen- und Nasennebenhöhlen bei Beschäftigten in der Holzindustrie in der Bundesrepublik Deutschland. Zbl. Arbeitsmed. 34 (1984), S. 8

WOLF/HARTUNG/SCHALLER/VALENTIN: Über das Vorkommen von Adenocarcinomen der Nasenhaupt- und Nasennebenhöhlen bei Holzarbeitern – Weitere Untersuchungen (II). Arbeitsmed., Sozialmed., Präventivmed., Sonderheft 7 (1986)

Berufskrankheiten   Allergische obstruktive Atemwegserkrankungen
VI – 2.4301

VI – 2.4301
Durch allergisierende Stoffe verursachte obstruktive Atemwegserkrankungen (einschließlich Rhinopathie), die zur Unterlassung aller Tätigkeiten gezwungen haben, die für die Entstehung, die Verschlimmerung oder das Wiederaufleben der Krankheit ursächlich waren oder sein können

Diese Form der berufsbedingten Respirationsallergie wird durch zahlreiche berufliche Gefahrstoffe tierischer, pflanzlicher und chemischer Herkunft, die als **Allergene** und **Antigene** auftreten, verursacht, z. B. durch Mehlstäube. Bei der berufsbedingten Allergie des Repirationstraktes handelt es sich um die allergisch bedingte Atemwegsobstruktion vom Typ I (Sofortreaktion) im Gegensatz zur allergischen Alveolitis, z. B. der Farmer- und Drescherlunge, die dem Typ III zuzuordnen ist und um allergische Rhinitiden und Sinusitiden.

Die Berufskrankheiten-Statistik zeigt ein deutliches Ansteigen der angezeigten und erstmals entschädigten Fälle (Unfallverhütungsberichte der Bundesregierung):

Jahr	Angezeigte Fälle	Erstmals entschädigte Fälle
1985	2 414	147
1986	3 349	166
1987	3 936	219
1988	4 476	241
1989	4 868	231
1990	5 222	311
1991	5 706	300
1992	5 903	367

Die Schadstoffe gelangen durch **Inhalation** über die oberen Atemwege in das Bronchialsystem der exponierten Personen. Viele Berufsgruppen sind gefährdet.

Solche Antigene können z. B. beim Umgang mit Mehl- und Getreidestäuben, Tierhaaren, Tierhäuten, Stäuben der verschiedensten Art, Arzneimittelstäuben und Stäuben heimischer und nichtheimischer Holzarten ihre krankmachende Wirkung entfalten.

Bei etwa 50 % der von 1961 bis 1981 im Bereich der gewerblichen Berufsgenossenschaften angezeigten Fälle von allergischem Bronchialasthma handelt es sich um Erkrankungen aus dem Bäckerhandwerk, dem sogenannten Mehlberufsasthma.

Obstruktive Atemwegserkrankungen sind unter dem Oberbegriff des **Bronchialasthmas** zusammengefaßt.

Allergische obstruktive Atemwegserkrankungen   Berufskrankheiten
VI – 2.4301

Die beruflichen Allergene, die im Organismus der Exponierten eine Antikörperbildung (als Schutz- und Abwehrmaßnahme) bewirken, können nach einer **Sensibilisierung** des Exponierten ein allergisches Geschehen am Ort der Einwirkung oder ganz allgemein beim erneuten Kontakt mit diesen Stoffen auslösen.
Die so in die Bronchien gelangten beruflichen Gefahrstoffe bewirken bei der **Antigen-Antikörper-Reaktion** in der Bronchialschleimhaut Ödeme, Bronchospasmen sowie eine Sekretion eines zähen Schleims – Krankheitssymptome, die nach Minuten oder Stunden in der Regel wieder abklingen.
Diese Veränderungen führen zur Obstruktion der Atemwege, d. h. hier Verlegung bzw. Verengung von Bronchialästen. Die **klinischen Erscheinungen** entsprechen denen des Bronchialasthmas: Anfälle von mehr oder minder starker Atemnot, die meist plötzlich, aber auch unerwartet oder mit gewissen Vorboten einsetzen. Die Atmung ist im Anfall verlangsamt, der Puls beschleunigt; die Haut, besonders im Gesicht, zeigt eine zyanotische Verfärbung. Durch die Obstruktion der Bronchialäste infolge des Spasmus und der Schleimhautschwellung ist die Sauerstoff-Zufuhr zu den Alveolen stark gedrosselt.

Bei der Ausatmung ist bei dem Kranken ein lautes keuchendes Geräusch zu vernehmen. Starke Hustenanfälle werden durch die Sekretion eines zähen Schleims in die Bronchien ausgelöst. Hierdurch, aber auch im Anfall starker Atemnot durch Bronchospasmus, glaubt der Patient zu ersticken. Angst- und Beklemmungsgefühle führen zu einer weiteren Verschlechterung des subjektiven Krankheitsgefühls.

Wird der beruflich Exponierte nach Erkennen des Krankheitsgeschehens nicht aus seiner für ihn individuell schädigenden Arbeitsumwelt herausgenommen, muß es zwangsläufig immer wieder zu erneuten Anfällen kommen. Zwischen einzelnen Anfällen kann zwar zunächst vollkommene Beschwerdefreiheit bestehen, jedoch schreitet das Leiden mit der Häufigkeit der Anfälle fort. Komplikationen, wie Lungenemphysem, chronische Bronchitis oder Rechtsherzüberlastung (Cor pulmonale) können die Folge sein.

Arbeitsmedizinisch ist bei Vorliegen einer obstruktiven Atemwegserkrankung bzw. von Rhinitiden und Sinusitiden infolge allergisierender Stoffe somit der Arbeitsplatzwechsel die einzige wirksame Methode, diese Berufskrankheit auszuschalten. Die Behandlung mit einer Desensibilisierung, der Ausschaltung der Überempfindlichkeit gegenüber bestimmten Schadstoffen, hat leider nicht immer den gewünschten Erfolg.

Wichtig für die **Anerkennung als Berufskrankheit** ist die Berücksichtigung der Arbeitsanamnese des Erkrankten, um nichtberuflich ausgelöste obstruktive Atemwegserkrankungen auszuschließen. Diese weisen natürlich die gleichen Krankheitserscheinungen auf.

Berufskrankheiten **Allergische obstruktive Atemwegserkrankungen**
VI – 2.4301

Der Hauptverband der gewerblichen Berufsgenossenschaften hat mit den „Grundsätzen für arbeitsmedizinische Vorsorgeuntersuchungen" „Obstruktive Atemwegserkrankungen" (G 23) ein wirkungsvolles Instrument geschaffen, das berufliche Risiko für die Gesundheit des einzelnen so gering wie möglich zu halten.

So sind **Erstuntersuchungen** vor Aufnahme einer Tätigkeit an Arbeitsplätzen, an denen mit vermehrtem Auftreten von Atemwegsobstruktionen sowie Rhinitiden und Sinusitiden aus allergischer Ursache zu rechnen ist bzw. **Nachuntersuchungen** während dieser Tätigkeit vorgesehen.
Neben einer allgemeinen ärztlichen Untersuchung sind u. a. auch eine Röntgen-Thoraxaufnahme (Großformat) und gegebenenfalls Röntgenaufnahmen der Nasennebenhöhlen erforderlich. Liegen Hinweise für das Vorliegen einer Erkrankung der Bronchien vor, müssen weiterführende diagnostische Verfahren herangezogen werden. Besonders geeignet ist die Ganzkörperplethysmographie, die u. a. die Messung des Strömungswiderstandes der Atemwege erlaubt.

Gesundheitliche Bedenken gegen eine Tätigkeit an Arbeitsplätzen, an denen vermehrtes Auftreten obstruktiver Atemwegserkrankungen, einschließlich Rhinopathien, möglich ist, müssen u. a. bei Personen, die bereits an allergischen Erscheinungen im Bereich der oberen Atemwege (Bronchialasthma) oder an chronischer Bronchitis oder einer Anfälligkeit für Erkrankungen der Bronchien, der Lungen und der Nasennebenhöhlen leiden, ausgesprochen werden.
Für die Beurteilung der Minderung der Erwerbsfähigkeit ist weitgehend die Schwere der Beeinträchtigung der Lungenfunktion von Bedeutung. Diese kann mit Hilfe von Lungenfunktionsprüfungen ermittelt werden.

Therapie: Im akuten Asthmaanfall sind je nach Schwere des Krankheitsbildes Adrenergika, Anticholinergika, Theophyllin und Steroide indiziert.

Literatur:

BAUER, P. C.: Obstruktive Atemwegserkrankungen durch allergisierende Stoffe, in: KONIETZKO/DUPUIS: Handbuch der Arbeitsmedizin Ecomed-Verlag, Landsberg 1990
THIEL, A.: Therapie berufsbedingter Respirationsallergien; in: Arbeitsmed., Sozialmed., Präventivmed. 1983, S. 163 – 169

VI – 2.4302
Durch chemisch-irritativ oder toxisch wirkende Stoffe verursachte obstruktive Atemwegserkrankungen, die zur Unterlassung aller Tätigkeiten gezwungen haben, die für die Entstehung, die Verschlimmerung oder das Wiederaufleben der Krankheit ursächlich waren oder sein können

Im Gegensatz zu den allergisch ausgelösten obstruktiven Atemwegserkrankungen werden die durch chemisch-irritativ oder toxisch wirkenden Stoffe verursachten obstruktiven Atemwegserkrankungen durch eine Vielzahl beruflicher Gefahrstoffe, vorwiegend Reizstoffe oder -gase, in Form von Stäuben, Aerosolen, Gasen oder Dämpfen bewirkt.

Es handelt sich um akut auftretende oder chronische Krankheitsprozesse, die mit einer Obstruktion, d. h. einer Verlegung bzw. Verengung der Atemwege, die zur Erhöhung des Atemwiderstandes führt, verbunden sind. Hierzu zählen insbesondere das Bronchialasthma, die chronische Bronchitis und bestimmte Formen des Lungenemphysems.

Sie sind als entschädigungspflichtige Berufskrankheiten anzusehen, wenn die Erkrankungen zur Unterlassung aller Tätigkeiten gezwungen hat und die arbeitsbedingte Einwirkung nachgewiesen wurde.

In der ,,Siebenten Berufskrankheiten-Verordnung (BKVO)" vom 26. Juni 1968 (BGBl. I S. 721) wurde diese Berufskrankheit gemeinsam mit den allergisch ausgelösten obstruktiven Atemwegserkrankungen (BK-Nr. 4301) als ,,Bronchialasthma" unter der damaligen BK-Nr. 41 aufgeführt.

Die obstruktiven Atemwegserkrankungen zählen ganz allgemein zu den Berufskrankheiten, die im Gegensatz zu vielen anderen noch eine Zunahme der Anzeigen auf Verdacht einer Berufskrankheit und der erstmals entschädigten Berufskrankheiten erkennen läßt (vgl. die Tabelle nach den Unfallverhütungsberichten der Bundesregierung). Darüber hinaus dürfte die Zahl der nicht eindeutig als Berufskrankheit erkannten Fälle nicht gering sein.

Jahr	Angezeigte Fälle	Erstmals entschädigte Fälle
1985	703	44
1986	883	49
1987	1 136	41
1988	1 394	61
1989	1 563	84
1990	1 826	117
1991	1 870	99
1992	2 286	166

Toxische obstruktive Atemwegserkrankungen **Berufskrankheiten**
VI – 2.4302

Die beruflichen Gefahrstoffe werden ausschließlich inhalativ aufgenommen. Die **chemisch-irritativ wirkenden Stoffe** können eine Konstriktion der Bronchien auslösen; die **toxisch wirkenden Stoffe** können Schleimhautschädigungen, die mit einer Schleimhautschwellung einhergehen, vor allem im Bereich der mittleren und tiefen Atemwege, verursachen. Beide pathologisch-anatomischen Prozesse sind für die Obstruktion verantwortlich zu machen.

Eine sehr große Zahl von beruflichen Gefahrstoffen, die obstruktive Atemwegserkrankungen hervorzurufen imstande sind, treten in zunehmendem Maße in der gewerblichen Wirtschaft, insbesondere aber in der Chemischen Industrie auf.

Sie lassen sich in vier Gruppen einteilen:

1	**Leicht flüchtige organische Gefahrstoffe** Beispiele: Acrolein, Chlorameisensäureethylester, Ethylenimin, Formaldehyd, Phosgen
2	**Schwer flüchtige organische Gefahrstoffe** Beispiele: Härter für Epoxidharze, Isocyanate, Maleinsäureanhydrid, Naphthochinon, Phtalsäureanhydrid, p-Phenylendiamin
3	**Leicht flüchtige anorganische Gefahrstoffe** Beispiele: Nitrose-Gase, Phosphorchloride, Schwefeldioxid
4	**Schwer flüchtige anorganische Gefahrstoffe** Beispiele: Persulfat, Zinkchlorid, Beryllium und seine Verbindungen (BK-Nr. 1110)* Cadmiumoxid (BK-Nr. 1104)* Vanadiumpentoxid (BK-Nr. 1107)*

Das **klinische Erscheinungsbild** der Berufskrankheit unterscheidet sich kaum von einem **Asthma bronchiale** oder einer **chronischen Bronchitis**. Werden die beruflichen Gefahrstoffe eingeatmet, so lösen sie je nach Konzentration bzw. Einwirkungsdauer sofort, aber auch nach einer gewissen Zeit aufgrund ihrer irritativen oder spezifisch-pharmakologisch toxischen Eigenschaften eine Konstriktion der Bronchien aus, die reflexartig über sensorische Rezeptoren in der Bronchial-Schleimhaut abläuft. Die damit verbundene Obstruktion der Atemwege macht sich klinisch u. a. in Luftnot, durch Husten bzw. Hustenreiz, Auswurf sowie bronchitischen Erscheinungen oder echten Asthma-bronchiale-Anfällen beim Exponierten bemerkbar.

Bei Verkennen der arbeitsbedingten Ursache der Krankheitserscheinungen besteht die Gefahr weiterer Einwirkung durch die Gefahrstoffe. Hierdurch wächst das Risiko einer sich entwickelnden chronischen Bronchitis und der Entstehung von Komplikationen am Herz- und Kreislaufsystem, z. B. der Ausbildung eines chronischen

---

*) In diesen Fällen hat die Berufskrankheiten-Anzeige nach der in der Klammer angegebenen BK-Nr. zu erfolgen.

Berufskrankheiten   **Toxische obstruktive Atemwegserkrankungen**
                                               VI – 2.4302

Cor pulmonale bei Rechtsherzüberlastung infolge Lungenstrombahneinengung durch die obstruktive Atemwegserkrankung.

Die **arbeitsmedizinische Prävention** sieht ihren Schwerpunkt bei der Verhütung dieser Berufskrankheit und ihren Komplikationen in der Frühestdiagnose; denn ihre „Therapie" muß in der Herausnahme der beruflich exponierten Arbeitsnehmer aus dem schädigenden Milieu (Arbeitsplatzwechsel) bestehen, sofern technische Arbeitsschutzmaßnahmen nicht durchführbar sind.

Mitarbeiter auf gefährdeten Arbeitsplätzen sollten, soweit wie eben möglich, passiv geschützt werden. Dies kann zum Beispiel durch lüftungs- bzw. klimatechnische Anlagen in den in Frage kommenden Arbeitsstätten erreicht werden, so wie es die Arbeitsstättenverordnung vorschreibt. Nach § 5 ArbStättV muß in Arbeitsräumen unter Berücksichtigung der angewandten Arbeitsverfahren und der körperlichen Beanspruchung der Arbeitnehmer während der Arbeitszeit **ausreichend gesundheitlich zuträgliche Atemluft** vorhanden sein. Eine weitere Möglichkeit der technischen Prävention stellen solche Produktions-, Be- und Verarbeitungsverfahren dar, die in sog. geschlossenen Systemen durchgeführt werden und eine Emission der Gefahrstoffe vollständig ausschließen.

Unter Umständen müssen die betroffenen Mitarbeiter angehalten werden, Atemschutzgeräte zu benutzen.

Ein wichtiges Instrument arbeitsmedizinischer Prävention stellen **arbeitsmedizinische Vorsorgeuntersuchungen** dar, die entsprechend den „Berufsgenossenschaftlichen Grundsätzen" G 23 „Obstruktive Atemwegserkrankungen" und G 27 „Isocyanate" die **Erstuntersuchung** vor Aufnahme einer Tätigkeit an Arbeitsplätzen, an denen mit vermehrtem Auftreten von Atemwegsobstruktionen bei Arbeitnehmern aus chemisch-irritativer bzw. primär toxischer Ursache zu rechnen ist und **Nachuntersuchungen** während dieser Tätigkeit vorschreiben. Zu berücksichtigen ist, daß Arbeitnehmer mit bestehenden oder überstandenen Erkrankungen der Lungen und Atemwege, z. B. chronische Bronchitis, aufgrund der Vorschädigung in stärkerem Maße gefährdet sind, sich diese Berufskrankheit zuzuziehen.

Für diese Personen sind deshalb bei Tätigkeiten, die mit einer Exposition mit chemisch-irritativen oder toxischen Stoffen verbunden sind, gesundheitliche Bedenken auszusprechen. Die regelmäßig durchzuführenden Nachuntersuchungen – in der Regel jährlich bzw. nach Ablauf von zwei Jahren – sollen sicherstellen, daß beruflich Exponierte bei Verdacht oder Vorliegen einer obstruktiven Atemwegserkrankung vor weiteren gesundheitlichen Schäden bewahrt werden.

Bei diesen Nachuntersuchungen kommen den verschiedenen Lungenfunktionstests besondere Bedeutung zu, weil sie die Obstruktion der Atemwege frühzeitig aufdecken. Eine besonders exakte Erhebung der Arbeitsanamnese ist für die Diagnostik wie für die Anerkennung des Leidens als Berufskrankheit sehr wichtig, um andere, nicht berufliche Ursachen für die Entstehung der Krankheit auszuschließen.

Zur Sicherung der Diagnose als arbeitsbedingte Erkrankung kommen u.U. inhalative Provokationstests (arbeitsplatzbezogene Inhalationstests, AIT) in Betracht. Als Prüfstoffe sind die beruflichen Gefahrstoffe heranzuziehen. Der AIT sollte in aller Regel in einer Klinik durchgeführt werden.

Wichtiges Maß bei der Festlegung der Minderung der Erwerbsfähigkeit ist der Grad der Beeinträchtigung der Lungenfunktion.

Therapie: Im akuten Asthmaanfall sind je nach Schwere des Krankheitsbildes Adrenergika, Anticholinergika, Theophyllin und Steroide indiziert.

Literatur:

BAUER, P. C.: Obstruktive Atemwegserkrankungen durch allergisierende Stoffe, in: KONIETZKO/DUPUIS: Handbuch der Arbeitsmedizin, Ecomed-Verlag, Landsberg 1990

VI – 2.5101
Schwere oder wiederholt rückfällige Hauterkrankungen, die zur Unterlassung aller Tätigkeiten gezwungen haben, die für die Entstehung, die Verschlimmerung oder das Wiederaufleben der Krankheit ursächlich waren oder sein können

Nach den statistischen Angaben des Unfallverhütungsberichtes der Bundesregierung für das Jahr 1992 standen die Berufsdermatosen, gemessen an der Zahl der angezeigten Fälle, an erster Stelle vor der Lärmschwerhörigkeit und der Silikose.

Während im Jahre 1949 1 500 Fälle angezeigt wurden, betrug diese Zahl 1992 24 056. Allerdings wurden 1992 lediglich 761 Arbeitnehmer wegen dieser Berufskrankheit erstmals entschädigt:

Berufs-krankheit	Angezeigte Fälle	Erstmals entschädigte Fälle
Berufsdermatosen (BK-Nr. 5101)	24 056	761
Lärmschwerhörigkeit (BK-Nr. 2301)	12 243	1 232
Silikose (BK-Nr. 4101/4102)	3 042	546

Die in den Jahren 1984 und 1985 wieder angestiegene Zahl angezeigter Berufskrankheiten ist auf die starke Zunahme der angezeigten Berufsdermatosen zurückzuführen. Die Berufsdermatosen sind weit verbreitet und können praktisch bei allen beruflichen Tätigkeiten in Erscheinung treten. Sie werden verursacht infolge Einwirkung von Gefahrstoffen in Form fester Stoffe, Flüssigkeiten, Stäuben, Nebeln und Dämpfen durch direkten Kontakt mit der Haut; auch Arbeitsgeräte und -kleidung rechnen hierzu.

Ausgelöst werden die Berufsdermatosen durch Ekzematogene, z. B. Kontaktallergene, hautpathogene Keime und Pilze sowie durch physikalische Faktoren.

Auslösende Ursachen (Kontaktnoxen) sind vor allem **Gefahrstoffe chemischer Natur,** wie Metalle, metallähnliche Substanzen und ihre Verbindungen, z. B. Nickel, Kobalt, Quecksilber, Vanadium, Arsen, Beryllium, bestimmte Chromverbindungen, Zement, Detergentien, Reinigungs- und Bleichmittel. Hierzu rechnen auch die zahlreichen organischen Lösemittel, Schmieröle, Schmierfette, Terpentin, Formaldehyd, Ausgangs- und Zwischenprodukte der Kunststoff- und Kautschuk-Industrie, synthetische Farbstoffe, Arzneimittel anorganischer und organischer Herkunft, Desinfektionsmittel sowie Schädlings- und Unkrautvertilgungsmittel.

Auch **Stoffe pflanzlicher Herkunft,** wie Holzstäube, Mehle und **tierischer Herkunft,** wie Haare, Felle können ursächlich als Kontaktnoxen für die Entstehung von Berufsdermatosen herangezogen werden.

Physikalische Faktoren spielen bei der Entstehung der Berufsdermatosen ebenfalls eine sehr bedeutsame Rolle, da über Mikrotraumen, verursacht z. B. durch Glaswolle, Glas- oder Metallpartikel oder hautschädigende Substanzen, z. B. nicht hautgerechte Reinigungsmittel, der Boden für Berufsdermatosen bereitet wird. Zu den physikalischen Faktoren zählen auch ionisierende Strahlen, UV-Strahlung und thermische Reize.

Als weitere Ursache für die Entstehung von Berufsdermatosen sind **hautpathogene Keime, Pilze und Parasiten** zu nennen.

Einwirkungsmöglichkeiten sind in fast allen Berufszweigen in der Industrie, im Bergbau, Handel, in der Human-, Tier- und Zahnmedizin, Land- und Forstwirtschaft sowie im Dienstleistungsbereich gegeben. Eine besondere Gefährdung besteht bei Arbeitnehmern der chemischen, metallverarbeitenden und Textilindustrie sowie bei Bäckern, Anstreichern, Maurern, Galvaniseuren, Friseuren sowie Beschäftigten in der Holzbearbeitung und -verarbeitung, aber auch im medizinischen Bereich.

Berufsbedingte Dermatosen manifestieren sich u. a. in Form der toxischen Kontaktdermatitis(ekzem), der kumulativ toxischen Kontaktdermatitis(ekzem), der allergischen Kontaktdermatitis(ekzem), der Proteindermatitis und der Kontakturtikaria. Meist treten die berufsbedingten Hautkrankheiten als „Handekzem" auf; diese Lokalisation ist differentialdiagnostisch gegenüber einem generalisierten Ekzem ein wichtiger Hinweis für eine mögliche arbeitsbedingte Ursache.

Die Lokalisation der Berufsdermatosen kann aber auch Aufschluß über die Entstehung und die Art der Noxe geben: flüssige Kontaktnoxen lösen in der Regel Ekzeme auf dem Handrücken, feste Stoffe in den Handinnenflächen aus; flüchtige Gefahrstoffe können dagegen vorwiegend ein Ekzem im Gesicht verursachen. Ekzematogene Stäube verursachen Berufsdermatosen überwiegend an den Körperstellen, die der Reibung durch Berufskleidung ausgesetzt sind. Handgeführte Arbeitsgeräte können umschriebene Veränderungen einzelner Finger oder in der Hohlhand auslösen.

Ein weiterer differentialdiagnostischer Hinweis ist die Erfahrung, daß während des Urlaubs oder an arbeitsfreien Tagen die dermatologischen Symptome zurückgehen oder die Hautkrankheit gar abheilt, sofern berufsbedingte Kontaktnoxen für die Dermatose anzuschuldigen waren.

Die **akut-toxische Kontaktdermatitis** wird durch primär reizende oder zytotoxische Noxen, wie Säuren, Laugen, Strahlen usw. hervorgerufen.

Die **kumulativ-toxische Kontaktdermatitis** (chronisches toxisches Kontaktekzem) ist die Folge chronischer Einwirkung unterschwelliger Konzentrationen reizender (Gefahr)Stoffe (z. B. organische Lösemitel, Säuren, Laugen, technische Öle) aber auch mechanischer Reize, die zur Beeinträchtigung des Schutzmantels der Haut geführt haben. Ein akutes Krankheitsbild fehlt hier.

Bei der **allergischen Kontaktdermatitis** (akut und chronisch) handelt es sich um eine Berufsdermatose, bei der die Kontaktnoxe zu einer Sensibilisierung führt und bei ihrem weiteren Hautkontakt das berufliche Allergen die Antigen-Antikörperreaktion auslöst. Klinisch stellt sie sich in Rötung, Schwellung, Bläschenbildung, Erosionen und Krustenbildung dar. Bei einer Chronifizierung können Hyperkeratosen und Rhagaden auftreten. Differentialdiagnostisch ist sie dann von einer toxisch-kumulativen Kontaktdermatitis nicht mehr zu trennen.

Zu den Kontaktekzemen zählt auch die **Proteindermatitis,** die durch hochmolekulare Eiweißkörper als Antigene, wie Tierhaaren, Mehl usw. ausgelöst wird. Sie tritt in Form erythematöser und papulöser Hautveränderungen mit starkem Juckreiz in Erscheinung.

Bei der **Kontakturtikaria** verursachen die Kontaktnoxen urtikarielle Erscheinungen der Haut.

Eine besondere Form der Berufsdermatosen stellt die **Öl- und Teer-Akne** dar, eine berufsbedingte Akne, die beim Umgang oder Arbeiten mit Mineralölen (Schmierölen und -fetten) und Teer manifest werden kann. Es handelt sich um folliküläre, schwarze Pfropfbildungen (Komedonen), Follikulitiden und Furunkel, die sich vorwiegend an den Streckseiten der Unterarme und Oberschenkel ausbilden können.

Akneforme Dermatosen können bei Umgang mit chlorierten aromatischen Kohlenwasserstoffen als **sog. Chlorakne** in Erscheinung treten. Es kommt zu schmerzhaften akneartigen, follikulären Hyperkeratosen im Gesicht und an freien Hautstellen. Insbesondere gechlorte Naphthaline und Phenole, aber auch das sog. Seveso-Gift Tetrachlordibenzo-p-dioxin (TCDD), ein Herbizid, können diese Berufsdermatose auslösen. Differentialdiagnostisch von Bedeutung ist die Lokalisation dieser Berufsdermatose: Im Gegensatz zur Akne juvenilis tritt die beruflich ausgelöste Akne fast ausschließlich an unbedeckten Hautstellen auf.

Isoliert auftretende Hauterkrankungen nach Einwirkung der nachfolgenden Gefahrstoffe gelten als Berufsdermatosen nur insoweit, als die durch die genannten Stoffe verursacht wurden und nicht Symptome einer Allgemeinerkrankung der entsprechenden Berufskrankheiten sind:

Hauterkrankungen
VI – 2.5101

Berufskrankheiten

Blei oder seine Verbindungen	(BK-Nr. 1101)
Quecksilber oder seine Verbindungen	(BK-Nr. 1102)
Chrom oder seine Verbindungen	(BK-Nr. 1103)
Cadmium oder seine Verbindungen	(BK-Nr. 1104)
Mangan oder seine Verbindungen	(BK-Nr. 1105)
Thallium oder seine Verbindungen	(BK-Nr. 1106)
Vanadium oder seine Verbindungen	(BK-Nr. 1107)
Arsen oder seine Verbindungen	(BK-Nr. 1108)
Phosphor oder seine anorganischen Verbindungen	(BK-Nr. 1109)
Beryllium oder seine Verbindungen	(BK-Nr. 1110)
Schwefelwasserstoff	(BK-Nr. 1202)
Benzol, seine Homologe oder Styrol	(BK-Nr. 1303)
Nitro- oder Aminoverbindungen des Benzols	(BK-Nr. 1304)
Schwefelkohlenstoff	(BK-Nr. 1305)
Methanol	(BK-Nr. 1306)
Organische Phosphorverbindungen	(BK-Nr. 1307)
Fluor oder seine Verbindungen	(BK-Nr. 1308)
Salpetersäureester	(BK-Nr. 1309)

Die auftretenden Ekzeme der Berufsdermatosen weisen eine sehr mannigfaltige Symptomatologie auf. Die klinischen Erscheinungsformen reichen vom Erythem und Pruritus bis zu schwersten Hautveränderungen mit Blasen- und Schuppenbildung sowie entzündlichen Prozessen, die durch Superinfektionen weiter kompliziert sein können und die berufsbedingte Ätiologie verschleiern können.

Zur **Diagnostik** der Berufsdermatosen gehört eine genaue Arbeitsanamnese. Bei der Beurteilung der Hautveränderungen muß die Lokalisation des Ekzems der Einwirkung der Kontaktnoxen entsprechen. Die nachfolgende Tabelle führt einige bedeutsame berufliche Kontaktallergene für einzelne Berufsgruppen auf.

Arbeitsmedizinisch muß die auslösende Ursache ermittelt werden, um die **Prävention** bzw. therapeutische Maßnahmen einzuleiten.

Im **Human- und Tierversuch** ist u. U. eine Kontaktallergenitätsprüfung zur Erfassung des kontaktallergenen Potentials des beruflichen Gefahrstoffes zu veranlassen, die z. B. mit Epikutantesten zu erreichen ist. Die Wahl der Sensibilisierungsmethoden hängt von den zu prüfenden Gefahrstoffen ab. Die Risikobeurteilung anhand solcher Teste muß unter Berücksichtigung anderer wichtiger Faktoren vorgenommen werden. Bedeutsam sind hierbei u. a. der Hautzustand, die Kontakthäufigkeit und -intensität, der gleichzeitige Kontakt mit anderen Allergenen oder hautreizenden oder -schädigenden Gefahrstoffen, z. B. organischen Lösemitteln. Der Grad der Hautreaktionen, z. B. beim Erythem, kann mit Hilfe visueller Bewertungsskalen makroskopisch abgeschätzt werden. Neuerdings werden Thermometrie,

Berufskrankheiten **Hauterkrankungen
VI – 2.5101**

Infrarotphotographie und die Reflexionsphotometrie bei der Beurteilung von Kontaktallergenitätsprüfungen herangezogen.

Der **Prävention der Berufsdermatosen** kommt zweifellos arbeitsmedizinisch und sicherheitstechnisch die größte Bedeutung zu.
Durch geeignete persönliche **Körperschutzmittel** (Schutzkleidung, Schutzhandschuhe, Gesichtsschutz etc.) kann das Risiko der Entstehung berufsbedingter Hauterkankungen erheblich reduziert werden.
Darüber hinaus hat der Arbeitgeber hygienisch einwandfreie Körperreinigungsmittel zur Verfügung zu stellen, die keine Scheuermittel enthalten. Wo persönliche Körperschutzmittel nicht anwendbar sind, ist die Anwendung von **Schutzsalben** angezeigt.

Der Arbeitsplatzwechsel kann u. U. die einzigste, aber auch wirkungsvollste arbeitsmedizinische Prävention darstellen.
Der Prävention dienen insbesondere die **Arbeitsmedizinischen Vorsorgeuntersuchungen**, wie sie in der Gefahrstoffverordnung und der Unfallverhütungsvorschrift „Arbeitsmedizinische Vorsorge" (VBG 100) vorgeschrieben sind. Der Berufsgenossenschaftliche Grundsatz für arbeitsmedizinische Vorsorgeuntersuchungen „Hauterkrankungen (mit Ausnahme von Hautkrebs) – G 24" gibt Anhaltspunkte, um Berufsdermatosen zu verhindern oder frühzeitig zu erkennen.
Vor Aufnahme einer Tätigkeit auf Arbeitsplätzen, an denen mit typischen Hautschädigungen zu rechnen ist, muß eine **Erstuntersuchung** durchgeführt werden. Befristete gesundheitliche Bedenken sollten nach G 24 bei Personen ausgesprochen werden (d. h., diese Personen dürfen nicht auf diesen Arbeitsplätzen beschäftigt werden), bei denen folgende Gesundheitsstörungen oder Leiden vorliegen:

- Akut-entzündliche oder ausgedehnte chronische Hauterscheinungen
- Hyperhidrosis
- Seborrhoischer Hauttyp
- Sebostatischer Hauttyp
- Akrozyanose

Dauernde gesundheitliche Bedenken bestehen bei Personen mit spezieller Überempfindlichkeit für Tätigkeiten, bei denen entsprechende Kontaktmöglichkeiten gegeben sind. An die Entwicklung einer polyvalenten Allergie ist zu denken, bei besonderen dermatologischen Krankheiten, z. B. mit Erythematodes, für Beschäftigung an Plätzen, die starken ultravioletten Strahlen ausgesetzt sind.

Hauterkrankungen
VI – 2.5101   **Berufskrankheiten**

Berufliche Tätigkeit	Berufliche Kontaktallergene
Ärzte und medizinisches Hilfspersonal	Desinfektionsmittel, Gummihandschuhe, Antibiotika, Phenothiazine, Lokalanästhetika.
Bäcker	Aromen, Gewürze, Mehlschönungsmittel
Betriebsschlosser, Schlosser, Dreher	Technische Öle, Nickel, Chrom
Drucker, Buchbinder	Chrom, Formalin, Leim, Terpentin, Farbstoffe, Öle, Tinten, Schellack
Friseure, Friseusen	Haarfärbemittel, Kaltwellenmittel, Seifen, Parfums, Haarwasser
Galvaniseure	Chrom, Nickel, Kupfer, Zyanide
Beschäftigte in der Glas- u. keramischen Industrie	Kobalt, Chrom, Farbstoffe, Fluoride, Beryllium, Arsen, Terpentin
Landwirte, Gärtner	Stoffe tierischer und pflanzlicher Herkunft, Pestizide, Düngemittel
Beschäftigte in der Lederindustrie	Anilinfarben, Chrom, Arsen- und Quecksilberverbindungen Tannin, Formalin, Terpentin, Stoffe tierischer Herkunft
Maler, Anstreicher	Leinöl, Farben, Harze, Chrom, Terpentin
Maurer	Zement (Chrom)
Medizinisches Personal	Desinfektionsmittel, Formalin, Antibiotika, Sulfonamide, Lokalanästhetika, Jod, Quecksilberverbindungen, Morphin-, Phenothiazinderivate, Gummi
Photolaboranten, Röntgenlabor-Personal	Hydrochinon, Brom-, Chrom- und Quecksilberverbindungen, Diethylparaphenylendiamin, Pyrogallol
Schreiner, Möbelschreiner	Beizmittel, Chrom, Formalin, Holzstäube, Harze, Lacke, Pyrogallol
Textilarbeiter	Azo-, Naphthol- und sonstige Farbstoffe, Beiz- und Appreturmittel
Zahnärzte	Desinfektionsmittel, Gummihandschuhe, Antibiotika, Phenothiazine, Lokalanästhetika, Tetracain, Kunststoffe und Metalle in der Prothetik

Nachuntersuchungen sind erstmalig nach 12 – 18 Monaten während der Tätigkeit mit beruflicher Einwirkung, die weiteren, abhängig von der Aggressivität der hautgefährdenden Einwirkungen, durchzuführen.

Vorzeitige Nachuntersuchungen werden beim Auftreten von Hauterscheinungen notwendig.

In einem solchen Falle sollte das Berufsgenossenschaftliche Verfahren zur **Früherfassung berufsbedingter Hauterkrankungen (Hautarztverfahren)** eingeleitet werden.

Berufskrankheiten   **Hauterkrankungen**

Obwohl das genannte Hautarztverfahren seit mehr als 10 Jahren im Bereich aller Unfallversicherungsträger praktiziert wird, ist die Zahl der Verfahren bei Berücksichtigung der angezeigten Berufsdermatosen äußerst gering. Zweck des Verfahrens ist eine im Vorfeld einer Berufskrankheitsanzeige gem. § 5 der Berufskrankheiten-Verordnung (BeKV) angesiedelte Meldung einer **möglichen** berufsbedingten Hauterkrankung. Es ist also im Gegensatz zu der Anzeige nach § 5 BeKV **nicht** ein **begründeter Verdacht** auf das Vorliegen einer Berufsdermatose erforderlich. Der untersuchende Hautarzt erstattet auf einem bestimmten Vordruck den Hautarztbericht, der auch Angaben über einzuleitende Maßnahmen (Prophylaxe und Therapie) enthält.

Das vom Bundesarbeitsminister herausgegebene Merkblatt zur BK-Nr. 5101 gibt Hinweise für die ärztliche Beurteilung. Die Anerkennung einer Krankheit nach Nr. 5101 der Anlage 1 zur Berufskrankheiten-Verordnung setzt voraus, daß es sich um eine schwere oder wiederholt rückfällige Hauterkrankung handelt, die zur Unterlassung aller Tätigkeiten gezwungen hat, die für die Entstehung, die Verschlimmerung oder das Wiederaufleben der Krankheit ursächlich waren oder sein können.

Die ,,**Schwere**" der Erkrankung ergibt sich aus dem klinischen Bild, Ausdehnung und Verlauf (insbesondere Dauer) der Erkrankung. Auch eine hochgradige Allergie gegen Gefahrstoffe kann dabei von wesentlicher Bedeutung sein.

,,**Wiederholt rückfällig**" ist die Erkrankung dann, wenn mindestens drei gleichartige Krankheitsschübe, d. h. der zweite Rückfall, vorliegen. Rückfall setzt eine weitgehende Besserung oder Abheilung des vorangegangenen Krankheitsschubes sowie Zusammenhang mit der Ersterkrankung voraus, wenn der Erkrankte zwischenzeitlich beruflich wieder tätig gewesen ist.

Hautverätzungen, z. B. durch Chemikalien, sind, sofern sie innerhalb einer Arbeitsschicht auftreten, als Arbeitsunfälle anzusehen.

Therapie: Bei der *akut-toxischen Kontaktdermatitis* ist eine Dekontaminierung der betroffenen Haut sofort vorzunehmen: Entfernung der benetzten Kleidung und Verdünnung der chemischen Gefahrstoffe mit fließendem Wasser. Zur Prävention einer schweren Dermatitis ist eine antiphlogistische Behandlung, z. B. mit fluorierten Kortikosteroiden in Creme-Grundlagen, hilfreich.

Bei der *kumulativ-toxischen Kontaktdermatitis* sind insbesondere Emulsionssalben (Wasser-in-Öl-Emulsionen) zur Behandlung geeignet.

Die *akute allergische Kontaktdermatitis* wird nach Ausschaltung des Allergens lokal wie eine akut-toxische Dermatitis behandelt, bei der chronischen Form kommen steroidhaltige Wasser-in-Öl-Emulsionen zur Anwendung.

Eine absolute Allergenkarenz ist bei der Behandlung der *Proteindermatitis* zu beachten. Zur Akut-Therapie sind externe Glukokortikoidzubereitungen indiziert.

Hauterkrankungen
VI − 2.5101

Bei einer *Kontakturtikaria* ist neben der Ausschaltung des Allergens die interne Antihistamin- bzw. Glukokortikoidbehandlung angezeigt. Die Lokalbehandlung wird mit Glukokortikoid- bzw. Antihistaminexterna vorgenommen.

Die Therapie der *Öl- und Teerakne* sowie der *Chlorakne* besteht in der mechanischen Entfernung der Komedonen.

Generell sollte eine fachdermatologische Behandlung erfolgen.

Literatur:

TRONNIER/STARY/RÜPING: Berufliche Hauterkrankungen, in: KONIETZKO/DUPUIS: Handbuch der Arbeitsmedizin, Ecomed-Verlag, Landsberg 1990

VI – 2.5102
Hautkrebs oder zur Krebsbildung neigende Hautveränderungen durch Ruß, Rohparaffin, Teer, Anthrazen, Pech oder ähnliche Stoffe

Bestimmte Bestandteile der Destillationsprodukte von Holz, Stein- und Braunkohle (Teer) und des Teers (Anthrazen und Pech) sowie des Rußes, Paraffins und ähnlicher Stoffe (Erdwachse, Mineral-, Schmier-, Zylinder- und Bohröle, die bei 300 °C und mehr sieden) zählen zu den Pyrolyse-Produkten, die kanzerogene Eigenschaften besitzen.

Diese krebserzeugenden Gefahrstoffe können nach bestimmter Einwirkungszeit Hautkrebs bei den exponierten Arbeitnehmern auslösen.

Im Jahre 1985 wurden in der Bundesrepublik Deutschland 4 176 arbeitsmedizinische Vorsorgeuntersuchungen nach dem Berufsgenossenschaftlichen Grundsatz (G 4) „Arbeitsstoffe, die Hautkrebs oder zur Krebsbildung neigende Hautveränderungen verursachen", durchgeführt. Bei 7 Exponierten mußten gesundheitliche Bedenken, bei 8 befristete gesundheitliche Bedenken ausgesprochen werden (Statistik der Landesverbände der gewerblichen Berufsgenossenschaften).

Die Berufskrankheiten-Statistik (Unfallverhütungsberichte der Bundesregierung) weist eine geringe Zahl erstmals entschädigter arbeitsbedingter Hautkrebse aus; wahrscheinlich besteht jedoch eine große Dunkelziffer nicht diagnostizierter berufsbedingter Hautkrebse:

Jahr	Angezeigte Fälle	Erstmals entschädigte Fälle
1985	24	7
1986	30	6
1987	41	8
1988	22	10
1989	39	7
1990	32	7
1991	40	12
1992	64	7

Ruß
Ruß tritt bei unvollständiger Verbrennung von Kohlenwasserstoffen als feinflockiger Kohlenstoff auf. Er dient als Ausgangsstoff u. a. für die Herstellung von Tuschen, Druckereischwärze, Schuhpflegemitteln, Farben und Kunststoffen. Auch bei der Gummifabrikation wird er verwendet. Seine krebserzeugende Wirkung resultiert aus seinem Gehalt an polyzklischen aromatischen Kohlenwasserstoffen (PAH).

Hautkrebs
VI – 2.5102

Rohparaffin
Rohparaffine sind feste Kohlenwasserstoff-Verbindungen, gewonnen aus bituminöser Braunkohle, Öl, Schiefer, Erdöl und Erdwachs. Sie finden u. a. Verwendung bei der Zündholz-, Papier-, Faserplatten-, Spanplatten- und Sprengstoff-Herstellung. Gereinigtes Paraffin ist nicht kanzerogen.

Teer
Teer entsteht bei der Destillation von Stein- bzw. Braunkohle, Holz und Torf, bei der Verkokung und Gasfabrikation. Steinkohlen-Teer wird zu einer Reihe von chemischen Rohstoffen veredelt. Die Verwendungsmöglichkeiten des Teers sind sehr zahlreich.

Anthrazen
Anthrazen ist ein Destillationsprodukt des Teers und dient vorwiegend als Rohstoff zur Herstellung von synthetischen Farben und Lacken, ebenso zur Produktion von Dachpappen und dem Holzimprägnierungsmittel Karbolineum. Lediglich den Anthrazen-Ölen, die in sehr kleinen Mengen in den Anthrazenen vorhanden sind, wird eine krebserzeugende Wirkung zugeschrieben.

Pech
Pech wird bei der Steinkohlen- und Teer-Destillation gewonnen und wird zur Herstellung von Kohlenstoff und Graphitelektroden benötigt.

Einwirkungsmöglichkeiten
Einwirkungsmöglichkeiten sind bei der Erzeugung der genannten Gefahrstoffe sowie bei der Herstellung, Verarbeitung oder Verwendung der Endprodukte gegeben. Das Risiko einer Gesundheitsschädigung hängt u. a. vom Anteil an Kanzerogenen in den aufgeführten Stoffen und Produkten ab. Diese Gefahrstoffe **wirken** in Form von Staub und Dämpfen, die mit der Haut direkt in Kontakt treten und zu Hautkrebs oder zur Krebsbildung neigender Hautveränderungen führen können. Eine Hautschädigung ist auch durch die mit den Gefahrstoffen verunreinigte Kleidung möglich. Ein bestimmter Anteil der ultravioletten Strahlung des Sonnenlichtes, Hitze und mechanische Reize, z. B. Scheuern von Kleidungsstücken, fördern die Entstehung dieser Berufskrankheiten.

Als **klinisches Zeichen** stellt sich an der exponierten Hautstelle ein Erythem, u. U. auch ein chronisches Ekzem, dar. Die beruflich exponierten Personen klagen dann häufig über Juckreiz. Bleibt die Einwirkung mit diesen Gefahrstoffen bestehen, können sich bräunlich-fleckige Pigmentierungen (Melanose) und eine Follikulitis oder eine Akne entwickeln. Die so vorgeschädigte Haut neigt zur Hyperkeratose. Das Auftreten sogenannter Teer- oder Pechwarzen ist typisch für die Erkrankung. Diese Keratose muß als Präkanzerose angesehen werden. Die Teer- oder Pechwarzen, die sich zunächst nicht von gewöhnlichen Warzen unterscheiden, können schon nach kurzer Expositionsdauer, vielfach aber auch nach mehreren Jahren, auftreten. Sie

Berufskrankheiten   **Hautkrebs**

befallen die Haut des Gesichtes und der Handrücken als Folge einer direkten Einwirkung. Die gleichen Veränderungen an der Haut am Unterbauch, Skrotum und den Streckseiten der Oberschenkel weisen auf die mögliche Einwirkung infolge kontaminierter Kleidung hin. Der Ausbruch einer **Hautkrebserkrankung** bzw. **zur Krebsbildung neigender Hautveränderungen** (Präkanzerose) setzt meist eine jahrlange Exposition mit den Gefahrstoffen voraus. Selbst nach Wegfall der beruflichen Einwirkung können sich diese berufsbedingten Hautkrebse entwickeln. Der Zeitraum, in dem sich aus Warzen Krebse entwickeln, beträgt in der Regel drei bis vier Jahre.

Die Hautkrebserkrankung weist im allgemeinen eine gute Prognose auf, sofern rechtzeitig eine chirurgische Behandlung durchgeführt wird. Die Diagnose des Hautkrebses bzw. der zur Krebsbildung neigenden Hautveränderungen muß selbstverständlich histologisch gesichert werden.

Die **Prävention** dieser Berufskrankheit ist ergonomisch und arbeitsmedizinisch zu betreiben. Die Arbeitsverfahren sind so zu gestalten, daß gefährliche Dämpfe oder Gefahrstoffe nicht frei werden und daß die Arbeitnehmer mit gefährlichen, festen oder flüssigen Stoffen nicht in Hautkontakt kommen, soweit dies nach dem Stand der Technik möglich ist. Dies kann z. B. durch Arbeitsverfahren in geschlossenen Systemen erreicht werden. Arbeitsmedizinisch sind entsprechend den Unfallverhütungsvorschriften ,,Schutzmaßnahmen beim Umfang mit krebserzeugenden Arbeitsstoffen'' (VBG 113) und ,,Arbeitsmedizinische Vorsorge'' (VBG 100) nach dem ,,Berufsgenossenschaftlichen Grundsatz für **arbeitsmedizinische Vorsorgeuntersuchungen**'' (G 4) ,,Arbeitsstoffe, die Hautkrebs oder zur Krebsbildung neigende Hautveränderungen hervorrufen'', vor Aufnahme einer Tätigkeit an Arbeitsplätzen mit Einwirkung von Gefahrstoffen, die Hautkrebs oder zur Krebsbildung neigende Hautveränderungen hervorrufen, **Erstuntersuchungen** sowie **Nachuntersuchungen** während dieser Zeit durchzuführen. Ebenso sind **Nachgehende Untersuchungen** gefordert. Die Nachuntersuchungsfristen schwanken je nach Exposition und anderen Beurteilungsmerkmalen (Vorliegen von Hauterkrankungen, Hauttyp der Exponierten) zwischen sechs Monaten und drei Jahren.

Therapie: Treten Warzen (sog. Teerwarzen) bei einer beruflichen Einwirkung auf, ist eine operative Entfernung dieser vorzunehmen und die histologische Untersuchung des Operationspräparates erforderlich.

In jedem Falle sollte eine fachdermatologische Behandlung erfolgen; eine Nachbeobachtung ist erforderlich.

Literatur:

TRONNIER/STARY/RÜPING: Karzinome und Präkanzerosen der Haut, in: KONIETZKO/DUPIUS: Handbuch der Arbeitsmedizin, Ecomed-Verlag, Landsberg 1990

VI – 2.6101
Augenzittern der Bergleute

Diese arbeitsbedingte Erkrankung, die von Baader 1960 noch als häufigste aller Berufskrankheiten angesehen wurde, rechnet gegenwärtig zu den äußerst selten in Erscheinung tretenden beruflich ausgelösten Gesundheitsschäden. Hunderttausende von Untertage-Bergleuten wurden im ersten Viertel unseres Jahrhunderts in Deutschland von dieser eigenartigen, nicht restlos aufgeklärten Störung der Augen befallen; bis zu 10 % der Bergleute litten an dieser Krankheit.

Der Berufskrankheiten-Statistik ist zu entnehmen, daß diese Erkrankung zur Bedeutungslosigkeit herabgesunken ist, einmal wegen der Verbesserung der Arbeitsverhältnisse und zum anderen infolge ständiger Abnahme der Zahl, der im Untertage-Bergbau Beschäftigten. Von 1985 – 1992 wurden 55 Berufskrankheitsfälle zur Anzeige gebracht, jedoch wurden im selben Zeitraum keine entschädigungspflichtigen Fälle nachgewiesen (Unfallverhütungsberichte der Bundesregierung).

Jahr	Angezeigte Fälle	Erstmals entschädigte Fälle
1985	6	0
1986	11	0
1987	8	0
1988	1	0
1989	11	0
1990	12	0
1991	3	0
1992	3	0

Die Berufskrankheit tritt bzw. trat ausschließlich bei Bergleuten und Personen auf, die unter Tage im Steinkohlenbergbau arbeiten oder gearbeitet hatten.

Die Berufskrankheit wurde früher auch als ,,Rollauge" bezeichnet und weist damit auf das sichtbare und wichtigste Symptom der Funktionsstörung der Augen, den Nystagmus, hin. Dieser tritt pendelförmig (Pendelnystagmus) oder auch gelegentlich ruckartig (Rucknystagmus) auf. Die Schwingungsrichtung der Zitterbewegungen des Auges können sich vertikal, horizontal oder rotatorisch vollziehen. Die Frequenzen eines solchen Bergmannsnystagmus' bewegen sich bei den Erkrankten etwa zwischen 100 – 400 Schwingungen in der Minute. Die Schwingungsrichtung und die Amplituden der Zitterbewegungen der Augäpfel können auf beiden Augen unterschiedlich bzw. verschieden groß sein.

Durch den Nystagmus kann das Sehvermögen – insbesondere die **Sehschärfe** – beeinträchtigt sein. Infolge der dauernden Zitterbewegung der Augäpfel kann es

Augenzittern der Bergleute **Berufskrankheiten**
VI – 2.6101

zu **Störungen der optischen Wahrnehmung** kommen, die bei den Betroffenen zu einer Gangunsicherheit wegen des Flimmerns oder Tanzens z. B. der Lichter der Grubenlampen, aber auch zu Schwierigkeiten beim Bedienen von Arbeitsgeräten führen und somit ein nicht unerhebliches Unfallrisiko darstellen.

Subjektiv klagen die erkrankten Bergleute u. a. über **Schwindel und Kopfschmerzen.** Die Leistungsfähigkeit kann durch diese Berufskrankheit nachhaltig beeinträchtigt sein, so daß unter Umständen eine Minderung der Erwerbsfähigkeit resultiert. Auch Schlafstörungen kommen vor.

Die genaue Ursache, die zur Entstehung dieser Berufskrankheit, dem Bergmannsnystagmus, führt, ist nicht bekannt.
Wahrscheinlich waren mehrere Faktoren für die Auslösung dieser arbeitsbedingten Erkrankung heranzuziehen. Unter anderem wurden folgende Belastungen bzw. Arbeitserschwernisse aufgeführt, die möglicherweise bei der Entstehung des Augenzitterns der Bergleute von Bedeutung waren: Die schlechten Beleuchtungsverhältnisse als Ursache sind schon sehr früh diskutiert worden; die chronische Vergiftung durch Grubengas (Methan, CH_4), die ähnlich einer Kohlenmonoxidvergiftung Schäden des Gehirns auslösen kann (im Falle des Methans Veränderungen im Bereich der motorischen Augenmuskelkerne); die starke Beanspruchung der Augenmuskeln bei Zwangshaltungen des Körpers, insbesondere des Kopfes bei knieender oder liegender Arbeit, verbunden mit körperlicher Schwerstarbeit; auch eine persönliche Disposition wurde als Faktor berücksichtigt. Ebenso wurde ein chronischer Sauerstoffmangel (insbesondere bei schlechter Bewetterung unter Tage) als Ursache angeschuldigt.

Der Rückgang dieser Berufskrankheit in den beiden letzten Jahrzehnten scheint die Theorien für die Entstehung des Bergmannsynstagmus' nach Wegfall bzw. Reduzierung angeschuldigter ursächlicher Gegebenheiten zu bestätigen: Die erheblich verbesserten Arbeitsplatzbedingungen im Steinkohlenbergbau, der Abbau der Arbeitserschwernisse, die Optimierung der Untertagebeleuchtung, der Wegfall nicht ergonomisch einwandfreier Arbeitsplätze und die Maßnahmen zur Verbesserung der Bewetterung unter Tage.

Die **Diagnose** des Bergmannsnystagmus' ist relativ leicht zu stellen. Die Zitterbewegungen der Augäpfel in vertikaler, horizontaler oder rotatorischer Schwingungsrichtung sind im allgemeinen schon bei der Prüfung der Augen im Rahmen **arbeitsmedizinischer Vorsorgeuntersuchungen**, denen sich die Bergleute auf Grund der Gesundheitsschutz-Bergverordnung (GesBergV) unterziehen müssen, zu erkennen.

Bei der Anerkennung eines **Nystagmus** bei einem Bergmann des Steinkohlenbergbaus müssen andere Erkrankungen, die das gleiche Symptom aufweisen, ausgeschlossen werden, z. B. organische Nervenerkrankungen.

Berufskrankheiten **Augenzittern der Bergleute**
VI – 2.6101

Die **Prävention** dieser jetzt sehr selten gewordenen Berufskrankheit ist vorwiegend ergonomisch zu betreiben.

Die Arbeitsplatzbedingungen des Untertage-Bergmannes im Steinkohlen- bzw. Erzbergbau müssen insbesondere durch Verbesserung der Beleuchtungsverhältnisse, optimale Bewetterung, d. h. Zufuhr genügender Frischluft, Abzug und Reduzierung verbrauchter bzw. methanhaltiger Luft und Abbau von Arbeitserschwernissen, ganz besonders solcher Arbeiten, die in einer Zwangshaltung ausgeführt werden müssen, menschengerecht gestaltet werden.

Arbeitsmedizinisch sollte dem an Bergmannsnystagmus Erkrankten ein Arbeitsplatzwechsel empfohlen werden: Aufgrund dieser Maßnahmen heilt das Augenzittern meist nach zwei Jahren aus. Bleibende Schäden sind nicht bekannt.

Therapie: Eine Arbeitsplatzumsetzung (Arbeiten übertage) sollte angestrebt werden.

Literatur:

WITTGENS, H., in VALENTIN et al.: Arbeitsmedizin 3. Aufl. Bd. 2 Thieme Verlag, Stuttgart 1985

Treffpunkt Arbeitssicherheit

Die aktuelle Mitarbeiterinformation

Eine Wandzeitung,
die Sie kennen sollten!

Erscheinungsweise: 6 × im Jahr
Preis: DM 66,40 inkl. Verpackung/Versand
Format: 43 × 60 cm
Zu beziehen bei: ecomed verlagsgesellschaft
Rudolf-Diesel-Str. 3
86899 Landsberg

Treffpunkt
Arbeitssicherheit

„Sündige nicht im Verkehr!"

Rechts überholen?

Bekanntlich ist Überholen im Straßenverkehr nur links erlaubt. Mancher glaubt, die Strafwürdigkeit des Überholspurblockierens sei so hoch, daß Rechtsüberholen daran gemessen verzeihlich wird. Forsche Schnellfahrer sollten darüber noch einmal nachdenken, und zwar nicht wegen der Strafbarkeit.

Überholspurblockierer gehören zur Klasse der Rechthaber und, bei Bestehen einer Geschwindigkeitsbegrenzung, auch zu den Fahrerziehern der Nation. Das schließt ein eingeschränktes Harmoniebedürfnis, geschwächte Intelligenz und die Neigung zu Schreckreaktionen ein. Letztere sind gefährlich. Üble Unfälle sind die Folge. Schuld hat immer der **Rechtsüberholer**, falls er überlebt.

Im Zweifel stimmt der letzte Satz auch im dichtesten Kolonnenverkehr und beim Einfädeln.

So passiert's
Licht aus

Der offizielle Unfallhergang: „Im Kopierraum wechselte Herr R. die Neonröhre aus. Dabei brachte er sich Schnittwunden an beiden Händen bei."

Einzelheiten aus der nachträglichen Untersuchung des Unfalls: Die Beleuchtung fiel vormittags aus, der Kopierraum hat kein Tageslicht. Herr R. erbot sich, die Lampe zu prüfen. Auf der Leiter in ca. 2 m Höhe stehend (Raumhöhe 3,80 m) drehte R. die Röhre, um zu prüfen, „ob es am Kontakt liegt".

In der Montage-/Entnahme-Stellung rutschte die Röhre beim Drehen mit einem Kontaktstift aus der Fassung. Herr R. machte einen Fangversuch. Die Röhre zerbrach. Die gegriffenen Scherben verursachten erhebliche Schnittwunden an beiden Händen und am rechten Unterarm. Die Lampe war bereits mehrfach ausgefallen, die Leiter deshalb zur Stelle.

Der Hausmeister – auch **Sicherheitsbeauftragter** und nebenamtliche **Sicherheitsfachkraft**(!) – war angeblich nicht abkömmlich. Er ist, weil er viele andere Tätigkeiten mit Vorrang erledigen muß, kaum für Hausmeistertätigkeiten zu erreichen. Der Sicherheitszustand des Hauses ist dementsprechend.

Herr R. ist Volontär und vorübergehend in der Abteilung.

Gehschule, Rückenschule

Verkorkst durch Pflastertreten und Sesselhocken melden sich Teile des Bewegungsapparats, von deren Vorhandensein der ausgewachsene Mensch überhaupt nichts spüren dürfte, mal vom Muskelkater abgesehen. An hindernisfreie und ebene Wege gewöhnt, achtet niemand mehr darauf, wo er/sie hintritt. Der Wirbelsäule wird zumutbare Dauerleistung abverlangt.

Da ein nicht gerade kleiner Ausschnitt der Arbeitsunfälle und der betriebsbedingten Gesundheitsschäden hier den Ursprung hat, sind erfolgversprechende Ausgleichs- und Gegenmaßnahmen entwickelt worden. Geh- und Rückenschulen sind im Angebot.

Wenn Sie z.B. zum Stolpern neigen (oder viel gehen müssen), wenn Sie öfter ein merkwürdiges Ziehen im Rücken verspüren (oder abwechslungsarme sitzende Tätigkeit ausüben):

Lassen Sie sich zur Schonung des Rückens und zum sicheren Gehen schulen.

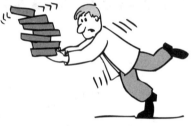

Banal, alltäglich, kaum beeinflußbar

Zwei Sorten Unfälle werden vielfach hingenommen:

▶ Ausrutschen, Stolpern, Umknicken und

▶ die typischen Unfälle der Branche, der Tätigkeit, des individuellen Betriebes, z.B. Gratschnitte, Hammerschläge auf die Finger, Einklemmen in Autotüren, Splitter beim Palettensortieren usw.

Es herrscht die Meinung vor, daß dagegen kein Kraut gewachsen sei. Viele Betriebe, die sich damit nicht abfinden wollten, haben sich inzwischen vom Gegenteil überzeugt. Gerade die alltäglichen Unfälle lassen sich am ehesten durch konsequentes Vorgehen ausmerzen.

Hauptanteil am Erfolg haben in diesen Betrieben die Vorschläge der betroffenen Mitarbeiter zur Vermeidung der alltäglichen Unfälle. Warum warten Sie mit Ihrem Vorschlag, bis die Betriebsleitung Sie darum bittet?

Das Fünf-Punkte Programm

Bildschirm

Vorab: **Pausen einhalten**, Kurzpausen machen. Und: Es gibt nicht nur eine günstige Körperhaltung, Abwechslung für alle Muskelgruppen ist gefragt.

- Beugeposition des Kopfes abwechseln, Bildschirmabstand variieren, Augen auch mit Brille trainieren.

- Schultern abwechselnd straffen und beugen, Ellenbogenstellung hinter und vor dem Oberkörper durch Verschieben der Tastatur ändern. Räkeln Sie sich im Stuhl.

- Sitzposition wechseln, den Unterkörper nach vorn oder hinten schrägstellen: Die Wirbelsäule im stärkstbeanspruchten Teilabschnitt bewegen und unterschiedlich belasten.

- Beinstellung abwechseln, Spreizen, Strecken und Beugen der Knie.

- Fußstellung abwechseln, Abstützen durch Zehen oder Fersen, Füße auch hinter der Stuhlstütze verschränken.

Freie Zeit – sichere Zeit
Verkehrsberuhigung

Irgendwann, dieser Zeitpunkt ist nicht mehr fern, werden alle Autobahnbenutzer nicht mehr schneller fahren können, als der zweitlangsamste LKW. Warum? Ist doch logisch: Weil der zweitlangsamste den langsamsten Kutschbock überholen wird bzw. muß, damit ihm der Schwung am nächsten sanften Hügel nicht verloren geht. Währenddessen ruht der übrige – schnellere – Verkehr aus.

Am besten können Sie als Gelegenheitsautofahrer diesen Vorgang an Wochenenden beobachten. Dann üben bundesligagestreßte Busfahrer Verkehrsberuhigung durch konsequentes gegenseitiges Überholen mit geringstem Geschwindigkeitsüberschuß.

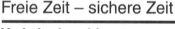

Benutzen Sie keinesfalls die Lichthupe. Der Busfahrer könnte im Erstberuf Polizist sein und hätte das „Recht auf seiner Seite".

Passen Sie lediglich auf, daß Ihr Frust Sie nicht zum Freizeitrisiko verführt.

Diese Wandzeitung will Sie beraten. Die Angaben sind nach bestem Wissen zusammengestellt, jedoch sind Fehler nicht vollständig auszuschließen. Aus diesem Grund sind alle Angaben mit keiner Verpflichtung oder Garantie des Verlags oder des Autors verbunden. Beide übernehmen infolgedessen keinerlei Verantwortung und Haftung für eine etwaige inhaltliche Unrichtigkeit der Wandzeitung.

Verfasser: Dr. Heinz Gürtler · Printed in Germany · 670 610/1194 105 Ausgabe 5/1994 · © ecomed verlagsgesellschaft AG & Co. KG · Rudolf-Diesel-Str.3 · 86899 Landsberg · Tel. (0 81 91) 125-0 · Telefax: (0 81 91) 125-492 · Nachdruck oder Vervielfältigung sind nicht gestattet.